ERKE JIBING
LINCHUANG ZHENLIAO SHIJIAN

儿科疾病
临床诊疗实践

主编 李 斌 陈瑞凤 李 莹 等

河南大学出版社
HENAN UNIVERSITY PRESS

·郑州·

图书在版编目（CIP）数据

儿科疾病临床诊疗实践 / 李斌等主编 . -- 郑州：河南大学出版社，2020.1
ISBN 978-7-5649-4136-9

Ⅰ . ①儿　Ⅱ . ①李　Ⅲ . ①小儿疾病—诊疗 Ⅳ . ① R72

中国版本图书馆 CIP 数据核字（2020）第 023619 号

责任编辑：阮林耍
责任校对：林方丽
封面设计：卓弘文化

出版发行：河南大学出版社

地址：郑州市郑东新区商务外环中华大厦 2401 号
邮编：450046
电话：0371-86059750（高等教育与职业教育出版分社）
　　　0371-86059701（营销部）
网址：hupress.henu.edu.cn

印　　刷：北京虎彩文化传播有限公司
版　　次：2020 年 1 月第 1 版
印　　次：2020 年 1 月第 1 次印刷
开　　本：880mm×1230mm　1/16
印　　张：14.25
字　　数：462 千字
定　　价：86.00 元

编 委 会

前言

儿童是人类的未来，儿科不仅是医院的重要科室之一，更是一个特殊的科室。儿童疾病在发生、发展、症状表现、诊断、治疗、预后及预防等方面与成人相异之处甚多，且年龄越小，差别越大。儿童治疗剂量也与成人不同，一般应按年龄、体重来计算药物的用量。这就要求儿科临床医师必须要拥有全面丰富的医学知识才能更好地为患者服务，为此，多位儿科专家结合自己的临床经验，参阅了国内外大量文献，编写了本书。

本书首先介绍了儿科基础知识，包括绪论、儿童的生长发育、儿童保健和预防、儿科常见症状和体征等；然后重点介绍了儿科常见疾病的诊疗，包括小儿常见急症、新生儿疾病、儿科呼吸系统疾病、儿科循环系统疾病、儿科消化系统疾病、儿科泌尿系统疾病、儿科神经系统疾病、小儿内分泌系统疾病及小儿常见传染性疾病等。本书内容新颖，覆盖面广，实用性强，适合各基层医院的住院医生、主治医师及医学院校学生参考使用。

本书编者均从事临床儿科工作多年，具有丰富的医学知识和临床经验。但是由于我们水平有限，再加上当今医学发展迅速，诊疗方法和技术日新月异，书中难免存在不足之处，敬请广大读者予以批评指正，提出宝贵意见。

编　者
2020 年 1 月

目录

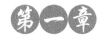

绪论

第一节　儿科学的范畴

随着科学的发展，尤其与儿科有关的边缘学科的发展，儿科学研究的范围逐渐扩大及深入。如果以年龄来分，有新生儿学、青少年（青春期）医学。如果从临床的角度以器官系统的疾病来分，包括小儿心脏病学、小儿神经病学、小儿肾脏病学、小儿血液病学、小儿胃肠道疾病学、小儿精神病学等。从小儿发育的角度考虑有发育儿科学，从研究社会与儿科有关的问题考虑有社会儿科学等。

残疾儿童是全社会关心的问题，先进的国家已建立了残疾儿科学，由神经病学、精神病学、心理学、护理学、骨科、特殊教育、语言训练、听力学、营养学等许多专科所组成，专门讨论残疾儿童的身心健康。相信今后一定会有新的与儿科学有关的边缘学科兴起，为儿童的健康服务。

第二节　小儿年龄分期

一、概述

根据小儿的解剖、生理和心理特点，一般将小儿年龄分为七个期。由于小儿生长发育为一连续过程，各期之间既有区别，又有联系，不能截然分开。了解各年龄期的特点，有利于掌握保健和医疗工作的重点。

一、年龄分期

（一）胎儿期（fetal period）

胎儿期从受精卵形成至胎儿娩出前，共40周，胎儿的周龄即胎龄。

临床上将胎儿期划分为三个阶段：①妊娠早期（first trimester of pregnancy），此期共12周，受精卵从输卵管移行到宫腔着床，细胞不断分裂增长，迅速完成各系统组织器官的形成。此期各组织器官处于形成阶段，若受到感染、放射线、化学物质或遗传等不利因素的影响可引起先天畸形甚至胎儿夭折。②妊娠中期（second trimester of pregnancy），自13周至28周（16周），此期胎儿体格生长，各器官迅速发育，功能日趋成熟。至28周时，胎儿肺泡发育基本完善，已具有气体交换功能，在此胎龄以后出生者存活希望较大。③妊娠后期（third trimester of pregnancy），自29周至40周（12周）。此期胎儿体重迅速增加，娩出后大多能够存活。做好婚前、孕前体检，普及孕前咨询，定期监测胎儿生长发育，避免接触有害物质和滥用药物，预防感染，保持良好心情是孕妇和胎儿的保健工作的重要内容。

（二）新生儿期（neonatal period）

新生儿期自胎儿娩出脐带结扎至生后28天，此期包含在婴儿期中。

新生儿期不仅发病率高，死亡率也高，约占婴儿死亡率（infant mortality）的1/3～1/2，尤以新生儿早期为高。

围生期（perinatal period）：国内定义为胎龄满28周至出生后7天。此期包括了妊娠后期、分娩过程和新生儿早期三个阶段，是小儿经历巨大变化、生命受到威胁重要时期。围生期死亡率（perinatal mortality）是衡量一个国家和地区的卫生水平、产科和新生儿科质量的重要指标，也是评价妇幼卫生工作的一项重要指标。切实做好围生期保健工作，通过儿科和妇产科工作者协作，控制影响围生期死亡率的因素，提高围生期保健水平，有利于降低围生期死亡率。

（三）婴儿期（infant period）

婴儿期自胎儿娩出脐带结扎至1周岁，其中包括新生儿期。

此期为小儿生长发育最迅速的时期，每日需要的总热量和蛋白质相对较高，但其消化功能尚不完善，易发生消化和营养紊乱，发生佝偻病、贫血、营养不良、腹泻等疾病。婴儿期体内来自母体的免疫抗体逐渐消失，而自身免疫系统尚未完全成熟，对疾病的抵抗力较低，易患传染病和感染性疾病。此期保健重点在提倡母乳喂养、指导合理营养和及时添加辅食、实施计划免疫和预防感染。良好生活习惯和心理卫生的培养可从此期开始。

"婴儿死亡率"是指每1 000名活产婴儿中在1岁以内的死亡人数，国际上通常以其作为衡量一个国家卫生水平的指标。新中国成立之初婴儿死亡率约在200‰，农村则更高。新中国成立后10年（1959年）婴儿死亡率已降至70‰，至90年代中期婴儿死亡率为50.2‰。2000年我国婴儿死亡率为32.2‰，至2007年，婴儿死亡率降至15.3‰。

（四）幼儿期（toddler's age）

幼儿期自满1周岁至3周岁，体格生长速度减慢，智能发育加速。

开始会走，活动范围增大，由于缺乏对危险事物的识别能力和自身保护能力，要注意预防发生意外伤害和中毒，预防传染病，保证营养和辅食的添加，培养良好的饮食习惯和使用餐具的能力。

（五）学龄前期（preschool age）

学龄前期自满3周岁至6～7岁。

此时期体格发育进一步减慢，但智能发育增快、理解力逐渐加强，好奇、好模仿，可用语言表达自己的思维和感情；可进入幼儿园，学习简单文字、图画及歌谣。此时期小儿可塑性很强，应重视思想品德教育，培养他们爱劳动、爱卫生、爱集体、懂礼貌等优良品质；应开始重视眼和口腔卫生；仍应防范发生传染病、意外事故和中毒等。

（六）学龄期（school age）

学龄期自6～7岁至青春期前。此期除生殖器官外各器官外形均已与成人接近，智能发育更加成熟，可接受系统的科学文化知识。此期应保证营养、体育锻炼和充足的睡眠，防止龋齿，保护视力；在学校与家庭配合下重视德、智、体、美、劳方面的教育。

（七）青春期（adolescence）

女孩从11～12岁开始到17～18岁，男孩从13～14岁开始到18～20岁，为中学学龄期。此期开始与结束年龄可相差2～4岁，体格生长再次加速，出现第二个高峰；生殖系统发育加速并趋于成熟，至本期结束时各系统发育已成熟，体格生长逐渐停止；各种疾病的患病率和死亡率降低，精神、行为和心理方面的问题开始增加；加强道德品质教育与生理、心理卫生知识教育，包括性知识教育和其他卫生指导，保证营养为本期保健重点。青春期高血压和肥胖可能是成年和老年期各种心血管疾病的潜在威胁，需做好防治工作。

第三节　儿科治疗方法概念

一、概述

明确了诊断以后，治疗措施是影响预后的关键。由于小儿机体代偿能力差，病情变化快，免疫功能差，疾病易于扩散到全身各系统。因此，正确、细致、全面、及时的治疗措施极为重要。根据作者多年从事儿科临床工作的经验，总结出一套治疗方法，概括为一、三、五，即一个正确、全面、细致、及时的治疗计划；解决三个关键问题；五个方面的治疗措施。

二、一个正确、全面、细致、及时的治疗计划

儿科多数疾病较简单，如上呼吸道感染、腹泻病等治疗方法较简单，因此，儿科医师容易养成"头痛医头、脚痛医脚"的治疗思路和方法的简单化。但儿科也有一些危重、复杂、疑难病例，这些疾病的治疗正是考验儿科医师医疗技术水平的时候。危重病例就是一个或多个器官功能衰竭；复杂疑难病例就是诊断未能确定或诊断确定，而其是否并发其他脏器病变未能确定。这时需要治疗措施多且有些治疗措施有矛盾（治疗矛盾）。这时应该采取哪些治疗措施，必须有一个正确的治疗计划，这一个治疗计划必须全面考虑到以下几方面：

（1）每一个治疗措施的利弊及是否有不良反应，治疗药物相互之间是否有影响。

（2）患儿机体健康情况和对治疗的反应情况，对所用药物是否过敏。

（3）治疗必须及时，但由于疾病复杂，需要用的药物多，哪个治疗在前，哪个治疗在后，必须安排好先后次序。

（4）治疗中必须考虑到水、电解质和酸碱平衡：小儿体液平衡代偿能力差，在幼婴尤其如此，重症患儿必须从静脉输入的液体多。因此必须有一个计划，患儿每天需要输入多少液体，其中多少是等张含钠液（0.9% 氯化钠或 1.4% 碳酸氢钠），计划好哪些药物放在哪些液体内输入，哪些药物之间有配伍禁忌，必须单独输入。根据以上几个方面，安排好一个正确、全面、细致、及时的治疗计划，并且根据患儿病情变化和药物治疗反应，及时修改治疗计划。

三、解决三个关键问题

制订患儿治疗计划时，必须注意解决以下三个关键问题。

（一）发现和解决治疗矛盾

治疗矛盾是指一个患儿要用的主要治疗药物，同时对患儿该病有不良影响。此种情况甚为常见，必须及时发现，采取必要措施。由于患儿体质不同、疾病不同、治疗矛盾也不同，因此采用的措施也不同。

如伤寒症患儿，有明显发热和中毒症状，需使用氯霉素以控制伤寒杆菌，但在氯霉素杀死伤寒杆菌的同时，伤寒杆菌的内毒素大量释放到血液，使中毒症状加重，甚至产生感染性休克，这就是治疗矛盾。这时应加用糖皮质激素以减轻内毒素的中毒症状。

又如肺炎支原体肺炎患儿谷丙转氨酶（ALT）和谷草转氨酶（AST）升高（支原体感染引起的或患儿原来有肝炎），必须使用抗支原体药物。四环素虽对部分肺炎支原体有抑制作用，由于 8 岁以下应用可能引起牙齿病变而禁止使用。环丙沙星类药物虽对部分肺炎支原体有抑制作用，由于可能对骨骼生长发育有不良影响，国内也不应用。因此，只能应用大环内酯类抗生素（如阿奇霉素、红霉素、交沙霉素等）。而大环内酯类抗生素对肝功能有损害，使转氨酶更加增高，这就是治疗矛盾。对这种患儿只要转氨酶升高不很严重，可使用大环内酯类抗生素，同时使用保肝药，每周复查肝功能一次。有的患儿在肺炎支原体感染被控制的同时，转氨酶可能逐步下降，这样可继续使用大环内酯类抗生素；有些患儿转氨酶继续升高，则应停用大环内酯类抗生素。

又如频发期前收缩并房室传导阻滞，使用治疗期前收缩药物如普罗帕酮、胺碘酮、莫雷西嗪、美托洛尔等都可增加房室传导阻滞。由于期前收缩后果轻，房室传导阻滞后果严重，因此不应使用普罗帕酮或胺碘酮，定期观察心电图变化（2～4 周一次）。

又如梅毒合并主动脉病变，治疗可使用青霉素，青霉素可杀死大量梅毒螺旋体，主动脉便很快愈合。但可能引起冠状动脉狭窄而发生心肌缺血，这就是治疗矛盾。因此，这时应先使用铋制剂 10～14 天，先缓慢、小量杀死梅毒螺旋体，这样不会造成冠状动脉口狭窄，以后再改用青霉素。

又如肺炎并脑水肿，由于患儿呕吐、进食少、尿少，有脱水、酸中毒，减轻脑水肿需用脱水剂，纠

正脱水需快速补液，产生了治疗矛盾。由于脑水肿可能引起脑疝后果严重，脱水后果轻，此时应采用快脱慢补，快脱水纠正脑水肿，慢补以纠正脱水。

以上所举的病例都是一个简单的疾病，治疗矛盾容易发现，矛盾也容易解决。对一些患儿有几种疾病或一种疾病影响到几个器官，治疗矛盾发现较困难，解决矛盾也较困难。如一个 6 个月婴儿患先天性心脏病，有一个较大的室间隔缺损，直径 0.8 cm，同时患有支气管肺炎（简称肺炎）、心力衰竭（简称心衰），一般的处理方法是先治疗肺炎、心衰，控制肺炎、心衰 1 ~ 3 个月后治疗室间隔缺损。但由于室间隔缺损较大，大量左向右分流，使肺充血，肺炎、心衰不易控制。先手术治疗室间隔缺损，由于患儿有肺炎、心衰，手术的危险性加大，这就是治疗矛盾。由于近年来心脏手术技术的进步，采用微创手术（小切口、短体外、不停跳），手术后监护水平提高，有些患儿（如动脉导管未闭）在肺炎、心衰时可用介入治疗，也较安全。因此，在上述情况下，用抗生素和抗心衰药物治疗 2 周不能治愈肺炎、心衰，病情反而加重，此时可考虑手术或介入治疗先天性心脏病，当先天性心脏病治愈后，肺炎、心衰就很容易控制了。我们采取这种方法已治愈十几个病例，全国各地都有这方面经验。

解决治疗矛盾的方法和步骤是：①发现矛盾；②发现主要矛盾，就是对比所发现疾病治疗矛盾中影响病情和预后的最主要的矛盾；③解决主要矛盾，兼顾次要矛盾：对主要矛盾的治疗放在第一位，如果治疗主要矛盾同时能解决次要矛盾，那是最理想了；如果不能同时解决次要矛盾，但也不加重次要矛盾，那也没有问题。如果解决主要矛盾的方法加重次要矛盾，那就需要进一步研究是否可更换治疗主要矛盾的方法，如不能更换治疗主要矛盾的方法，那么就加用治疗解决次要矛盾的方法，并加强观察次要矛盾的变化。

（二）分清主次、轻重缓急，安排好治疗次序

一个疑难、复杂、危重患儿有很多治疗措施，分清治疗措施中主要的和次要的，哪个治疗措施在前、哪个在后对治疗效果起重要作用，并且这些治疗措施的主次随病情变化而改变。临床医师必须深入了解患儿病情，安排好治疗计划。如一般病毒性心肌炎患儿发现时已处于病毒复制后期，此时病毒感染已不是发病的主要问题，而自身免疫是发病的主要病理生理，使用糖皮质激素虽可减少心肌病理损害、减轻心肌细胞坏死和凋亡，但可使病毒复制加重且病毒在心肌内停留时间延长。因此，治疗一般病毒性心肌炎主要是用抗氧化剂（如大剂量维生素 C），中药黄芪和给心肌提供能量（如果糖二磷酸钠）。对于暴发性病毒性心肌炎，此时减轻心肌病理变化及减少心肌细胞凋亡与坏死成为疾病主要治疗措施，而减少心肌病毒浓度增高和心脏内病毒停留时间延长可留待以后解决。由于暴发性心肌炎都在病毒复制早期，此时使用静脉注射丙种球蛋白（IVIG）和黄芪以抵制病毒，也成为重要治疗措施。对于已发生心源性休克或心力衰竭时，纠正心源性休克和心力衰竭成为最主要治疗措施。总之，一个危重患儿治疗中纠正器官衰竭是最主要的治疗措施，器官衰竭中最优先要考虑的是治疗呼吸衰竭和循环衰竭。危重疾病中合理安排好优先采取的治疗措施，并且根据病情变化而调整治疗措施是治疗危重患儿的关键。

（三）根据病情变化和治疗反应随时调整计划

由于疾病轻重不同，患儿机体免疫功能不同，因而对药物治疗反应不同，发生的并发症也不同。因此，虽计划很正确，仍有可能治疗效果不好。如肺炎支原体肺炎应用大环内酯类抗生素，诊断与治疗都没有错误，但由于部分肺炎支原体对大环内酯类抗生素耐药或患儿免疫功能异常，因此部分患儿治疗效果不好，需要修改治疗计划。又如诊断明确的川崎病患儿，使用 IVIG 治疗，有 10% 左右的患儿治疗效果不好，称为对 IVIG 无反应性川崎病，这时也需要更改治疗计划。上面介绍两种情况都是诊断很明确的，对有些诊断不很明确的病例，治疗效果不好，更改治疗计划的可能就更大了。如支气管肺炎、化脓性脑膜炎、感染性心内膜炎等，虽诊断明确，但其病原菌不易明确，在病原菌不明确情况下制订的治疗计划就有一定盲目性，治疗效果差，更改治疗计划的可能性就更大了。

更改治疗计划的关键是掌握恰当时机，更改早了，可能把将要生效的治疗方法撤换下来；更改晚了，可能失去了最佳的治疗时机。由于病情不同，更改治疗时机不好硬性规定，因此，教科书和文选上很少明确规定，主要是依据临床医师个人的经验而定。经验来源于实践，如果只有实践，不主动总结经验，虽实践时间很长，经验也不会丰富，并且只有零碎感性认识，不形成规律，不能举一反三；如果善于总

结经验，并想一想为什么，把感性认识上升到理性认识，并且发现其变化规律，形成理论，举一反三，虽实践时间不很长，也可有丰富经验。如一般细菌感染如支气管肺炎、肠炎等疾病，使用有效抗生素，一般 72 h 内可生效，因此，用抗生素治疗 3 天未见效，即可考虑更换抗生素。但对已形成脓肿的患儿，如肺脓肿、脑脓肿、肝脓肿等，由于感染部位药物不易于渗透进去，一般用有效抗生素也需要 5 ~ 7 天，因此，一般用抗生素后 7 天未见效，才考虑更换抗生素。

药物治疗是儿科最主要的治疗措施，临床医师须掌握每个药物起效时间和疗效持续时间，这样才能在药物治疗无效时，正确掌握更改药物或加用药物的时间。一个患儿应用正确治疗药物而未见疗效，不要盲目立即更换药物，而应从以下几方面考虑：①诊断是否有误？②应用药物的剂量、方法是否有误？③医嘱是否正确执行？④患儿是否有免疫功能障碍？⑤患儿是否同时有其他疾病？⑥患儿是否出现并发症？仔细分析以上六方面都没有问题，才能考虑更改治疗计划。

四、五个方面的治疗措施

一个疾病的全面治疗计划应包括以下五个方面：①一般治疗；②病因治疗；③对症治疗（包括维护生命征象）；④维护内环境稳定；⑤并发症的治疗。根据以上五个方面的治疗措施，结合患儿病情，分出轻重缓急，制订出正确、全面、细致、及时的治疗计划。

（一）一般治疗

一般治疗包括休息、营养、治疗场所、心理治疗（在癔症，心理治疗是病因治疗）等几个方面。

1. 休息

患儿休息极为重要，尤其是危重患儿。休息有助于患儿体力恢复。在心衰患儿极度烦躁时可加重心衰，甚至发生猝死，此时应使用镇静剂。在危重患儿休息与营养比，休息更重要（因营养不足可以静脉内补充），因此，对重症肺炎患儿在安静入睡时，虽到了喂奶时间，也不要叫醒患儿喂奶。作者曾见一严重心衰患儿，心衰治疗后已趋于稳定，由于大便干燥，在厕所内用力大便时发生猝死。

2. 营养

全面和充足的营养是患儿康复的重要措施，尤其是慢性消耗性疾病和慢性腹泻。患儿既因进食少、消化道吸收差，又因疾病时营养物质消耗多，因此，营养不良很常见，慢性疾病营养缺少尤为普遍和严重。营养缺乏既可有营养要素普遍缺乏，也可有某几个营养要素特别缺少，如蛋白质、维生素 C、维生素 D、微量元素铁、锌和矿物质钙等。

营养物质主要通过胃肠道补充，如果缺乏严重或不能由胃肠道进入（如胃肠减压、呕吐等）也可由静脉补充。

3. 治疗场所

患儿应安置在安静、空气新鲜、温湿度适当的场所。对危重患儿应安置于重症监护室（ICU），以便于及时发现病情变化和采取抢救措施。

4. 心理治疗

在年长儿尤为重要。应注意保护性医疗制度，病情严重性和病情恶化等不利消息不应让患儿知道。心衰患儿至死神志一直很清楚，作者曾遇 8 岁扩张性心肌病患儿心衰不能控制，与其母告知病情后，其母看护患儿时流泪，患儿对其母说："我要死了，你不要难受。"心衰迅速加重，病情迅速恶化。一个危重即将死亡的患儿，应将其同屋的其他患儿搬到另一病室，一个患儿死亡对其同房的其他危重患儿是一个沉重的心理打击，对病情极为不利。

（二）病因治疗

病因治疗是疾病治疗中的关键治疗措施，应及早进行。在有些疾病病因不明确或病因虽明确但不易除去，或后果很严重，应先对症治疗，条件许可时再作病因治疗。如一个消化道出血的病例，可分为以下四种情况：①病因很明确，治疗较容易，出血不严重，如直肠息肉，立即切除直肠息肉，出血就止住了；②病因很明确，但后果很严重，先治疗后果，条件允许时再治疗病因，如梅克尔憩室炎并消化道出血，出血量很大形成出血性休克，应先纠正出血性休克，休克纠正后，切除梅克尔憩室；③病因很明确，但不易去除，应病因治疗和对症治疗同时进行，如胃溃疡并消化道出血，胃溃疡短时间不能治愈，可治疗胃溃疡药物和止血药同时使用；④病因不很明确，后果很严重，应先对症治疗，同时积极检查病因，如一患儿不明原因大量鲜红色血便，引起出血性休克，纠正休克后一周又大量便血，以后做结肠镜检查确诊为结肠大面积海绵状血管瘤，以后手术治愈。

（三）对症治疗（包括维护生命征象）

在病因治疗的同时应针对其出现的症状予以治疗，对疾病的恢复起到重要作用。如一个肺炎患儿有咳嗽、痰多、呼吸困难，在使用抗生素治疗肺炎同时使用止咳、化痰药和氧气吸入都起到一定治疗作用。但对细菌性痢疾患儿，腹泻且大便中有脓血，此时不能使用止泻药，因使用止泻药后大便次数减少，大便中痢疾杆菌及其毒素排出减少，加重了中毒症状。对症治疗必须分析症状发生的原因，选用有利于疾病的对症治疗措施。如发绀患儿，如：①发绀是由肺炎、肺水肿等因素引起，吸入氧气可使肺静脉含氧量增加，是有益的；②发绀是由右向左分流先天性心脏病引起的，如法洛四联症等，发绀是由于肺动脉的还原血不经过肺直接进入体循环，用氧气吸入是无益的，但也不是有害的；③发绀发生在大动脉转位并动脉导管未闭，发绀是由于右心室的还原血不经过肺直接进入体循环，因此，用氧气是无益的；不仅如此，高浓度氧气可促使未闭的动脉导管关闭，减少体肺循环交流，不仅无益并且是有害的。总之，对症治疗必须分析其发生机制，采取有效治疗方法。

对症治疗中维持生命征象稳定最为重要。生命征象包括心率、脉搏、血压、呼吸。如果这些征象出现异常，生命即处于垂危之中。因此，对危重患儿应对其生命征象进行监护，及时发现生命征象的异常，立即采取正确治疗措施。

（四）维护内环境稳定

内环境是指浸浴细胞的细胞外液，它是细胞直接生存的环境。内环境既能为细胞提供氧气和营养物质，又能接受和排泄代谢产物和 CO_2。因此，细胞的新陈代谢不断改变着内环境的成分和理化特性。而内环境 pH、渗透压、各种离子浓度及温度的稳定，通过神经和体液调节能实现内环境的稳定。可见内环境是在波动中实现平衡，这种变动中的稳定状态被称为稳态（homeostasis）。

由于机体新陈代谢的正常进行、生命的维持必须有稳定的内环境，内环境包括水电解质平衡、酸碱平衡、营养平衡和固定的温度。患儿有病时这些平衡被打破，造成疾病加重或发生并发症。因此，对重症患儿必须监测反映上述平衡的指标，如血液中 K^+、Na^+、Cl^-、二氧化碳总量（TCO_2）、酸碱度（pII）、渗透压（Osm）、氧分压（PaO_2）、二氧化碳分压（$PaCO_2$）、氧饱和度（SaO_2）、碱剩余（BE）等（其中 PaO_2、SaO_2 必须抽取动脉血），以及血糖、血浆蛋白等。

（五）并发症和合并症的治疗

合并症是指与主要疾病同时存在的疾病，如肺炎患儿同时有佝偻病；并发症是指主要疾病所继发的，如肺炎并发脓胸。在治疗上一般合并症不急于和主要疾病同时治疗，可等主要疾病治愈后再治疗，但若合并症过于严重，影响主要疾病治疗，则应与主要疾病同时治疗。如支气管肺炎并佝偻病，佝偻病可在肺炎治愈后再治疗。如肺炎合并严重营养性贫血，可使患儿缺氧加重，必须同时治疗，如血红蛋白低于 60 g/L，可考虑小量输血，输血量要小（＜ 5 mL/kg），速度要慢，将输完时不要用盐水冲，以免输入含钠液过多，而使心脏负担过重而诱发心衰。对于并发症必须同时治疗，如肺炎并发脓胸，一定要把脓液抽出来，一方面抽出脓液后，使肺受压减少，减轻中毒症状和呼吸困难；另一方面可做脓液细菌检查和培养，明确致病菌，有利于抗生素选用。

疾病治疗过程中要注意药物的不良反应，此虽不属于并发症，但有时后果很严重，如阿奇霉素、红霉素、异烟肼、利福平等引起的肝损害，卡那霉素、阿米卡星、庆大霉素等引起的肾、前庭神经、听神经损害，氯霉素、阿司匹林等引起的白细胞减少、血小板减少、再生不良性贫血等。必须及早发现，立即停药，并给予适当治疗措施。必须指出有些药物不良反应可延续到停药后 2 周，称为后续效应，如阿米卡星所致耳聋可出现在停药后 2 周，对此必须高度警惕。

第四节　新生儿特点

新生儿期指正常新生儿从出生后脐带结扎到整 28 d 前的一段时间。绝大多数新生儿为足月分娩，即胎龄满 37 周（259 d）以上，出生体重超过 2 500 g，无任何疾病。

一、生理及病理特点

新生儿是胎儿的继续，新生儿从母体内到母体外，发生了巨大的变化，胎儿出生后生理功能需进行有利于生存的重大调整，因此必须很好掌握新生儿的特点和护理，促进新生儿健康成长。

1. 呼吸

胎儿在宫内已有微弱无效的呼吸运动，依靠脐静脉得到氧气，通过脐动脉排出二氧化碳，根本不需要肺呼吸。分娩时血液内高浓度的二氧化碳，刺激本体感受器和皮肤温度感受器，反射地兴奋了呼吸中枢，约在出生后 10 s 内开始第 1 次呼吸，这就有了新生儿真正的自主呼吸。

由于呼吸中枢及肋间肌薄弱，胸腔较小，呼吸主要依靠膈肌的升降呈腹式呼吸，若胸廓软弱，则通气效能低，在早产儿中可引起窒息。呼吸表浅，呼吸频率较快，每分钟 35 ~ 45 次；出生头 2 周呼吸频率波动较大，是新生儿的正常现象。呼吸节律不齐，尤其在睡眠时，呼吸的深度和节律呈不规则地周期性改变，甚至可以出现呼吸暂停（3 ~ 5 s），同时伴有心率减慢，紧接着呼吸次数增多，心率加快，与呼吸中枢不成熟有关。

2. 循环

胎儿出生后血液循环发生了如下的动力学变化，与解剖学的变化互为因果：①脐血管结扎，新生儿娩出的必需条件；②肺的膨胀与通气，使肺循环阻力降低；③卵圆孔的功能性关闭：卵圆孔是胎儿期心脏的生理性孔道，胎儿出生后随即开始呼吸，肺循环建立，胎儿循环停止。肺血管阻力的降低导致右心压力明显低于左心压力，致使卵圆孔于出生后出现功能性关闭。有的新生儿最初数天听到心脏杂音，可能与动脉导管的暂时未闭有关。新生儿血流的分布，多集中于躯干、内脏，而四肢少，故四肢易发冷，末梢易出现发绀。正常新生儿的心率一般是规则的，为 120 ~ 160/min；血压在 50/30 mmHg 至 80/50 mmHg 的范围波动。

3. 泌尿

胎儿出生时肾已具有与成年人数量相同的肾单位，但组织学上还不成熟，滤过面积不足，肾小管容积更不足，因此肾的功能仅能适应一般正常的代谢负担，潜力有限。肾小球滤过率按体表面积计算仅为成年人的 1/4 ~ 1/2，肾排出过剩钠的能力低，含钠溶液输给稍多可致水肿。肾功能不足，血氯及乳酸含量较高。人工喂养者血磷及尿磷均高，易引起钙磷代谢失衡，产生低血钙。多数新生儿出生后不久可排尿，喂养不足，出生后第 1 天仅排少量尿，一般尿量为 40 ~ 60 mL/（kg·d）。

4. 血液

新生儿血容量的多或少与脐带结扎的迟或早有关，若推迟结扎 5 min，血容量可从 78 mL/kg 增至 126 mL/kg。新生儿外周血血红蛋白与成年人比较有质的不同，出生时胎儿的血红蛋白占 70% ~ 80%，出生 5 周后降为 55%。以后逐渐为成人型血红蛋白所取代；白细胞计数在出生后的第 1 天平均为 18×10^9/L，第 3 天开始明显下降，第 5 天接近婴儿值；新生儿生后第 1 天中性粒细胞 67%±9%，淋巴细胞 18%±8%，单核细胞 7%±3%，嗜酸性粒细胞 1% ~ 2%，而第 1 周末中性粒细胞和淋巴细胞几乎相等。

5. 消化

新生儿消化道面积相对较大，肌层薄，能适应较大量流质食物的消化吸收。吞咽功能完善，出生后不久胃囊中就见空气。咽 - 食管括约肌吞咽时关闭不严，食管蠕动很弱，食管下括约肌也不关闭，故易发生溢乳。整个消化道尤其下消化道，运动较快，出生时咽下的空气 3 ~ 4 h 到达直肠。

（1）口腔：新生儿口腔容积较小，舌短宽而厚，出生时已具有舌乳头，上腭不发达，牙床宽大、唇肌、咀嚼肌发育良好，两颊有较厚的脂肪垫，故出生后即已具有充分的吸吮和吞咽反射能力。吸吮反射虽是出生后即存在的非条件反射，但也受各种因素影响，如喂奶前将小儿置于准备体位、母亲用手协助将乳头送入口内、乳汁气味等均能作为条件使之强化。新生儿口腔黏膜细嫩，血管丰富，唾液腺发育不足，分泌唾液较少，黏膜较干燥，易受损伤，故清理口腔时，忌用布类擦洗，以免黏膜破损造成感染。

（2）食管：呈漏斗状，全长相当于从咽喉部到剑突下的距离。食管黏膜柔嫩，缺乏腺体、弹性纤维和基层发育不良，管壁柔软。食管上括约肌不随食物的下咽而紧闭，下括约肌也不关闭，婴儿容易溢乳，6周后才能建立有效的抗反流屏障。

（3）胃：胃位于左季肋部，胃底部发育差，呈水平位，贲门（胃与食管的接合部）平 T_{10} 左侧，幽门（胃与肠的结合部）在 T_{12} 的附近。吸吮时常吸入空气，称生理性吞气症。贲门较宽，且括约肌不够发达，在哭闹或吸气时贲门呈开放状态，而幽门括约肌又较发达，使新生儿易溢乳或呕吐。

（4）肠：新生儿的肠管较长，约为身长的 8 倍（成年人仅 4.5 倍），大肠与小肠长度的比例为 1∶6（成年人为 1∶4），小肠相对较长，分泌面及吸收面大，故可适应较大量的流质食品。肠黏膜细嫩，富含血管、细胞以及发育良好的绒毛。小肠吸收力好，通透性高，有利于母乳中免疫球蛋白的吸收，但也易对其他蛋白分子（牛乳、大豆蛋白）产生过敏反应。

（5）肝：肝下缘在肋下约 2 cm，剑突下更容易触及。肝血管丰富，易因淤血而增大，肝具备许多重要功能，如制造胆汁，胆汁进入十二指肠参加消化过程，对蛋白质、脂肪、糖类、维生素及水的代谢也起到重要作用，能使有害物质肝细胞转化为无毒物质。

（6）胰腺：出生时胰腺缺少实质细胞而富于血管，结缔组织发育良好。胰腺对新陈代谢起重要作用，胰液经胰管排入十二指肠，发挥多种消化酶的消化作用，分解蛋白质、糖类和脂肪。

（7）消化道内细菌：胎儿消化道内无细菌，出生后细菌很快从口、鼻、肛门上下两端侵入，其种类与数量迅速增加，至第 3 天达高峰。正常情况下胃及十二指肠内几乎无菌，细菌多集中在大肠及直肠内。

（8）蛋白质、脂肪、糖类的消化特点：蛋白质的吸收主要在肠内进行，胃内的蛋白酶及胰蛋白酶已足够消化蛋白质。由于肠黏膜的通透性高，部分蛋白质不需分解即能吸收，因而有利于初乳中免疫球蛋白的吸收。脂肪的吸收率受其成分的影响，人乳脂肪 87% ~ 98% 能被吸收。牛乳脂肪吸收率只有 80% ~ 85%，故在粪便中常可见到少量的脂肪酸或中性脂肪球。新生儿消化道分泌的胰淀粉酶不足，直到生后 4 个月时才接近成年人水平。

（9）粪便特点：新生儿最初 2 ~ 3 d 排出的大便，呈深绿色，较黏稠，称为胎粪。胎粪由脱落的肠上皮细胞、咽下的羊水及消化液所形成，故含有上皮细胞、脂肪、黏液、胆汁及消化酶等。当胎儿有宫内窒息时，由于缺氧，使肠蠕动增强，肛门括约肌松弛，胎粪可排入羊膜腔内，污染羊水。正常新生儿多数于 12 h 内开始排便，胎便总量 100 ~ 200 g，如 24 h 不见胎粪排出，应注意检查有无消化道畸形。如新生儿喂养充分，胎粪 2 ~ 4 d 排完即转变为正常新生儿大便，由深绿转为黄色。人乳喂养的粪便为金黄色、糊状，呈酸性反应，每日排粪 1 ~ 4 次。

6. 代谢

新生儿体内含水量占体重的 65% ~ 75% 或更高，以后逐渐减少。由于小儿生长过程中脂肪、肌肉和许多其他组织细胞的数量增加，故细胞内液比例也相应增高。初生数天内的新生儿损失较多细胞外液的水分，故可发生"生理性体重减轻"，但体重丢失不应超过出生体重的 10%。新生儿不显性失水 21 ~ 30 mL/（kg·d），故生后头几天需水 50 ~ 100 mL/（kg·d）。新生儿生后数天血钾较高，但不出现临床症状；血钙较低，容易引起抽搐。

新生儿的能量代谢旺盛，每日需要热能 100 ~ 120 kcal/kg，其中维持基础代谢需要热能 50 kcal/kg。新生儿出生后不久，蛋白质代谢即维持正氮平衡。由于胎儿期糖原储备不多，新生儿生后未及时补充能量容易出现低血糖。

7. 体温调节

新生儿出生后由于环境骤然变化，环境温度较母体内温度明显下降，在出生后头 1 ~ 2 h 新生儿的体温可下降 2 ~ 5 ℃，以后在 12 ~ 24 h 内经体温调节逐渐上升到 36 ℃以上。

新生儿的体温调节中枢发育不完善，皮下脂肪薄，保暖能力差，体表面积相对较大而散热快，容易受外界温度的影响，所以体温不稳定。若不注意保暖，会散失很多热量而使体温明显下降；若体温（肛门温度）降至 32 ℃以下，则可能发生寒冷损害，严重者甚至发展为硬肿症。

新生儿能通过增加皮肤水分的蒸发、出汗散热，但由于新生儿肾对水和电解质的调节和浓缩功能较差，当环境温度过高水分供给不足时，就可能发生脱水热。因此，要给新生儿一个适宜的环境温度，即中性温度或适中温度：20 ~ 22 ℃。在这种温度下可保持新生儿正常体温，机体耗氧量最少，新陈代谢率最低，蒸发散热量也少，从而保证新生儿的正常生长发育。

8. 神经系统

新生儿的脑相对较大，为 300 ~ 400 g，占体重的 10% ~ 20%。脊髓相对较长，其末端在 $T_{3 \sim 4}$ 下缘。大脑皮质和纹状体的发育尚未成熟，大脑皮质兴奋性低，处于抑制状态，因此，新生儿的睡眠时间长。足月新生儿出生时已出现一些原始的非条件反射，如觅食反射、拥抱反射、吸吮反射、握持反射、交叉伸腿反射、踏步反射等，经过数月自然消失。如果发生神经系统损伤或颅内出血，这些反射可能提前消失。而中枢神经系统发育落后的婴儿，这些原始反射可能延迟消失。另外，一些病理反射，如巴宾斯基征、凯尔尼格征、佛斯特征等，在正常的足月新生儿可能为阳性反应。

新生儿已具有原始的情感反应，当吃饱睡醒时会有愉快的表示，当饥饿和大小便时会表示啼哭和不安；此外，还具有与成年人交往及模仿的能力，如刚出生 1 ~ 2 d 的新生儿会模仿大人张口、噘嘴等表情动作。

9. 内分泌

新生儿出生后腺垂体已具有功能，神经垂体功能尚不足，甲状腺功能良好，甲状旁腺功能暂时不足。胎儿出生时皮质醇较高，可能是通过胎盘从母体得来，也可能是自身对分娩的反应；肾上腺分泌和储存的激素，以去甲肾上腺素为主。

二、免疫特点

新生儿免疫功能还不成熟，全身抵抗力低下。新生儿 T 细胞多为"抑制或幼稚"状态的淋巴细胞，功能不成熟；细胞因子水平低下或缺乏，免疫球蛋白或补体含量不足。

1. 非特异性免疫

①补体：足月儿体内各种补体成分如 C_1q、C_3、C_4、C_5、B 因子仅是成年人的一半，早产儿和小于胎龄儿更低，调理素也较缺乏，故中和病毒和溶菌功能低下；②中性粒细胞的储备较少趋化能力也低，容易导致感染扩散而成为败血症；③ NK 细胞是清除被病毒感染的细胞，足月儿 NK 细胞活性仅是成年人的 1/3，未满 33 孕周的早产儿和小于胎龄儿为成年人的 1/5 ~ 1/4。

2. 特异性免疫

① T 淋巴细胞在胚胎 12 周左右分化成为 T 辅助细胞（CD^{3+}、CD^{4+}）和 T 抑制细胞（CD^{3+}、CD^{8+}），出生时，T 抑制细胞功能较强，因而出生后早期接种卡介苗可以免疫致敏。T 辅助细胞功能较弱，产生的 IL-2 活力较低，不能发挥细胞免疫的防御功能，较易感染病毒和真菌。② B 淋巴细胞发育早在胚胎 7.5 周，在血浆内已出现 IgMμ 链，10.5 周血清中出现 IgM，12 周血清中出现 IgG，30 周血清中出现 IgA。出生时血清中的 IgA 含量低，IgM 一般均在 200 mg/L 以下，只有来自母体的大量 IgG 起到阻止新生儿感染的风险，但肠道沙门菌抗体、志贺菌抗体、大肠埃希菌菌体 O 抗体、梅毒反应抗体等均不能通过胎盘，流感杆菌、百日咳等抗体通过能力也差，因而新生儿期感染这些病原体的机会仍很多。

三、体格检查特点

1. 外观特点

正常足月新生儿的皮肤红润，皮肤表面仅有少量的胎脂，除肩背部胎毛稍多外，其他部位的胎毛都比较少，皮下脂肪丰满。新生儿的头发细软分条清楚。根据胎龄可将新生儿分为足月儿（胎龄在

37 ~ 42 周)、早产儿(胎龄 < 37 周)和过期产儿(胎龄在 42 周以上),也可按胎儿出生时体重分为低体重儿(出生体重在 2 500 g 以下)、巨大儿(出生时体重在 4 000 g 以上)和正常体重儿(出生时体重 2 500 ~ 4 000 g)。

正常新生儿的头相对较大,出生时头长约占身长的 1/4,躯干相对较长而四肢相对较短,仅占身长的 1/3。四肢呈外展和屈曲姿势(如仰卧的青蛙状)。新生儿出生时,头部的颅骨缝可能是分开的,有的颅骨边缘重叠(因在产道内受挤压所致);前囟门对边的长度为 1.5 ~ 2.0 cm,后囟门大部分闭合或近指尖大小。耳壳成形且轮廓清楚、直挺。乳房可摸到结节,乳头突出。手指甲和脚趾甲发育较好,已达到或超过手指和脚趾末端,脚底皮纹遍及整个脚底。男婴的阴囊皱襞较多,睾丸多已降入阴囊;女婴的大阴唇已经发育,大阴唇能覆盖小阴唇和阴蒂。

2. 皮肤

分娩后新生儿全身有一层薄薄的淡黄色奶酪状胎脂,除腋下、腹股沟、颈部等皮肤皱褶处外,余处不必擦去可防止体温散失。颊部、肩背部可见细细的胎毛。有些成熟儿或过期产儿亦可出现脱皮。

婴儿刚生下时皮肤呈粉红色,接触外界空气后,健康足月儿皮肤很快呈红色,出生后第 2 天皮肤更红,称生理性红斑。5 ~ 6 d 后逐渐消退,伴有脱屑。许多婴儿于生后 2 ~ 3 d 在胸腹部、四肢出及面部可见边缘不清的多形性红斑,约米粒大或豆粒大,中央有一黄白色针尖大突起,称为中毒性红斑,约 24 h 后即自行消退,是因皮肤对外界刺激过敏所致。皮肤苍白见于缺氧、酸中毒、贫血、休克或水肿时。皮肤及黏膜均呈深红色应考虑红细胞增多症。正常儿肢端可见发绀,遇冷时更明显,是因末梢循环缓慢所致。蒙古斑俗称胎记,最常见的部位为腰骶部,其他部位也偶有发生,大小不一,呈灰蓝色或黑蓝色,乃皮下色素细胞浸润之故。注意颈部、腋窝及腹股沟皱褶处有无糜烂或脓疱;新生儿皮下坏疽见于骶尾部,易被遗漏。

3. 头部

检查头颅大小和形状,注意有无小头畸形或头颅过大(先天性脑积水),有无产瘤和头颅血肿。头颅血肿与产瘤都表现为新生儿的头部隆起,产瘤也称头皮水肿或先锋头,隆起的界限不鲜明,一般在 1 ~ 2 d 会自行吸收消失,并不留痕迹。头颅血肿出现较晚,常在出生后 1 ~ 2 d 才出现,隆起部分界限清楚,不会超过骨缝,中心有波动感,血肿的吸收速度较慢,有时长达 2 个月之久,一般情况会自然痊愈。严重的帽状腱膜下出血出生后即可出现,血肿部位可达颞部、耳下。新生儿头部检查还应注意有无颅骨缺损,以及囟门大小和紧张度。囟门的大小因人差异较大,前囟呈菱形,一般 2 cm × 2 cm(取对角线),平坦,张力不高,有时可见(血管)搏动,是判断新生儿有无颅内压增高、脑积水、脱水等的重要窗口。后囟呈三角形,出生时可因产道挤压而闭合,顶骨与枕骨、额骨重叠,数天之后即可复原。

4. 面部

(1)面颊:胎儿在宫内,若肩部或某一肢体顶住下颌骨,可使颏部离开中线而显得脸部不对称。面先露婴儿出生时有颜面肿胀、眼睑和上唇水肿,并有瘀斑。产钳助产可引起一侧面神经瘫。面部的毛细血管瘤较常见,呈不规则形,浅红或暗红色,大小不一,不高出皮面,好发于睑、颊、颞部,也称葡萄酒色痣,一般在 1 ~ 2 年逐渐变浅、褪色,几乎不留下痕迹。面部的粟粒疹为黄色细小丘疹,鼻尖处最多,乃皮脂腺膨大所致,可自愈。面部的汗疱疹稍大,为白色亮疱疹,额头上最多,夏季常见,为汗腺堵塞所致,应保持局部清洁干爽,避免继发感染。

(2)眼部:头先露婴儿可见沿着角膜边缘的弯月形球结膜出血,并无重要意义。新生儿睑结膜炎多见,与产道感染、消毒不彻底有关。婴儿生后最初数日每天约有 20 h 处于睡眠状态。正常婴儿可见轻度眼球水平震颤,为中枢神经系统发育未完善之故,频繁水平震颤或垂直震颤提示脑干受损,见于缺氧缺血性脑病时,眼球直视和凝视见于颅内出血或其他颅内器质性疾病。其他如瞳孔大小、眼球运动、白内障等,均可列入检查的内容。

(3)鼻部:新生儿鼻道狭窄,鼻腔常因分泌物堆积而堵塞,影响呼吸和哺乳。注意有无后鼻孔闭锁,表现为出生后可立即表现为严重呼吸窘迫。

(4)耳部:足月儿耳郭软骨发育已完善,双耳已能直立,耳郭畸形较少见。一般耳郭上缘与眼角平齐，偏低过甚则为低位耳，常与先天性畸形有关。耳前窦道和赘生物（附耳）是第一腮弓分化的遗迹。耳前乳头状赘生物提示可能有先天畸形。耳中流出稀薄脓液要考虑中耳炎，如伴血水则考虑外耳道炎症。

（5）口腔：新生儿口腔黏膜呈红色，若为浅红色或与成年人接近，则提示已有贫血。在口唇上可见纵形皱襞形成唇胼胝，便于吮乳时固定在乳头上。有个别新生儿出生时已有 1～2 个下前牙萌出，并非怪异这种牙齿多不牢固，应予及时拔去，以免自行脱落吸入气管。新生儿舌相对较大，但应注意有无巨舌症，有无舌带过长或过短。此外，高腭弓也是先天性畸形的一个常见特点。

5. 颈部

颈短，颈部皱褶深而潮湿，易糜烂。有时可见到胸锁乳突肌血肿。某些染色体畸变，如 Turner 综合征婴儿，可见到颈蹼。

6. 胸部

新生儿胸廓呈桶状，两侧扁平，是因宫内受上肢压迫之故。少数新生儿有剑突外翻，有时可见乳房肿大，都是暂时的现象。偶见在正常乳头下有一副乳，虽属先天异常，但只要不影响美观，可不必进行手术。因肋骨水平位，新生儿呼吸以腹式为主，如出现明显的胸式呼吸，或胸廓吸气性凹陷，应考虑为肺部病变引起的呼吸困难。

7. 腹部

正常新生儿腹部稍膨隆，较胸部略高。腹部平坦见于膈疝，也见于某些消化道畸形如食管闭锁或肠闭锁。因肠壁平滑肌发育不完善，发生肠梗阻时以腹胀为主，很少见到肠型。肝常可触及，在右肋缘下 1～2 cm，边锐质软。脾则在部分婴儿时而触到。在深部触诊时，可触及左侧肾，而右侧肾往往被肝遮挡不易触及。脐部检查应注意脐带是否脱落，脐部有无分泌物及红肿等。

8. 四肢和脊柱

检查的重点是观察有无外伤和畸形。健康新生儿四肢呈屈曲状，有不自主运动。胫骨弯曲、踝内收、足背屈见于部分新生儿，可自行矫正。多指（趾）畸形是新生儿最常见的畸形，应注意检查。常见的脊柱畸形为脊柱裂、脑脊膜膨出，均显而易见。骶尾部的小窝、带毛黑痣、囊肿、脂肪瘤等均是隐性脊柱裂的线索，不要轻易放过。

9. 外生殖器和肛门

分娩造成的外生殖器水肿和瘀斑时有所见。受母体影响，女婴阴道可见白带样分泌物，有时可见血性分泌物，称新生儿假月经，持续数日即消退，保持局部清洁即可。男婴阴囊相对较大，鞘膜积液多见，根据成熟程度睾丸可下降至阴囊、腹股沟管，或在腹腔内不能被触及。体检可发现的肛门异常主要是肛门闭锁和瘘管，必要时做肛指检查。

四、正常新生儿的特殊表现

小儿出生后，环境突然变化，身体各器官在解剖、生理方面均发生了一系列变化，如自主呼吸的建立、血循环的改变、消化和排泄功能的开始、对外界较低温度的适应等。所有这些改变共同形成了新生儿的特征。但除此之外，新生儿出生后最初数日内可见到以下几种特殊表现。

1. 生理性体重下降

几乎所有的新生儿，在出生后最初 2～3 d，都出现生理性体重下降。这是因为进食少，又有不显性失水和排出大小便。体重减轻不应超过原有体重的 10%。一般在生后 7～10 d 恢复，体重下降过多或恢复过晚，应考虑有无病理原因，如饮食不足、吐奶、腹泻等。

2. 生理性黄疸

半数以上新生儿在出生后 2～3 d 出现皮肤和巩膜黄染，这种现象称生理性黄疸。其产生原因是因新生儿生后用肺呼吸，血氧分压增高，使胎儿期因相对缺氧而代偿增加的红细胞破坏，以致使过多胆红素生成；而另一方面是肝功能不够完善，肝内葡萄糖醛酸转化酶功能低下，影响胆红素正常代谢。生理性黄疸的血清胆红素一般低于 204 μmol/L（12 mg/dL），在 7～14 d 消退，早产儿可延迟至第 3～4 周消退。

3. 色素斑

新生儿骶尾部及臀部常可见到蓝灰色的色素斑，多为圆形，或不规则，边缘明显，压之不褪色。因皮肤深层堆积了色素细胞所致，出生后 5 ~ 6 年自行消退。

4. 马牙

新生儿口腔上腭中线附近，可见到白色小点，有时牙龈上可见白色颗粒状物，为上皮细胞堆积形成，俗称"马牙"，不需处理。

5. 生理性乳房肿胀

无论男女新生儿，于出生后 3 ~ 5 d 可出现一过性乳房肿大和泌乳，多于出生后 2 ~ 3 周自行消失，是受母体雌激素影响所致，无须处理，不应挤压以免感染。

6. 阴道出血（假月经）

由于在胎内受母体雌激素影响，女婴于出生后 5 ~ 7 d 可见到阴道内少量出血，持续 1 ~ 2 d 消失，不需特殊处理。

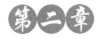

儿童的生长发育

人的生长发育是指从受精卵到成人的成熟过程，生长和发育是儿童不同于成人的重要特点。生长是指儿童身体各器官、系统的长大，可有相应的测量值来表示其量的变化；发育是指细胞、组织、器官的分化与功能成熟。生长和发育两者紧密相关，生长是发育的物质基础，生长的量的变化可在一定程度上反映身体器官、系统的成熟状况。

第一节　生长发育规律

生长发育，不论总的速度或各器官、系统的发育顺序，都遵循一定的规律。认识总的规律性有助于儿科医师对儿童生长发育状况进行正确评价与指导。

1. 生长发育是连续的、有阶段性的过程

生长发育在整个儿童时期不断进行，但各年龄阶段生长发育有一定的特点，不同年龄阶段生长速度不同。例如，体重和身长在生后第 1 年，尤其前 3 个月增加很快，第 1 年为生后的第一个生长高峰；第 2 年以后生长速度逐渐减慢，至青春期生长速度又加快，出现第二个生长高峰。

2. 各系统、器官生长发育不平衡

人体器官、系统的发育顺序遵循一定规律。如神经系统发育较早，脑在生后 2 年内发育较快；淋巴系统在儿童期迅速生长，于青春期前达高峰，以后逐渐下降；生殖系统发育较晚；其他系统，如心、肝、肾、肌肉的发育基本与体格生长相平行（图 2-1）。各系统发育速度的不同与儿童不同年龄阶段的生理功能有关。

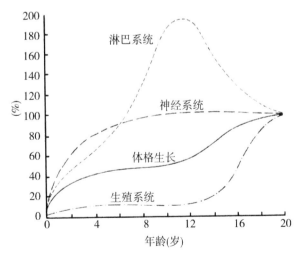

图 2-1　各系统器官发育不平衡

3. 生长发育的个体差异

儿童生长发育虽按一定的总规律发展，但因在一定范围内受遗传、环境的影响，存在着相当大的个体差异，每个人生长的"轨道"不会完全相同，因此儿童的生长发育水平有一定的正常范围，所谓的"正常值"不是绝对的，评价时必须考虑个体的不同的影响因素，才能做出正确的判断。

4. 生长发育的一般规律

生长发育遵循由上到下、由近到远、由粗到细、由低级到高级、由简单到复杂的规律。如出生后运动发育的规律是：先抬头，后抬胸，再会坐、立、行（从上到下）；从臂到手，从腿到脚的活动（由近到远）；从全掌抓握到手指拾取（由粗到细）；先画直线后画圈、图形（由简单到复杂）。认识事物的过程是：先会看、听、感觉事物，逐渐发展到有记忆、思维、分析、判断（由低级到高级）。

第二节　影响生长发育的因素

一、遗传因素

细胞染色体所载基因是决定遗传的物质基础。父母双方的遗传因素决定小儿生长发育的"轨道"，或特征、潜力、趋向。种族、家族的遗传信息影响深远，如皮肤和头发的颜色、面型特征、身材高矮、性成熟的迟早、对营养素的需要量、对传染病的易感性等。在异常情况下，严重影响生长的遗传代谢性疾病、内分泌障碍、染色体畸形等，更与遗传直接有关。性染色体遗传性疾病与性别有关。

二、环境因素

1. 营养

儿童的生长发育，包括宫内胎儿生长发育，需充足的营养素供给。营养素供给充足且比例恰当，加上适宜的生活环境，可使生长潜力得到充分的发挥。宫内营养不良不仅使胎儿体格生长落后，严重时还影响脑的发育；生后营养不良，特别是第 1～2 年的严重营养不良，可影响体重、身高及智能的发育。

2. 疾病

疾病对生长发育的阻挠作用十分明显。急性感染常使体重减轻；长期慢性疾病则影响体重和身高的增长；内分泌疾病常引起骨骼生长和神经系统发育迟缓；先天性疾病，如先天性心脏病，可造成生长迟缓。

3. 母亲情况

胎儿在宫内的发育受孕母生活环境、营养、情绪、疾病等各种因素的影响。母亲妊娠早期的病毒性感染可导致胎儿先天性畸形，妊娠期严重营养不良可引起流产、早产和胎儿体格生长以及脑的发育迟缓，妊娠早期某些药物、X线照射、环境中毒物和精神创伤均可影响胎儿的发育。

4. 家庭和社会环境

家庭环境对儿童健康的重要作用易被家长和儿科医师忽视。良好的居住环境，如阳光充足、空气新鲜、水源清洁、无噪声、无噪光、居住条件舒适，配合良好的生活习惯、科学护理、良好教养、体育锻炼、完善的医疗保健服务等，是促进儿童生长发育达到最佳状态的重要因素。近年来，社会环境对儿童健康的影响受到高度关注。自"两伊战争"以来，伊拉克儿童健康状况急剧下降，是社会环境影响儿童健康的最好例证。

成人疾病胎儿起源学说意指"健康与疾病的发育起源"，是近年提出的关于人类疾病起源的新概念。该学说认为，胎儿在宫内发育中受到遗传、宫内环境的影响，不仅会影响胎儿期的生长发育，而且可能引起持续的结构功能改变，导致将来一系列成年期疾病的发生。孕期营养缺乏将对后代心血管疾病、高血压病、糖代谢异常、肥胖和血脂异常等一系列疾病的发生产生重要影响。

综上所述，遗传决定了生长发育的潜力，这种潜力从受精卵开始就受到环境因素的作用与调节，表现出个人的生长发育模式。因此，生长发育水平是遗传与环境共同作用的结果。

第三节　体格生长

一、体格生长常用指标

体格生长应选择易于测量、有较大人群代表性的指标来表示。常用的形态指标有体重、身高（长）、坐高（顶臀长）、头围、胸围、上臂围、皮下脂肪等。

二、出生至青春前期的体格生长规律

（一）体重的增长

体重为各器官、系统、体液的总重量。其中骨骼、肌肉、内脏、体脂、体液为主要成分。因体脂与体液变化较大，体重在体格生长指标中最易波动。体重易于准确测量，是最易获得的反映儿童生长与营养状况的指标。儿科临床中多用体重计算药量和静脉输液量。

新生儿出生体重与胎次、胎龄、性别及宫内营养状况有关。我国 2005 年九市城区调查结果显示，平均男婴出生体重为（3.33 + 0.39）kg、女婴为（3.24 + 0.39）kg，与世界卫生组织（WHO）的参考值相近（男 3.3 kg、女 3.2 kg）。出生后体重增长应为胎儿宫内体重生长曲线的延续。生后 1 周内因奶量摄入不足、水分丢失、胎粪排出，可出现暂时性体重下降，或称生理性体重下降，在生后第 3 ~ 4 日达最低点，下降范围为 3% ~ 9%，以后逐渐回升，至出生后第 7 ~ 10 日应恢复到出生时的体重。若体重下降的幅度超过 10% 或至第 10 天还未恢复到出生时的体重，则为病理状态，应分析其原因。若生后及时合理喂哺，可减轻或避免生理性体重下降的发生。出生时体重受宫内因素的影响大，生后的体重与喂养、营养以及疾病等因素密切相关。

随年龄的增加，儿童体重的增长逐渐减慢。我国 1975 年、1985 年、1995 年及 2005 年调查资料显示，正常足月婴儿生后第 1 个月体重增加可达 1 ~ 1.7 kg，生后 3 ~ 4 个月体重约等于出生时体重的 2 倍；第 1 年内婴儿前 3 个月体重的增加值约等于后 9 个月内体重的增加值，即 12 月龄时婴儿体重约为出生时的 3 倍（10 kg），是生后体重增长最快的时期，系一个生长高峰；生后第 2 年体重增加 2.5 ~ 3.5 kg；2 岁至青春前期体重增长减慢，年增长值约 2 kg。

儿童体重的增长为非等速的增加，进行评价时应以个体儿童自己体重的变化为依据，不可把"公式"计算的体重或人群体重均数（所谓"正常值"）当作"标准"进行评价。当无条件测量体重时，为便于医务人员计算小儿用药量和液体量，可用以下公式估计体重（表 2-1）。

表 2-1　正常儿童体重、身高估计公式

年龄	体重（kg）	年龄	身高（cm）
12 个月	10	12 个月	75
1 ~ 12 岁	年龄（岁）×2 + 8	2 ~ 12 岁	年龄（岁）×7 + 75

（二）身材的增长

1. 身高（长）

身高指头部、脊柱与下肢长度的总和。3 岁以下儿童立位测量不易准确，应仰卧位测量，称为身长。3 岁以上儿童立位时测量称为身高。立位测量值比仰卧位少 1 ~ 2 cm。身高（长）的增长规律与体重相似，年龄越小，增长越快，也出现婴儿期和青春期两个生长高峰。出生时身长平均为 50 cm，生后第 1 年身长增长最快，约为 25 cm；前 3 个月身长增长 11 ~ 13 cm，约等于后 9 个月的增长值，1 岁时身长约 75 cm；第 2 年身长增长速度减慢，为 10 ~ 12 cm，即 2 岁时身长约 87 cm；2 岁以后身高每年增长 6 ~ 7 cm。2 岁以后每年身高增长低于 5 cm，为生长速度下降。

身高（长）的增长受遗传、内分泌、宫内生长水平的影响较明显，短期的疾病与营养波动不易影响

身高（长）的生长。

2．坐高（顶臀长）

坐高是头顶到坐骨结节的长度。3岁以下儿童仰卧位测量的值称为顶臀长。坐高增长代表头颅与脊柱的生长。

3．指距

指距是两上肢水平伸展时两中指尖的距离，代表上肢长骨的生长。

（三）头围的增长

经眉弓上缘、枕骨结节左右对称环绕头一周的长度为头围。头围的增长与脑和颅骨的生长有关。胎儿期脑生长居全身各系统的领先地位，故出生时头围相对大，平均33~34 cm。与体重、身长增长相似，第1年前3个月头围的增长约等于后9个月头围的增长值（6 cm），即1岁时头围约为46 cm；生后第2年头围增长减慢，约为2 cm，2岁时头围约48 cm；2~15岁头围仅增加6~7 cm。头围的测量在2岁以内最有价值。

婴幼儿期连续追踪测量头围比一次测量更重要。头围大小与双亲的头围有关；头围小于均值–2 SD常提示有脑发育不良的可能，小于均值–3 SD以上常提示脑发育不良；头围增长过速往往提示脑积水。

（四）胸围的增长

平乳头下缘经肩胛角下缘平绕胸一周为胸围。胸围代表肺与胸廓的生长。出生时胸围32 cm，略小于头围1~2 cm。1岁左右胸围约等于头围。1岁至青春前期胸围应大于头围（约为头围＋年龄–1 cm）。1岁左右头围与胸围的增长在生长曲线上形成头、胸围的交叉，此交叉时间与儿童营养、胸廓的生长发育有关，生长较差者头、胸围交叉时间延后。我国2005年9市城区体格生长的衡量数字显示，男童头、胸围交叉时间为15月龄，提示我国儿童胸廓生长较落后，除营养因素外，可能与不重视爬的训练和胸廓锻炼有关。

（五）上臂围的增长

经肩峰与鹰嘴连线中点绕臂一周即为上臂围。上臂围代表肌肉、骨骼、皮下脂肪和皮肤的生长。1岁以内上臂围增长迅速，1~5岁增长缓慢，为1~2 cm。因此，有人认为在无条件测量体重和身高的场合，可用测量左上臂围来筛查1~5岁小儿的营养状况：＞13.5 cm为营养良好，12.5~13.5 cm为营养中等，＜12.5 cm为营养不良。

（六）皮下脂肪

通过测量皮脂厚度反映皮下脂肪。常用的测量部位有：①腹壁皮下脂肪；②背部皮下脂肪。要用皮下脂肪测量工具（测皮褶卡钳）测量才能得出正确的数据。

（七）身体比例与匀称性

在生长过程中，身体的比例与匀称性生长有一定规律。

1．头与身长比例

在宫内与婴幼儿期，头领先生长，而躯干、下肢生长则较晚，生长时间也较长。因此，头、躯干、下肢长度的比例在生长进程中发生变化。头长占身长（高）的比例在新生儿为1/4，到成人后为1/8（图2-2）。

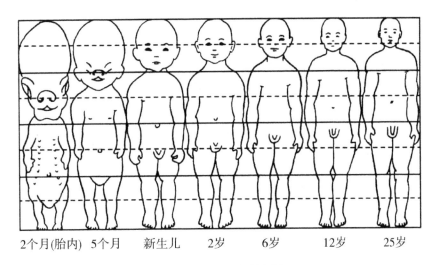

2个月(胎内) 5个月　新生儿　　2岁　　6岁　　12岁　　25岁

图 2-2　头与身长的比例

2. 体型匀称

表示体型（形态）生长的比例关系，如身高的体重（weight for height，W/H）；胸围，身高（身高胸围指数）；体重（kg）/身高（cm）×1 000（Quetelet 指数）；体重（kg）/［身高（cm）］2×104（Kaup指数，幼儿用）；年龄的体块指数（BMI/age）等。

3. 身材匀称

以坐高（顶臀长）与身高（长）的比例表示，反映下肢的生长情况。坐高（顶臀长）占身高（长）的比例由出生时的 0.67 下降到 14 岁时的 0.53。

任何影响下肢生长的疾病，可使坐高（顶臀长）与身高（长）的比例停留在幼年状态，如甲状腺功能减退与软骨营养不良。

4. 指距与身高

正常时，指距略小于身高（长）。如指距大于身高 1 ~ 2 cm，对诊断长骨的异常生长有参考价值，如蜘蛛样指（趾）（马方综合征）。

三、青春期的体格生长规律

青春期是儿童到成人的过渡期，受性激素等因素的影响，体格生长出现生后的第二个高峰（peak height velocity，PHV），有明显的性别差异。男孩的身高增长高峰约晚于女孩 2 年，且每年身高的增长值大于女孩，因此最终的身高一般来说男孩比女孩高。一般男孩骨龄 15 岁、女孩骨龄 13 岁时，身长达最终身高的 95%。

不论男女孩，在青春期前的 1 ~ 2 年中生长速度略有减慢。女孩在乳房发育后（9 ~ 11 岁），男孩在睾丸增大后（11 ~ 13 岁），身高开始加速生长，经 1 ~ 2 年生长达 PHV，此时女孩身高平均年增加 8 ~ 9 cm，男孩 9 ~ 10 cm。在第二生长高峰期，身高增加值约为最终身高的 15%。PHV 提前者身高的停止增长较早。

青春期体重的增长与身高平行，同时内脏器官增长。女性耻骨与髂骨下部的生长与脂肪堆积使臀围加大，男性则有肩部增宽、下肢较长、肌肉增强的不同体型特点。

四、体格生长评估

儿童处于快速生长发育阶段，身体形态及各部分比例变化较大。充分了解儿童各阶段生长发育的规律、特点，正确评价儿童生长发育状况，及早发现问题，给予适当的指导与干预，对促进儿童的健康生长十分重要。

（一）资料分析及表示方法

1. 衡量体格生长的统计学表示方法

常用以下方法：

（1）均值离差法：正常儿童生长发育状况多呈正态分布，常用均值离差法，以平均值加减标准差（SD）来表示，如 68.3% 的儿童生长水平在均值 ±1 SD 范围内，95.4% 的儿童在均值 ±2 SD 范围内，99.7% 的儿童在均值 ±3SD 范围内。

（2）百分位数法：当测量值呈偏正态分布时，百分位数法能更准确地反映所测数值的分布情况。当变量呈正态分布时，百分位数法与均值离差法两者相应数相当接近。由于样本常呈偏正态分布，两者的相应数值略有差别。

体格生长评价广泛应用以上两种表示方法，但目前一般都用百分位数法。均值离差法计算较简单，百分位数法计算相对较复杂，但精确。

（3）标准差的离差法（Z 评分或 Z score，SDS）：可进行不同质（即不同性别、不同年龄、不同指标）数据间比较，用偏离该年龄组标准差的程度来反映生长情况，结果表示也较精确。

$$Z 评分 = X - 均值 /SD$$

其中，X 为测得值，SD 为标准差。Z 评分可为正值，也可为负值。

（4）中位数法：当样本变量为正态分布时中位数等于均数或第 50 百分位数。当样本变量分布不是完全正态时，选用中位数而不是算术平均数作为中间值。因此时样本中少数变量分布在一端，用算术平均数表示则对个别变量值影响大，故用中位数表示变量的平均水平较妥。

2. 界值点的选择

通常均值离差法以均值 ±2 SD（包括总体的 95%）为正常范围，百分位数法以 $P_3 \sim P_{997}$（包括总体的 94%）为正常范围，标准差的离差值以 ±2 以内为正常范围。

3. 测量值的表示

（1）表格：按等级将测量数值以表格形式列出，便于查询，但不够直观。

（2）生长曲线：按各等级的数值绘制成曲线图。优点是较等级数值直观，不仅能较准确了解某项指标的发育水平，还能对此进行定期纵向观察，易于发现生长的趋势有无偏离现象，以便及早寻找原因及采取干预措施（图 2-3）。

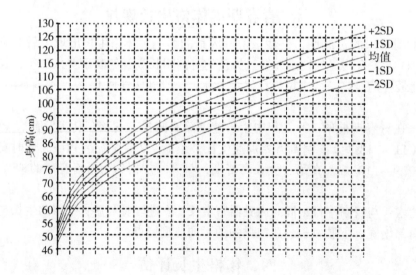

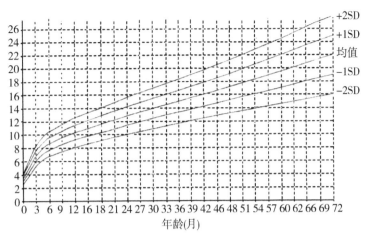

图 2-3 生长曲线

4. 评价结果表示

（1）等级划分：方法简单，利用均值加减标准差或直接用百分位数进行分级，据细分要求的不同可分为三等级、五等级、六等级等。五等级划分方法见表 2-2。三等级划分法以大于均值＋2SD 为上，在均值 ±2SD 之内为中，小于均值 -2SD 为下。六等级划分法把五等级划分法的"中"（均值 ±1SD）再分为均值 -1SD 的"中"和均值＋1SD 的"中"。等级划分法用于横断面的测量值分析，如发育水平、体型匀称度的评价。

表 2-2 五等级划分方法

等级	高差法	百分位数法
上	>均值（±2SD）	> P_{97}
中上	均值＋（1SD ~ 2SD）	P_{75} ~ P_{97}
中	均值 ±1SD	P_{25} ~ P_{75}
中下	均值－（1SD ~ 2SD）	P_3 ~ P_{25}
下	<均值 -2SD	< P_3

（2）测量值的计算：如用于定期纵向的测量值分析（生长速度的评价），即将两次连续测量值的差与参数中相同年龄的数值差比较；或身材匀称度的计算等。

（二）体格生长评价

正确评价儿童体格生长状况，必须注意采用准确的测量用具及统一的测量方法，定期纵向观察。同时有可用的参考人群值，参照人群值的选择将决定评价的结果。世界卫生组织（WHO）推荐将美国国家卫生统计中心（NCHS）汇集的测量资料作为国际参照人群值。我国采用 2005 年中国九大城市儿童的体格生长数据作为中国儿童参照人群值。

儿童体格生长评价包括发育水平、生长速度以及匀称程度三个方面。

1. 发育水平

将某一年龄时点所获得的某一项体格生长指标测量值（横断面测量）与参考人群值比较，得到该儿童在同质人群中所处的位置，即为此儿童该项体格生长指标在此年龄的生长水平，通常以等级表示其结果。评价生长水平适用于所有单项体格生长指标，如体重、身高（长）、头围、胸围、上臂围等，可用于个体或群体儿童的评价。

早产儿体格生长有一允许的"落后"年龄范围，即此年龄后应"追上"正常足月儿的生长。进行早产儿生长水平评价时应矫正胎龄至 40 周胎龄（足月）后再评价，身长至 40 月龄、头围至 18 月龄、体重至 24 月龄后不再矫正。

有些单项指标，如骨龄代表发育成熟度，也反映发育水平。同样，体格测量值也可以生长的年龄来代表发育水平或成熟度。如一个 2 岁男孩身长 76 cm，身长的生长水平为下等，身长的生长年龄相当于 1 岁。

发育水平评价的优点是简单、易于掌握与应用。对于群体儿童，发育水平评价可反映该群体儿童的体格状况；对于个体儿童，发育水平评价仅表示该儿童已达到的水平，不能说明过去存在的问题，也不能预示生长趋势。

2. 生长速度

生长速度是对某一单项体格生长指标定期连续测量（纵向观察），将获得的该项指标在某一年龄阶段的增长值与参照人群值比较，得到该儿童该项体格生长指标的生长速度。

以生长曲线表示生长速度最简单、直观，定期体格检查是评价生长速度的关键。儿童年龄小，生长较快，定期检查间隔时间不宜太长。

这种动态纵向观察个体儿童的生长规律的方法可发现每个儿童有自己稳定的生长轨道，体现个体差异。因此，生长速度的评价较发育水平更能真实反映儿童的生长状况。生长速度正常的儿童生长基本正常。

3. 匀称程度

匀称程度是对体格生长指标之间关系的评价。

（1）体型匀称度：表示体型（形态）生长的比例关系。实际工作中常选用身高的体重表示一定身高的相应体重增长范围，间接反映身体的密度与充实度。将实际测量值与参照人群值比较，结果常以等级表示。

（2）身材匀称：以坐高（顶臀高）/ 身高（长）的比值反映下肢生长状况。按实际测量计算结果与参照人群值计算结果比较，结果以匀称、不匀称表示。

第四节　与体格生长有关的其他系统发育

一、骨骼

1. 头颅

骨除头围外，还可据骨缝闭合、前囟大小及前后囟闭合时间来评价颅骨的生长及发育情况。婴儿娩出时经过产道，故出生时颅骨缝稍有重叠，不久重叠现象消失。出生时后囟很小或已闭合，最迟 6 ~ 8 周龄闭合。前囟出生时 1 ~ 2 cm，以后随颅骨生长而增大，6 月龄左右逐渐骨化而变小，最迟于 2 岁闭合。前囟大小以两个对边中点连线的长短表示。前囟检查在儿科临床很重要，如脑发育不良时头围小、前囟小或关闭早，甲状腺功能减退时前囟闭合延迟，颅内压增高时前囟饱满，脱水时前囟凹陷（图 2-4）。

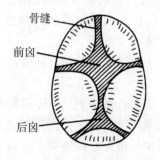

图 2-4　颅骨、前囟与后囟的发育

2. 脊柱

脊柱的增长反映脊椎骨的生长。生后第 1 年脊柱生长快于四肢，以后四肢生长快于脊柱。出生时脊柱无弯曲，仅呈轻微后凸。3 个月左右抬头动作的出现使颈椎前凸；6 个月后能坐，出现胸椎后凸；1 岁左右开始行走，出现腰椎前凸。这样的脊椎自然弯曲至 6 ～ 7 岁才为韧带所固定。注意小儿坐、立、走姿势，选择适宜的桌椅，对保证儿童脊柱正常形态很重要。

3. 长骨

长骨是从胎儿到成人期逐渐完成的。长骨的生长主要由长骨干骺端的软骨骨化，骨膜下成骨，使长骨增长、增粗，当骨骺与骨干融合时，标志长骨停止生长。

随着年龄的增加，长骨干骺端的软骨次级骨化中心按一定顺序及骨解剖部位有规律地出现。骨化中心的出现可反映长骨的生长成熟程度。用 X 线检查测定不同年龄儿童长骨干骺端骨化中心的出现时间、数目、形态的变化，并将其标准化，即为骨龄（bone age）。出生时腕部尚无骨化中心，股骨远端及胫骨近端已出现骨化中心。因此判断长骨的生长，婴儿早期应摄膝部 X 线骨片，年长儿摄左手及腕部 X 线骨片，以了解其腕骨、掌骨、指骨的发育。腕部于出生时无骨化中心，其出生后的出现次序为：头状骨、钩骨（3 个月左右）、下桡骨骺（约 1 岁）、三角骨（2 ～ 2.5 岁）、月骨（3 岁左右）、大小多角骨（3.5 ～ 5 岁）、舟骨（5 ～ 6 岁）、下尺骨骺（6 ～ 7 岁）、豆状骨（9 ～ 10 岁）。10 岁时出全，共 10 个，故 1 ～ 9 岁腕部骨化中心的数目大约为其岁数加 1。具体评价骨龄时应对照图谱。骨生长与生长激素（growth hormone，GH）、甲状腺素、性激素有关。骨龄在临床上有重要的诊断价值，如甲状腺功能减退症、生长激素缺乏症骨龄明显延后，真性性早熟、先天性肾上腺皮质增生症骨龄超前。但正常骨化中心出现的年龄差异较大，诊断骨龄延迟时一定要慎重。

二、牙齿

牙齿的生长与骨骼有一定关系，但因胚胎来源不完全相同，牙齿与骨骼的生长不完全平行。出生时乳牙已骨化，乳牙芽孢隐藏在颌骨中，被牙龈覆盖；恒牙的骨化从新生儿期开始，18 ～ 24 个月时第三恒臼齿已骨化。人一生有乳牙（共 20 个）和恒牙（共 28 ～ 32 个）两副牙齿。生后 4 ～ 10 个月乳牙开始萌出，13 个月后未萌出者为乳牙萌出延迟。乳牙萌出顺序一般为下颌先于上颌、自前向后（图 2-5），人多于 3 岁前出齐。乳牙萌出时间及顺序个体差异较大，与遗传、内分泌、食物性状有关。6 岁左右萌出第一颗恒牙（第一恒磨牙，在第二乳磨牙之后，又称为 6 龄齿）；6 ～ 12 岁阶段乳牙逐个被同位恒牙替换，其中第 1、2 前磨牙代替第 1、2 乳磨牙，此期为混合牙列期；12 岁萌出第二恒磨牙；约在 18 岁以后萌出第三恒磨牙（智齿），也有终生第三恒磨牙不萌出者。第一恒磨牙萌出较早，常被家长忽视，更应注意保护。

出牙为生理现象，出牙时个别小儿可有低热、唾液增多、发生流涎及睡眠不安、烦躁等症状。牙齿的健康生长与蛋白质、钙、磷、氟、维生素 A、维生素 C、维生素 D 等营养素和甲状腺激素有关。食物的咀嚼有利于牙齿生长。牙齿生长异常时可见外胚层生长不良、钙或氟缺乏、甲状腺功能减退等疾病。

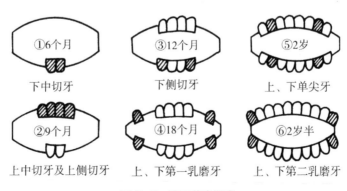

①6个月　下中切牙
②9个月　上中切牙及上侧切牙
③12个月　下侧切牙
④18个月　上、下第一乳磨牙
⑤2岁　上、下单尖牙
⑥2岁半　上、下第二乳磨牙

图 2-5　乳牙萌出顺序

第五节 神经心理发育

在儿童成长过程中，神经心理的正常发育与体格生长具有同等重要的意义。神经心理发育包括感知、运动、语言、情感、思维、判断和意志性格等方面，以神经系统的发育和成熟为物质基础。和体格生长一样，神经心理发育的异常可能是某些系统疾病的早期表现，因此，了解儿童心理发育规律对疾病的早期诊断很有帮助。

一、神经系统的发育

在胎儿期，神经系统的发育领先于其他各系统，新生儿脑重已达成人脑重的 25% 左右，此时神经细胞数目已与成人接近，但其树突与轴突少而短。出生后脑重的增加主要是神经细胞体积的增大和树突的增多、加长，以及神经髓鞘的形成和发育。神经髓鞘的形成和发育约在 4 岁完成，在此之前，尤其在婴儿期，各种刺激引起的神经冲动传导速度缓慢，且易于泛化；不易形成兴奋灶，易疲劳而进入睡眠状态。

脊髓随年龄而增长。在胎儿期，脊髓下端在第 2 腰椎下缘，4 岁时上移至第 1 腰椎，在进行腰椎穿刺时应注意。握持反射应于 3 个月时消失。婴儿肌腱反射较弱，腹壁反射和提睾反射也不易引出，到 1 岁时才稳定。3 ~ 4 个月前的婴儿肌张力较高，凯尔尼格征可为阳性，2 岁以下儿童巴宾斯基（Babinski）征阳性亦可为生理现象。

二、感知觉的发育

1. 视感知发育

新生儿已有视觉感应功能，瞳孔有对光反射，在安静清醒状态下可短暂注视物体，但只能看清 15 ~ 20 cm 内的事物。第 2 个月起可协调地注视物体，开始有头眼协调；3 ~ 4 个月时喜看自己的手，头眼协调较好；6 ~ 7 个月时目光可随上下移动的物体垂直方向转动；8 ~ 9 个月时开始出现视深度感觉，能看到小物体；18 个月时已能区别各种形状；2 岁时可区别垂直线与横线；5 岁时已可区别各种颜色；6 岁时视深度已充分发育。

2. 听感知发育

出生时鼓室无空气，听力差；生后 3 ~ 7 日听觉已相当良好；3 ~ 4 个月时头可转向声源，听到悦耳声时会微笑；7 ~ 9 个月时能确定声源，区别语言的意义；13 ~ 16 个月时可寻找不同响度的声源，听懂自己的名字；4 岁时听觉发育已经完善。听感知发育和儿童的语言发育直接相关，听力障碍若不能在语言发育的关键期内（6 个月内）或之前得到确诊和干预，则可因聋致哑。

3. 味觉和嗅觉发育

（1）味觉：出生时味觉发育已很完善；4 ~ 5 个月时甚至对食物轻微的味道改变已很敏感，为味觉发育关键期，此期应适时添加各类转乳期食物。

（2）嗅觉：出生时嗅觉中枢与神经末梢已基本发育成熟；3 ~ 4 个月时能区别愉快与不愉快的气味，7 ~ 8 个月开始对芳香气味有反应。

4. 皮肤感觉的发育

皮肤感觉包括触觉、痛觉、温度觉及深感觉等。触觉是引起某些反射的基础。新生儿眼、口周、手掌、足底等部位的触觉已很灵敏，而前臂、大腿、躯干的触觉则较迟钝。新生儿已有痛觉，但较迟钝，第 2 个月起才逐渐改善。出生时温度觉已很灵敏。

三、运动的发育

运动发育可分为大运动（包括平衡）和细运动两大类（图 2-6）。

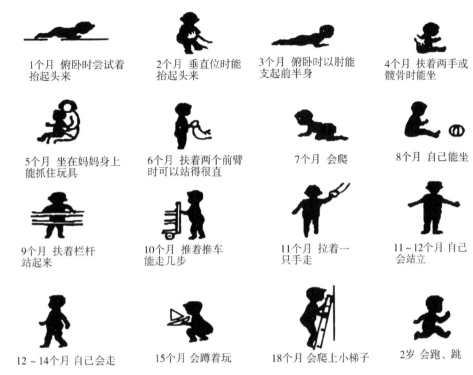

1个月 俯卧时尝试着抬起头来

2个月 垂直位时能抬起头来

3个月 俯卧时以肘能支起前半身

4个月 扶着两手或髋骨时能坐

5个月 坐在妈妈身上能抓住玩具

6个月 扶着两个前臂时可以站得很直

7个月 会爬

8个月 自己能坐

9个月 扶着栏杆站起来

10个月 推着推车能走几步

11个月 拉着一只手走

11～12个月 自己会站立

12～14个月 自己会走

15个月 会蹲着玩

18个月 会爬上小梯子

2岁 会跑、跳

图 2-6 儿童期运动发育图

1．平衡与大运动

（1）抬头：新生儿俯卧时能抬头 1～2 s，3 个月时抬头较稳，4 个月时抬头很稳。

（2）坐：6 个月时能双手向前撑住独坐，8 个月时能坐稳。

（3）翻身：7 个月时能有意识地从仰卧位翻身至俯卧位，然后从俯卧位翻至仰卧位。

（4）爬：应从 3～4 个月时开始训练，8～9 个月可用双上肢向前爬。

（5）站、走、跳：11 个月时可独自站立片刻，15 个月可独自走稳，24 个月时可双足并跳，30 个月时会独足跳。

2．细运动

3～4 个月握持反射消失之后手指可以活动；6～7 个月时出现换手与捏、敲等探索性动作；9～10 个月时可用拇、示指拾物，喜撕纸；12～15 个月时学会用匙，乱涂画；18 个月时能叠 2～3 块方积木；2 岁时可叠 6～7 块方积木，会翻书。

四、语言的发育

语言的发育与大脑、咽喉部肌肉的正常发育及听觉的完善有关。要经过发音、理解和表达三个阶段。新生儿已会哭叫，3～4 个月咿呀发音；6～7 月龄时能听懂自己的名字；12 月龄时能说简单的单词，如"再见""没了"；18 月龄时能用 15～20 个字，指认并说出家庭主要成员的称谓；24 月龄时能指出简单的人、物名和图片，而到 3 岁时能指认许多物品名，并说由 2～3 个字组成的短句；4 岁时能讲述简单的故事情节。

五、心理活动的发展

1．早期的社会行为

2～3 个月时小儿以笑、停止啼哭等行为，以眼神和发音表示认识父母；3～4 个月的婴儿开始出现社会反应性的大笑；7～8 个月的小儿可表现出认生、对发声玩具感兴趣等；9～12 个月时是认生的高峰；12～13 个月小儿喜欢玩变戏法和躲猫猫游戏；18 个月时逐渐有自我控制能力，成人在附近时可独自玩耍很久；2 岁时不再认生，易与父母分开；3 岁后可与小朋友做游戏。

2．注意的发展

婴儿期以无意注意为主，随着年龄的增长逐渐出现有意注意。5～6岁后儿童能较好控制自己的注意力。

3．记忆的发展

记忆是将所学得的信息贮存和"读出"的神经活动过程，可分为感觉、短暂记忆和长久记忆三个不同的系统。长久记忆又分为再认和重现，再认是以前感知的事物在眼前重现时能被认识；重现是以前感知的事物虽不在眼前出现，但可在脑中重现。1岁内婴儿只有再认而无重现，随年龄的增长，重现能力亦增强。幼年儿童只按事物的表面特性记忆信息，以机械记忆为主。随着年龄的增加和理解语言思维能力的加强，逻辑记忆逐渐发展。

4．思维的发展

1岁以后的儿童开始产生思维，在3岁以前只有最初级的形象思维；3岁以后开始有初步抽象思维；6～11岁以后儿童逐渐学会综合分析、分类比较等抽象思维方法，具有进一步独立思考的能力。

5．想象的发展

新生儿无想象能力，1～2岁儿童仅有想象的萌芽。学龄前期儿童仍以无意想象及再造想象为主，有意想象和创造性想象到学龄期才迅速发展。

6．情绪、情感的发展

新生儿因生后不易适应宫外环境，较多处于消极情绪中，表现不安、啼哭，而哺乳、抱、摇、抚摸等则可使其情绪愉快。婴幼儿情绪表现特点是时间短暂、反应强烈、容易变化、外显而真实。随着年龄的增长，儿童对不愉快因素的耐受性逐渐增加，能够有意识地控制自己，使情绪渐趋向稳定。

7．个性和性格的发展

婴儿期由于一切生理需要均依赖成人，逐渐建立对亲人的依赖性和信任感。幼儿时期已能独立行走，说出自己的需要，故有一定自主感，但又未脱离对亲人的依赖，常出现违拗言行与依赖行为互相交替的现象。学龄前期小儿生活基本能自理，主动性增强，但主动行为失败时易出现失望和内疚。学龄期开始正规学习生活，重视自己勤奋学习的成就，如不能发现自己的学习潜力，将产生自卑。青春期体格生长和性发育开始成熟，社交增多，心理适应能力增强，但容易波动，在感情问题、伙伴问题、职业选择、道德评价和人生观等问题上处理不当时易发生性格变化。性格一旦形成即相对稳定。

小儿神经精神发育进程见表2-3。

表2-3　小儿神经精神发育进程

年龄	动作	语言	适应周围人物的能力与行为
新生儿	无规律，不协调动作，紧握拳	能哭叫	铃声可使全身活动减少
2个月	直立及俯卧位时能抬头	发出和谐的喉音	能微笑，有面部表情，眼随物转动
3个月	仰卧位变为侧卧位，用手摸东西	咿呀发音	头可随看到的物品或听到的声音转动180°，注意自己的手
4个月	扶着髋部时能坐，在俯卧位时能用两手撑起胸部，手能握持玩具	笑出声	抓面前物体，自己玩弄手，见食物表示喜悦，较有意识地哭和笑
5个月	扶腋下能站立：两手各拿一玩具	能"喃喃地"发出单词音节	伸手取物，能辨别人声，望镜中人笑
6个月	能独坐一会，用手摇玩具		能认识熟人和陌生人，自拉衣服，自握脚玩
7个月	会翻身，自己独坐很久，将玩具能从一手换入另一手	能无意识发"爸爸""妈妈"等复音	能听懂自己的名字，自握饼干吃
8个月	会爬，能自己坐起来、躺下去，会扶着栏杆站起来，会拍手	能重复大人所发简单音节	注意观察大人的行动，开始认识物体，两手会传递玩具

续 表

年龄	动作	语言	适应周围人物的能力与行为
9个月	试独站,能从抽屉中取出玩具	能懂几个较复杂的词语,如"再见""欢迎"等	看见熟人会伸手要人抱,能与人合作游戏
10~11个月	能独站片刻,扶椅或推车能走几步,拇、食指对指拿东西	开始用单词,一个单词表示很多意义	模仿成人的动作如招手、再见,抱奶瓶自食
12个月	独走,弯腰拾东西,能将圆圈套在小棍上	能叫出物品的名字,如灯、车,指出自己的手、眼、鼻、嘴等	对人和事物有喜憎之分,穿衣服合作,用杯喝水
15个月	走得好,不能蹲着玩,能叠一块积木,能爬台阶	说出几个词和自己的名字	表示同意、不同意
18个月	有目标地扔皮球	能认识和指出身体的部位	会表示大小便,懂命令,自己进食
2岁	能双脚跳,手的动作更准确,会用勺吃饭	说2~3个字构成的句子	能完成简单的动作,如拾起地上的物品,能表达喜、怒、怕、懂
3岁	能跑,会骑三轮车,会洗手、洗脸,脱、穿简单衣服	能说短歌谣,数几个数	能认识画上的东西,认识男、女,自称"我",表现自尊心、同情心、害羞
4岁	能爬梯子,会穿鞋	能唱歌	能画人像,初步思考问题,记忆力强、好发向
5岁	能单腿跳,会系鞋带	开始识字	能分辨颜色,数十个数,知物品用途及性能
6~7岁	参加简单劳动,如扫地、擦桌子、剪纸、泥塑等	能讲故事	能数几十个数,可简单加减,喜独立自主

六、儿童神经心理发育的评价

儿童神经心理发育的水平表现为儿童在感知、运动、语言和心理等过程中的各种能力,对这些能力的评价称为心理测试。心理测试仅能判断儿童神经心理发育的水平,没有诊断疾病的意义。心理测试需由经专门训练的专业人员根据实际需要选用,不可滥用。

(一)能力试验

1. 筛查性测验

(1)丹佛发育筛查法(DDST):DDST主要用于6岁以下儿童的发育筛查,实际应用时对4.5岁以下的儿童较为适用。测试内容分为大运动、细运动、语言、个人适应性行为四个能区。1990年Denver II 出版,在1966年DDST的基础上修订。国内有地区性的修订常模。

(2)绘人测试:适用于5~9.5岁儿童。要求被测儿童依据自己的想象绘一全身正面人像,以身体部位、各部比例和表达方式的合理性计分。绘人测试结果与其他智能测试的相关系数在0.5以上,与推理、空间概念、感知能力的相关性更显著。该法可个别测试,也可进行集体测试。

(3)图片词汇测试(PPVT):适用于4~9岁儿童的一般智能筛查。PPVT的工具是120张图片,每张有黑白线条画四幅,测试者说一个词语,要求儿童指出所在图片其中相应的一幅画。测试方法简单,尤适用于语言或运动障碍者。1981年PPVT-R出版,有L及M版本,测试年龄为2.5~16岁,测试图片增至175张。

2. 诊断测验

(1)Gesell发育量表:适用于4周至3岁的婴幼儿,从大运动、细动作、个人-社会、语言和适应性行为五个方面测试,结果以发育商(DQ)表示。

(2)Bayley婴儿发育量表:适用于2~30个月婴幼儿,包括精神发育量表、运动量表和婴儿行为记录。1993年第2版修订完成,适用于1~42个月婴幼儿,评定结果另有规定。

（3）Standford–Binet 智能量表：适用于 2 ~ 18 岁儿童。测试内容包括幼儿的具体智能（感知、认知、记忆）和年长儿的抽象智能（思维、逻辑、数量、词汇），用以评价儿童学习能力以及对智能发育迟缓者进行诊断及程度分类，结果以智商（IQ）表示。

（4）Wechsler 学前及初小儿童智能量表（WPPSI）：适用于 4 ~ 6.5 岁儿童。通过编制一整套不同测试题，分别衡量不同性质的能力，将得分综合后可获得儿童多方面能力的信息，较客观地反映学前儿童的智能水平。

（5）Wechsler 儿童智能量表修订版（WISC–R）：适用于 6 ~ 16 岁儿童，内容与评分方法同 WPPSI。

（二）适应性行为测试

智力低下的诊断与分级必须结合适应性行为的评定结果。国内现多采用日本 S–M 社会生活能力检查，即婴儿 – 初中学生社会生活能力量表。此量表适用于 6 个月至 15 岁儿童社会生活能力的评定。

儿童保健和疾病预防

第一节　儿童保健

一、各年龄期儿童的保健重点

（一）胎儿期及围生期保健

胎儿的发育与孕母的健康、营养状况、疾病、生活环境和情绪等密切相关，故胎儿期保健是以孕母的保健为主。

1. 预防遗传性疾病与先天畸形

父母婚前应进行遗传咨询，禁止近亲结婚以减少遗传性疾病的发生；怀孕早期应尽可能避免各类病毒感染、放射线、烟酒以及铅、苯、汞、有机磷农药等化学毒物；患有心肾疾病、糖尿病、甲状腺功能亢进、结核病等慢性疾病的孕母应在医生指导下进行治疗，避免滥用药物；高危产妇应定期进行产前检查，必要时终止妊娠。

2. 保证充足营养

妊娠期应给予蛋白质、铁、锌、钙、维生素 D、叶酸等重要营养素的补充。

3. 给予孕母良好的生活环境

注意劳逸结合，减少精神负担，保持好的心情，以避免妊娠期发生合并症，预防流产、早产、异常产的发生。

4. 预防产时感染

对早产儿、低体重儿、宫内感染、产时异常等高危儿应予以特殊监护。

5. 加强对高危新生儿的监护

对高危妊娠孕妇所分娩的新生儿及早产儿、低体重儿进行监护，预防并及时处理围生期小儿缺氧、窒息、低体温、低血糖、低血钙和颅内出血等疾病。

6. 重视产前检查及产前诊断

严格坚持开展孕妇的定期产前检查，加强对孕妇健康及胎儿生长发育的观察与咨询，筛查高危对象，做必要的产前诊断是把握优生的重要环节。

（二）新生儿期保健

初生新生儿需经历一段时间的调整，才能适应宫外环境。新生儿期，特别是生后一周内的新生儿发病率和死亡率极高，约占婴儿死亡数的 2/3，且＜1 周的新生儿占新生儿死亡数的 70% 左右，故新生儿保健重点在生后 1 周内。

1. 出生时护理

产房室温保持在 25 ~ 28 ℃；新生儿娩出后迅速清理口腔内黏液，保证呼吸道通畅；严格消毒、结扎脐带；记录出生时评分、体温、呼吸、心率、体重与身长；设立新生儿观察室，出生后观察 6 h，正常者进入婴儿室，高危儿送入新生儿重症监护室；母婴同室，尽早喂母乳。

2. 新生儿家庭保健

新生儿居室应通风良好，温度与湿度适宜。有条件的家庭在冬季应使室内温度保持在 20 ~ 22 ℃，湿度以 55% 为宜，无条件时可用热水袋保暖，避免体温不升；夏季应避免室内温度过高。指导母亲正确的哺乳方法以维持良好乳汁分泌，满足新生儿生长所需；母乳确实不足或无法进行母乳喂养的婴儿，应指导母亲使用科学的人工喂养方法，并注意奶具消毒。新生儿皮肤娇嫩，应每日洗澡保持皮肤清洁，根据室温选择合适的衣服与尿布。父母应多与婴儿说话，抚摸、摇、抱婴儿以交流感情。应尽量避免过多的外来人员接触。注意脐部护理。

3. 新生儿期预防接种

常规接种乙肝疫苗和卡介苗。

（三）婴儿期保健

体格生长发育在婴儿期最迅速，必须有丰富的易于消化的各种营养物质以满足需要，但因其消化功能尚未成熟，易患婴儿腹泻、营养不良等疾病。因此，应提倡纯母乳喂养至 4 ~ 6 个月；部分母乳喂养或人工喂养婴儿则应正确选择奶粉；自 4 个月开始可添加辅食，为断乳做准备。日常护理注意清洁卫生，衣着简单宽松，保证充足睡眠。定期进行体格检查，便于早期发现缺铁性贫血、佝偻病、发育异常等疾病。坚持户外活动，进行空气浴、日光浴和被动体操，增强体质；防止异物吸入、跌伤、烫伤等意外情况发生；用带有声、光、色的玩具促进其感知发育。按计划免疫程序完成基础免疫。

（四）幼儿期保健

由于此期儿童感知能力、自我意识的发展，对周围环境产生好奇心，尤多模仿，但易被成人过分呵护而抑制其独立能力的发展。因此对幼儿除供给丰富的营养物质外，应注意训练儿童的自食技能；重视与幼儿的语言交流，通过游戏、讲故事、唱歌等促进幼儿语言发育与大运动能力的发展；培养幼儿的自理生活能力，安排规律生活，养成良好的生活习惯，如睡眠、进食、排便、沐浴、游戏、户外活动等；每 3 ~ 6 个月应进行体格检查一次，预防龋齿，筛查听、视力有无异常；防治常见的心理行为问题；预防疾病与异物吸入、烫伤、跌伤等意外事故。

（五）学龄前期保健

学龄前期儿童智力发展快、独立活动范围扩大，是性格形成的关键时期。因此，加强学龄前期儿童的教育尤为重要。应注意培养其学习习惯、想象与思维能力，使之具有良好的心理素质；通过游戏、体育活动增强体质，在游戏中学习遵守规则和与人交往。每年应体检 1 ~ 2 次，进行视力、龋齿、缺铁性贫血、寄生虫病等常见病的筛查与矫治。保证充足营养。预防外伤、溺水、误服药物以及食物中毒等意外事故。

（六）学龄期与青春期保健

此期儿童求知欲强，为体格发育的第 2 个高峰期。因此，应提供适宜的学习条件，培养良好的学习习惯，加强素质教育；开展体育锻炼，不仅可增强体质，同时也培养了儿童的毅力和奋斗精神。合理安排生活，供给充足营养，预防屈光不正、龋齿、缺铁性贫血等常见病的发生；进行法制教育，学习交通规则和意外事故的防范知识，减少伤残的发生。在青春期应加强法制和道德教育，并进行正确的性教育以使其在生理和心理上有正确的认识。

二、儿童保健的具体措施

（一）护理

对小儿的护理是儿童保健、医疗工作的基础内容，年龄愈小的儿童，愈需要合适的护理。

1. 居室

应阳光充足、通气良好，冬季室温尽可能达到 18 ~ 20 ℃，湿度为 55% ~ 60%；母婴尽量同室，便于母亲哺乳护理小儿生活；患病者避免进入小儿居室，尤其是新生儿、早产儿的居室。

2. 衣着（尿布）

应选择浅色、柔软的纯棉织物，宽松简单，不宜有纽扣，以避免摩擦皮肤和便于穿、脱。冬季不宜穿得过多、过厚，以免影响四肢循环和活动；褓裸不应包裹过紧，可让婴儿活动自如，保持双下肢屈曲姿势有利于髋关节的发育；婴儿最好穿连衣裤或背带裤，不用松紧腰裤，以利胸廓发育；幼儿学会走路、会用语言表达大小便时最好不穿开裆裤。

（二）营养

营养是保证儿童生长发育及健康的先决条件，必须及时对家长和有关人员进行有关母乳喂养的重要性、断乳期婴儿的辅食添加顺序和方法、幼儿期正确的进食行为培养、学龄前期及学龄儿童的合理膳食安排等内容的宣传和指导。

（三）计划免疫

计划免疫是根据小儿的免疫特点和传染病发生的情况制定的免疫程序，有计划地使用生物制品进行预防接种，以提高人群的免疫水平，达到控制和消灭传染病的目的。

按照我国卫生部的规定，婴儿必须在 1 岁内完成卡介苗、脊髓灰质炎三型混合疫苗、百日咳、白喉、破伤风类毒素混合制剂、麻疹减毒疫苗和乙型肝炎病毒疫苗等五种疫苗的接种。此外，根据流行地区和季节进行乙型脑炎疫苗、流行性脑脊髓膜炎疫苗、风疹疫苗、流感疫苗、腮腺炎疫苗、甲型肝炎病毒疫苗等的接种。

（四）儿童心理卫生

健康包括身体健康和心理健康两个方面，儿童的保健水平直接关系到国家和民族的未来，保健工作不仅要使小儿在体格方面茁壮成长，还必须遵循中枢神经发育特点进行正确引导和教养，使小儿具有乐观、豁达、积极向上、勇于克服困难和适应社会的良好素质。

1. 习惯的培养

（1）睡眠习惯：应从小培养儿童有规律的睡眠习惯。①1～2月小婴儿尚未建立昼夜生活节律，胃容量小，可夜晚哺乳1～2次，但不应含奶头入睡，3～4月后逐渐停止夜间哺乳，延长夜间睡眠时间；②儿童居室的光线应柔和，睡前避免过度兴奋，婴儿应有自己的放在固定位置的床位，使睡眠环境稳定；③保证充足睡眠时间，不要任意改变儿童的睡眠时间；④婴儿可利用固定乐曲催眠入睡，不拍、不摇，不用喂哺催眠，对幼儿可用讲故事帮助其入眠。

（2）进食习惯：从婴儿期就应注意训练儿童进食能力，培养良好的进食习惯。①随年龄的增长，夜间哺乳会影响婴儿白天的食欲，给添加辅食与断离母乳造成困难，应在3～4个月龄后就逐渐停止夜间哺乳。②4～6月婴儿可添加辅食，使其适应多种食物的味道，减少以后挑食、偏食的发生，同时即应训练用勺进食；7～8月后学习用杯喝奶和水，以促进吞咽、咀嚼及口腔协调动作的发育。③9～10月的婴儿开始有主动进食的要求，可先训练其自己抓取食物的能力，尽早让小儿学习自己用勺进食，促进眼、手协调动作，并有益于手指肌肉发育，同时也使儿童的独立性、自主性得到发展。

（3）排便习惯：随食物性质的改变和消化功能的成熟，婴儿大便次数逐渐减少到每日1～2次时，便可开始训练坐便盆，定时排大便；当儿童会走路，有一定表达能力、能听懂成人语言时，就可训练控制大小便。一般1岁左右的儿童已可表示便意，2～3岁后夜间可不排尿。

（4）卫生习惯：从婴儿期起就应培养良好的卫生习惯，定时洗澡、勤换衣裤，用尿布保护会阴皮肤清洁。乳儿在哺乳或进食后可喂少量温开水清洁口腔，不可用纱布等擦抹，以免擦伤口腔黏膜和牙龈。2～3岁以后培养小儿自己早晚刷牙、饭后漱口、食前便后洗手的习惯；不喝生水，不吃未洗净的瓜果，不食掉在地上的食物，不随地吐痰，不随地大小便，不乱扔瓜果纸屑。

2. 社会适应性的培养

从小培养儿童有良好的适应社会的能力是促进儿童健康成长的重要内容之一。儿童的社会适宜性行为是各年龄阶段相应神经心理发展的综合表现，与家庭经济，育儿方式，儿童性别、性格、年龄密切相关。

（1）独立能力：应在日常生活中培养婴幼儿的独立能力，如自行进食、控制大小便、独自睡觉、自己穿衣、穿鞋等；年长儿则应培养其独立分析、解决问题的能力。

（2）控制情绪：儿童控制情绪的能力与语言、思维的发展和成人的教育有关。婴幼儿的生活需要依靠成人的帮助，父母及时应答儿童的需要有助于儿童心理的正常发育，否则可能会产生消极的行为问题。儿童常因要求不能满足而发脾气或发生侵犯行为，故成人对儿童的要求与行为应按社会标准给以满足或加以约束，或预见性地处理问题，减少儿童产生消极行为的机会。用诱导方法而不用强制方法处理儿童的行为问题可以减少对立情绪，有利于儿童控制力的发展。

（3）意志：在日常生活、游戏、学习中应该有意识培养儿童克服困难的意志，增强其自觉、坚持、果断和自制的能力。

（4）社交能力：从小给予儿童积极愉快的感受，如：喂奶时不断抚摸孩子；与孩子眼对眼微笑说话，常抱孩子，摇动着说话、唱歌；孩子会走后，常与孩子做游戏、讲故事，这些都会增加孩子与周围环境和谐一致的生活能力。注意培养儿童之间互相关爱，鼓励孩子帮助别人，增进善良的情绪；在游戏中学习遵守规则，团结友爱，互相谦让，学习与人的交往，增进语言交流能力。

（5）创造能力：人的创造能力与想象能力密切相关。通过游戏、讲故事、绘画、听音乐、表演、自制小玩具等可以开发小儿的智力；启发式地向儿童提问题，引导儿童自己去发现问题和探索问题，可促进儿童想象力和创造力的发展。

3. 父母和家庭对儿童心理健康的作用

父母的教养方式、管理态度和与小儿的亲密程度等与儿童个性的形成与适应社会能力的发展密切相关。从小与父母建立相依感情的，日后会有良好的社交能力和人际关系。父母及时对婴儿的咿呀学语做出应答，可促进儿童的语言和社会性应答能力的发展。婴儿期与母亲接触密切的儿童，语言和智能发育较好。父母采取民主方式教育的儿童善与人交往，机灵、大胆而有分析思考能力；反之，如父母要求过严，经常打骂儿童，则儿童缺乏自信心、自尊心，对人缺乏感情。父母过于溺爱的儿童，缺乏独立性、任性、情绪不稳定。因此，父母应了解不同年龄阶段儿童的心理发育特点，理解儿童的行为，以鼓励的正面语言教育为主，对儿童的不良行为应及时说服教育。父母更应注意提高自身的素质，言行一致，以身作则教育儿童。

（五）定期健康检查

0～6岁散在儿童和托幼机构的集体儿童应进行定期的健康检查，系统观察小儿的生长发育营养状况，及早发现异常、进行指导和采取相应措施。

1. 新生儿访视

由社区妇幼保健人员于新生儿出生28天内家访3～4次，高危儿应适当增加家访次数。家访的目的是早期发现问题，及时指导处理，降低和减轻新生儿发病。家访内容有：①新生儿出生情况；②生后生活状态；③预防接种情况；④喂养与护理指导；⑤体重监测；⑥体格检查，重点应注意有无产伤、黄疸、畸形、皮肤与脐部感染以及视、听觉检查。每次访视后，应认真填写访视卡，待小儿满月后转至有关保健系统。访视中发现严重问题应立即转医院诊治。

2. 儿童保健门诊

应按照各年龄期保健需要，定期到固定的社区儿保单位进行健康检查，通过这种连续的纵向观察可获得个体儿童的生长变化趋势和心理发育的信息，以早期发现问题、正确指导。定期检查的次数依生长发育的速度决定，年龄小的儿童检查间隔时间短，以便及时发现生长发育的变化、防止发生生长偏离；高危儿、体弱儿宜适当增加检查次数。定期检查内容为：①体格测量及评价，3岁后每年测视力、血压一次；②询问个人史及既往史，包括出生史、喂养史、生长发育史、预防接种、疾病情况、家庭环境与教育等；③全身各系统检查；④常见病的定期实验室检查，如缺铁性贫血、寄生虫病等，对临床可疑佝偻病、微量元素缺乏、发育迟缓等疾病应做相应的筛查实验。

（六）体格锻炼

1. 户外活动

一年四季均可进行，可增加儿童对冷空气的适应能力，提高机体免疫力，接受日光照射，防止佝偻病的发生。婴儿出生后应尽早进行户外活动，到人少、空气新鲜的地方，开始户外活动时间由每日1～2

次，每次 10 ～ 15 min，逐渐延长到 1 ～ 2 h；冬季户外活动时仅暴露面、手部，注意身体保暖。年长儿除恶劣气候外，应多在户外玩耍。

2．皮肤锻炼

（1）婴儿皮肤按摩：按摩时可用少量婴儿润肤霜使之润滑，每日早晚进行，每次 15 min 左右，在婴儿面部、胸部、腹部、背部及四肢有规律地轻柔与捏握，可刺激皮肤，有益于循环、呼吸、消化、肢体肌肉的放松与活动。皮肤按摩不仅给婴儿以愉快的刺激，同时也是父母与婴儿之间最好的交流方式之一。

（2）温水浴：由于水的传热能力比空气强，可提高皮肤适应冷热变化的能力，故不仅可保持皮肤清洁，还可促进新陈代谢，增加食欲，利于睡眠，促进生长发育和增强抗病能力。冬季应注意室温、水温，做好温水浴前的准备工作，减少体表热能散发。新生儿脐带脱落后即可进行温水浴，每日 1 ～ 2 次。

（3）擦浴：大于 7 ～ 8 个月的婴儿可进行身体擦浴。擦浴时室温保持 16 ～ 18 ℃，水温 32 ～ 33 ℃，待婴儿适应后，水温可逐渐降至 26 ℃。先用毛巾浸入温水，拧半干，然后在婴儿四肢做向心性擦浴，擦毕再用干毛巾擦至皮肤微红。

（4）淋浴：适用于 3 岁以上儿童，效果比擦浴更好。每日一次，每次冲淋身体 20 ～ 40 s。水温 35 ～ 36 ℃，浴后用干毛巾擦至全身皮肤微红。待儿童适应后，可逐渐将水温降至 26 ～ 28 ℃。

（5）游泳：有条件者可从小训练，但应有成人在旁照顾。

3．体育运动

（1）婴儿被动操：可促进婴儿大运动的发育、改善血循环，使精神活泼，适于 2 ～ 6 个月的婴儿，每日 1 ～ 2 次。由成人给婴儿做四肢伸屈运动，逐渐过渡到主动操。

（2）婴儿主动操：6 ～ 12 个月婴儿大运动开始发育。可训练婴儿爬、坐、仰卧起身、扶站、扶走、双手取物等动作。

（3）幼儿体操：12 ～ 18 个月幼儿学走尚不稳时，在成人的扶持下，帮助婴儿进行有节奏的活动；18 个月 ～ 3 岁幼儿可配合音乐，做模仿操。

（4）儿童体操：如广播体操、健美操，以增进动作协调，有益于肌肉骨骼的发育。

（5）游戏、田径与球类：年长儿可利用器械进行锻炼，如木马、滑梯，各种田径活动、球类、舞蹈、跳绳等。

（七）意外事故预防

1．窒息与异物吸入

小于 3 个月的婴儿应注意防止因被褥、母亲的身体、吐出的奶液等造成的窒息，较大婴幼儿应防止食物、果核、纽扣、硬币等异物吸入气管。

2．中毒

保证儿童食物的清洁卫生，防止食物在制作、储备、出售过程中处理不当所致的细菌性食物中毒；避免食用有毒的食物，如毒蘑菇、含氰果仁（苦杏仁、桃仁、李仁等）、白果仁（白果二酸）、河豚、鱼苦胆等；药物应放置在儿童拿不到的地方；儿童内、外用药应分开放置，防止误服外用药造成的伤害。

3．外伤

婴幼儿居室的窗户、楼梯、阳台、睡床等都应置有栏杆，防止坠床与扶高处跌落；远离厨房，避免开水、油、汤等烫伤；妥善存放易燃品、易伤品；教育年长儿不可随意玩火柴、煤气等危险物品；室内电器、电源应有防止触电的安全装置。

4．溺水与交通事故

教育儿童不可独自与小朋友去无安全措施的江河、池塘玩水，教育儿童遵守交通规则。

5．教会孩子自救

如家中发生火灾拨打 119，遭受外来侵犯拨打 110，意外伤害急救拨打 120 电话。

第二节　预防接种

预防接种（preventive vaccination）即人工主动免疫，是根据病原微生物及其产物可激发特异性免疫的原理，把病原微生物及其毒素或其某种成分制成生物制品（即疫苗），接种在健康人的身体内，使人在不发病的情况下，机体主动产生特异性免疫力，提高人群免疫水平，从而达到预防、控制乃至消灭相应传染病的目的。

一、免疫方式和免疫制品

免疫方式分为主动免疫和被动免疫。

（1）主动免疫：是指给易感者接种特异性抗原，刺激机体产生特异性抗体，从而获得免疫力，预防相应的传染病。主动免疫接种后机体产生抗体可持续 1～5 年，以后逐渐减少，所以要适时地加强免疫，巩固免疫效果。免疫制品为：①菌苗；②疫苗：灭活疫苗、减毒活疫苗、亚单位疫苗、基因重组疫苗、类毒素。

（2）被动免疫：是指未接受主动免疫的易感者在接触传染源后，被给予相应的抗体而立即获得免疫力。抗体在体内存留时间短，约 3 周，所以被动免疫用于应急预防和治疗。免疫制品为：①免疫血清：抗毒素、抗菌血清、抗病毒血清；②免疫球蛋白：人血丙种球蛋白、特异性免疫球蛋白、胎盘丙种球蛋白；③其他：免疫性核糖核酸。

二、计划免疫程序

计划免疫是根据传染病疫情监视和人群免疫状态的监测，结合流行病学规律，有计划地对各类传染病的免疫制品，按照国家制定的儿童免疫程序，进行有效的预防免疫接种。根据我国国情，由卫生部制定了儿童计划免疫的程序（表 3-1）。

表 3-1　1 岁以内婴儿各种预防接种实施程序表

预防病名	结核病	脊髓灰质炎	麻疹	百日咳白喉破伤风	乙型肝炎
免疫原	卡介苗（减毒活结核菌混悬液）	脊髓灰质炎减毒丸活疫苗	麻疹减毒活疫苗	为百日咳菌液、白喉类毒素、破伤风类毒素的混合制剂	乙肝疫苗
接种方法	皮内注射	口服	皮下注射	皮下注射	肌肉注射
接种部位	左上臂三角肌上端		上臂外侧	上臂外侧	上臂三角肌
初种剂量	1	3（间隔 1 个月）	1	3（间隔 4～6 周）	3
每次剂量	0.1mL	每次 1 丸三型混合糖丸疫苗 2 个月以上	0.2 mL	0.2～0.5 mL	5 μg
初种年龄	生后 2～3 天到 2 个月	第一次 2 个月第二次 3 个月第三次 4 个月	8 个月以上易感儿	3 个月以上小儿第一次 3 个月第二次 4 个月第三次 5 个月	第一次出生时第二次 1 个月第三次 6 个月
复种	接种后于 7 岁、12 岁进行复查，结核菌素阴性时加种	4 岁时加强口服三型混合糖丸疫苗	6 岁时加强一次	1.5～2 岁、6 岁各加强一次，用吸附白破二联类毒素	周岁时复查免疫成功者 3～5 年加强，免疫失败者重复基础免疫

三、扩大免疫规划

扩大免疫规划的含义包括两个方面，一是要求不断扩大免疫接种的覆盖面，使每个儿童出生后都能获得免疫接种的机会；二是要求不断扩大免疫接种的疫苗种类，除现行的计划免疫程序外，各地应根据当地的情况，增加疫苗的种类。除上述五种疫苗外，我国目前常用的预防接种疫苗有以下几种。

1. 甲肝疫苗

凡未得过甲肝的患儿，且无发热、肝脾肿大、急性传染病、免疫缺陷者均可接种甲肝疫苗。接种1针，其保护率可达95%以上。

2. 流行性乙型脑炎（乙脑）疫苗

接种对象为10岁以下儿童及需到流行区去的非流行区人员。1岁以下儿童因体内还留有来自母体的乙脑抗体，所以对乙脑病毒具有一定的免疫力，故一般在此年龄组不接种乙脑疫苗。

目前我国使用的乙脑疫苗有死疫苗及减毒活疫苗两种。前者的免疫程序是：流行区儿童1岁初种1针，2岁和6岁各加强1针。后者的免疫程序是：流行区儿童一周岁开始基础免疫2针，间隔7～10天；满2、6、10岁时各加强1针；10岁以上根据当地乙脑流行情况决定是否需要加强注射。

3. 流行性脑膜炎（流脑）疫苗

接种对象是流行区域内10岁以下的儿童，成人亦可接种。新生儿出生后满6个月后开始进行基础免疫，全程接种2针，间隔3个月；以后在2、4、7岁时各加强1针，发病低的地区基础免疫科只注射1针。由于流脑疫苗接种在7天内产生抗体，故在流行开始时，及时给儿童进行流脑疫苗接种，能有效地控制流脑流行。

4. 流行性腮腺炎疫苗

腮腺炎病毒活疫苗单剂皮下注射，4周后即有免疫力，持续1年以上，约4年效价降低。过敏、恶性肿瘤、对鸡蛋过敏、使用免疫抑制剂或络合剂、接受放射治疗等不宜注射。除皮内、皮下接种外，腮腺炎病毒活疫苗还可用作喷鼻、喷喉及气雾免疫，90%可产生抗体，这还可避免皮下注射引起的局部反应。

5. 风疹疫苗

接种15个月至12岁儿童，以及易育龄妇女，接种期间应采取避孕措施。注射风疹减毒联合疫苗，接种后抗体效价与单价疫苗相似，且无严重反应，对于防风疹有良好效果。

6. 狂犬病疫苗

（1）接种对象：①被狂犬或其他疯病动物咬伤或抓伤者；②曾被狂犬或疑似狂犬咬伤过的家养动物咬伤、抓伤者；③如动物咬人后已经逃跑，不确定是否为狂犬或疯病动物，为安全起见，被咬伤者应注射疫苗；④狂犬病流行地区，即使被健康的狗或其他动物咬伤、抓伤，也应注射疫苗。因为有些动物可长期携带狂犬病毒而不发病，一旦咬人，同样会使人发病；⑤狂犬病流行区的兽医、捕狗者或与疯狗密切接触过的人，都有感染狂犬病的危险，应注射狂犬病疫苗以预防。

（2）注意事项：①及时：即尽可能快，最迟在咬伤后的当时或当天注射，如在咬伤10天后再注射，往往不能预防发病；②全程：轻咬伤者，应在当天及3、7、14、30天各注射1针，共5针，严重咬伤者，应在咬伤后0、1、2、3、4、5、10、14、30、90天各注射1针；③足量：一般注射2mL，5岁以下儿童用量减半，2岁以下儿童用量为成人的1/4。

四、预防接种的注意事项

执行人工免疫的过程中，应特别强调基础免疫，即人体初次接受某种疫苗的全程、足量接种，这是一种打基础的有效免疫。基础免疫后随着时间的推移，免疫力逐渐下降甚至消失，有必要进行同类疫苗的复种，此为加强免疫。在应用减毒活疫苗进行接种时，应注意将疫苗冰冻保存及运输，否则疫苗可能失效。影响免疫效果的因素除冷链系统管理外，还应注意接种剂量、次数、间隔时间、免疫途径、年龄等因素。

（一）预防接种反应

1．一般反应

一般反应是由疫苗本身特性引起的反应。反应多呈一过性、反应轻微，不会引起器质性损害或功能障碍，不留后遗症。

（1）局部反应：①皮下注射死疫苗：12～24 h后，一部分人在接种局部出现红晕浸润，其直径多于2.5 cm以下，少数可超过5 cm，个别可发生局部淋巴结肿大、疼痛及淋巴管炎，一般24～48 h消退；②接种某些减毒活疫苗：出现多种形式的局部反应，如皮内注射卡介苗，经2～3周以后，注射部位可出现红肿、硬结，中间逐渐软化成白色小脓包，随后自行吸收或穿破呈溃疡，1～2周结痂，可持续2个月左右，愈合后留下永久性的圆形小瘢痕。

局部反应较重者可用毛巾热敷以帮助消肿，但接种卡介苗引起的局部反应不能热敷。

（2）全身反应：①接种活疫苗：部分人可出现头晕、乏力、周身不适、头疼、恶心、呕吐、腹痛、腹泻等症状，一般24 h内消失，也有经过数天的潜伏期才有体温上升的情况；②接种死疫苗：6～24 h部分人出现低热，仅有少数疫苗如百日咳可引起中度发热，持续1～2天；③处理：一般不需特殊处理，多饮开水、适度休息即可。对较重的全身反应可用药对症处理。

（3）加重反应：是局部或全身反应的加重，因此只要处理及时、恰当，可完全恢复，不会留有后遗症。①原因：疫苗使用不当，如卡介苗超量接种或将皮内接种的卡介苗注入肌肉；某些批号疫苗质量不优，如疫苗中吸附剂过多；机体处于特殊状态，如被接种者饮酒、疲劳、月经期等。②处理：同局部或全身反应的治疗。

2．异常反应

（1）局部化脓：①无菌化脓：由于疫苗中含有颗粒较大的吸附剂，若局部组织吸收不好，逐渐坏死液化，则形成无菌化脓；②有菌化脓：由于局部感染，注射局部出现红、肿、热、痛等，伴随食欲减退、疲乏无力、头痛、发热、寒战等。

（2）晕厥：个别病人因精神紧张或心理恐惧等因素，在接种疫苗过程中或接种后短时间内出现心慌、恶心、面色苍白、出冷汗后突然晕厥等症状，在空腹、过度疲劳、气候闷热、接种场所空气不流通等情况下更易发生。因此，注射前要保证接种场所空气流通良好，做好心理宣教工作。

一旦发生晕厥，应立即让小儿平卧，保持安静，一般可自行缓解。重者可针刺人中、合谷、少商等穴位或皮下注射肾上腺素，必要时立即送往就近医院抢救。

（3）变态反应：所有疫苗对机体来说都是抗原或半抗原，因此均有可能引起变态反应，表现为过敏性皮疹、紫癜、休克、神经性水肿、变态反应性脑脊髓炎等，但出现概率较低，后果严重。因此应及早诊断、积极抢救、抗过敏及对症处理，凡过敏体质者不能接种某种疫苗应避免接种。

（4）与免疫缺陷有关的反应：患有免疫缺陷的儿童如接种卡介苗后可引起全身播散性卡介苗菌血症，即接种部位的卡介苗繁殖并随血扩散到全身各个脏器，一旦发生，立即使用抗结核治疗也难以控制。某些免疫缺陷患儿服用脊髓灰质炎活疫苗可引起麻痹性脊髓灰质炎。这种反应的发生率约为亿万分之一。

（5）预防接种诱发其他疾病：因接种引起机体生理状态的暂时改变或使某些已经潜在的疾病发病。如接种百日咳疫苗后，可诱发麻痹型脊髓灰质炎或使癫痫、有脑病史的儿童癫痫发作。

（6）偶合反应：是发病与预防接种无关的反应，即不管接种疫苗与否，该病也要发生，在时间上巧合而已。如某些被接种者正处在某种传染病的潜伏期或前驱期，如果此时接受某种疫苗接种，随后出现症状。

（二）免疫接种的禁忌证

在实际工作中，疫苗接种禁忌证与接种率是矛盾的。要控制传染病的流行，必须达到较高的接种率。如果禁忌证掌握过严，必然影响到接种率；反之，禁忌证过于放宽，有可能增加疫苗的接种反应，甚至发生严重事故。因此，对待禁忌证，必须兼顾疫苗特性、被接种者的健康状况以及疾病威胁程度等各方面，综合分析、权衡利弊、具体对待，既不能单纯追求接种率而对不能接种或需要暂缓接种的人接种，也不能过于顾虑接种反应而任意扩大禁忌证范围。每一种预防接种制剂都有一定的接种对象，也有一定的禁忌证，下列几点可供参考：①患自身免疫性疾病、免疫缺陷病者；②有明确过敏史者禁接种白喉类毒素、破伤风类毒素、麻疹疫苗、脊髓灰质炎糖丸疫苗（牛奶或奶制品过敏）、乙肝疫苗（酵母过敏或疫苗中任何成分过敏）；③患有结核病、急性传染病、肾炎、心脏病、湿疹及其他皮肤病者不予接种卡介苗；④在接受免疫抑制剂治疗期间，发热、腹泻和急性传染病期，忌服脊髓灰质炎疫苗；⑤因百日咳菌苗偶合可产生神经系统严重并发症，故本人及家庭成员患癫痫、神经系统疾病有抽搐史者，禁用百日咳菌苗；⑥患有肝炎、急性传染病或其他严重疾病者不宜进行免疫接种。

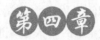

儿科常见症状和体征

第一节 发热

体温升高是小儿疾病时常见的一种临床表现。正常小儿的肛温在 36.9 ~ 37.5 ℃，舌下温度较肛温低 0.3 ~ 0.5 ℃，腋下温度为 36 ~ 37 ℃。不同个体的正常体温虽稍有差异，但一般认为体温超过其基础体温 1 ℃以上时，则认为是"发热"。

一、病因

引起发热的病因可分为感染性和非感染性两大类，小儿期以前者多见。

1. 感染性发热　由各种病原体，如细菌、病毒、肺炎支原体、立克次体、螺旋体、真菌、原虫、寄生虫所引起的感染，均可导致发热。

2. 非感染性发热　①恶性肿瘤（包括白血病）；②结缔组织病：如风湿热、幼年型类风湿关节炎、川崎病等；③内分泌疾病：如甲状腺功能亢进；④由于应用药物或血清制品引起的发热；⑤大手术后由组织损伤、内出血、大血肿等导致分解产物增加而引起的发热；⑥散热障碍：如广泛性皮炎、鱼鳞病、先天性外胚层发育不良或大面积烫烧伤造成的汗腺缺乏，严重失水、失血等；⑦癫痫大发作，使产热增多；⑧中枢性发热：如大脑发育不全、脑出血等使体温调节中枢受损引起发热，以及暑热症等。

二、诊断要点

1. 详细询问病史　包括年龄、发热规律和热型、发热持续时间、居住条件、居住地区的疾病（如疟疾、血吸虫病、钩端螺旋体病、伤寒等传染病）流行情况；有无提示系统性疾病的症状，如咳嗽、气促、腹泻、腹痛、尿频、尿急、尿痛等；有无结核接触史、动物接触史；详细询问预防接种史。

2. 仔细全面体格检查　对全身各系统都应仔细检查，还要注意有无淋巴结肿大、肝脾大、皮疹和贫血等。

3. 实验室及其他特殊检查　对急性发热的病儿应常规查血、尿常规，必要时胸部 X 线透视或摄片。对较长期发热的病儿，可选择必要的实验室检查或其他特殊检查（表 4-1）。

表 4-1　长期发热鉴别诊断时的临床检查项目

常规检查	选择检查
血、尿、粪常规检查	细菌涂片镜检、培养
红细胞沉降率	脑脊液常规检查、培养
CRP、ASO、RF	骨髓穿刺、涂片及培养
血清蛋白电泳	其他穿刺液的常规检查涂片、培养
AST、ALT、LDH	血清抗体检查
胸部 X 线摄片	免疫补体系统检查

续 表

常规检查	选择检查
血压测定	血清 Na^+、K^+、Cl^-、BUN 测定
	心电图
	X 线检查（必要部位）
	B 超检查
	CT 检查

注：CRP：C 反应蛋白；ASO：抗链球菌溶血素 O；RF：类风湿因子（罗氏试验）；LDH：乳酸脱氢酶。

三、鉴别诊断

发热可由病儿年龄、热型、持续天数、所伴有的症状和（或）体征结合临床检查结果予以鉴别诊断（表 4-2 至表 4-6）。

表 4-2 由病儿年龄鉴别发热病因

婴儿期	幼儿期	学龄期
上呼吸道感染综合征	上呼吸道感染综合征	上呼吸道感染综合征
急性呼吸道感染	急性呼吸道感染	急性胃肠炎
肠道感染	急性胃肠炎	沙门菌感染
幼儿急疹	中耳炎	尿路感染
中耳炎	尿路感染	其他急性感染
尿路感染	沙门菌感染	结核
败血症、骨髓炎	其他急性感染（如手足口病）	恶性肿瘤（包括白血病）
化脓性脑膜炎	结核病	结缔组织病
其他急性感染症	肝炎	内分泌疾病（如甲状腺功能亢进症）
川崎病	川崎病	体质性高体温症
结核病	恶性肿瘤（包括白血病）	
脱水热		
中枢性发热		
暑热症		
免疫不全综合征		

表 4-3 由热型鉴别发热病因

稽留热	弛张热	间歇热
幼儿急疹	中耳炎	结缔组织病
沙门菌感染	尿路感染	恶性肿瘤（包括白血病）
肺炎	败血症，骨髓炎	疟疾
化脓性脑膜炎	脓肿	自身免疫性疾病
脑炎	细菌性心内膜炎	
尿路感染	结核病	
中耳炎	沙门菌感染	
败血症	川崎病	
	结缔组织病	
	恶性肿瘤（包括白血病）	

表4-4　由发热持续时间鉴别发热病因

3～4日	5～6日	7日以上
上呼吸道感染综合征	上呼吸道感染综合征	下呼吸道感染
幼儿急疹	中耳炎	败血症、骨髓炎
肠道感染症	尿路感染	尿路感染
中耳炎	沙门菌感染	沙门菌感染
尿路感染	化脓性脑膜炎	结核病
化脓性脑膜炎	其他感染症	传染性单核细胞增多症
败血症	川崎病	其他感染症
其他急性感染		川崎病
川崎病		结缔组织病
脱水热		恶性肿瘤（包括白血病）
		中枢神经系统功能障碍
		药物热
		免疫不全综合征
		感染后发热
		体质性发热
		心理性发热
		不明原因发热

表4-5　由发热所伴随的症状鉴别发热病因

1.呼吸系统症状	5.风湿免疫系统症状	腮腺炎
呼吸道感染	自主神经功能异常	传染性单核细胞增多症
中耳炎	脱水热	结核
鼻窦炎	精神性发热	少年型类风湿关节炎
免疫不全综合征	幼儿急疹	恶性肿瘤（包括白血病）
2.消化系统症状	猩红热	8.肝脾大
肠道感染	病毒性感染（如手足口病）	败血症
口腔炎	沙门菌感染	沙门菌感染
脑膜炎	败血症	结核
病毒性肝炎	风湿热	传染性单核细胞增多症
尿路感染	少年型类风湿关节炎	恶性肿瘤（包括白血病）
阑尾炎	全身性红斑狼疮	9.贫血
急性腹膜炎	川崎病	恶性肿瘤（包括白血病）
急性胰腺炎	免疫不全综合征	溶血性贫血
恶性肿瘤	6.循环系统症状	10.肌肉、关节症状
脱水热	细菌性心内膜炎	化脓性关节炎
精神性发热	心肌炎	败血症、骨髓炎
3.泌尿系统症状	风湿热	肌炎
尿路感染	少年型类风湿关节炎	病毒性感染症
4.神经系统症状	川崎病	风湿热
脑膜炎	7.淋巴结肿大	少年型类风湿关节炎
脑炎	扁桃体炎	恶性肿瘤（包括白血病）
中枢神经功能障碍	风疹	所谓"生长热"

表 4-6　由临床检查鉴别发热病因

检查项目	病因
末梢血白细胞计数增加	细菌感染
末梢血白细胞计数降低	病毒感染症、沙门菌感染、结缔组织病、粒细胞减少症
嗜酸性粒细胞计数增加	寄生虫病、药物过敏、结核、白血病、结缔组织病
淋巴细胞比例增高	病毒性感染、恶性肿瘤（包括白血病）
贫血相关检查提示贫血	恶性肿瘤、慢性感染
红细胞沉降率增加，CRP（+）	感染、风湿病、恶性肿瘤、川崎病
红细胞沉降率增加、CRP（-）	感染恢复期
ASO↑、CRP（+）	风湿热
RA（+）	风湿病、肝脏病、结核病、恶性肿瘤
血清蛋白电泳 γ 球蛋白↑	风湿病、慢性感染、恶性肿瘤、肝脏疾病
ALT、AST、LDH↑	肝脏疾病、肌炎、恶性肿瘤
血培养（+）	败血症、骨髓炎
尿沉渣白细胞计数↑	尿路感染
脑脊液蛋白、细胞数增加	脑膜炎
胸部 X 线片阳性征象	肺炎、肺结核
骨髓穿刺提示恶性肿瘤骨髓象	恶性肿瘤（包括白血病）
鼓膜充血	中耳炎

第二节　青紫

因血液中还原血红蛋白或异常血红蛋白增高，并达到一定程度时，使皮肤和黏膜呈青紫色，称为青紫（发绀）。青紫一般在口唇、颊黏膜、鼻尖、鼻唇间区、耳郭、甲床、指尖等毛细血管丰富的部位，皮肤、黏膜较薄的部位尤为明显。

一、病因

1. 还原性血红蛋白增多

（1）中心性青紫：系心肺疾病所致，动脉血 SaO_2、PaO_2 降低。

①肺源性青紫：各种原因引起的呼吸道梗阻，如分娩时羊水吸入、先天性呼吸道畸形、咽后壁脓肿和各种原因的喉梗阻、急性末梢细支气管炎等；肺和胸腔疾病，如肺炎、肺水肿、先天性肺囊肿、膈疝、脓胸、呼吸肌麻痹等；肺血管疾病，如先天性肺静 - 动脉瘘等。

②心源性青紫：伴有右向左分流的先天性心脏病，如法洛三联症及大血管易位、艾森门格综合征、法洛四联症、单心房、单心室等。

（2）周围性青紫：可见于全身性或局部性病变，动脉血 SaO_2、PaO_2 均正常。

①全身性疾病：如心功能不全、慢性缩窄性心包炎、休克等。

②局部血流障碍：如上腔静脉梗阻、肢端动脉痉挛症（雷诺病）及肢端动脉痉挛现象。

2. 异常血红蛋白增多　如先天性高铁血红蛋白血症、血红蛋白 M 病、后天性高铁血红蛋白血症（药物或食物所致）。

二、诊断

1. 病史 仔细询问病儿有可能引起青紫的常见疾病史，如心血管或呼吸系统疾病，青紫出现的年龄及伴随情况，药物及食物史。

2. 体征 注意病儿面容，面颊颜色，青紫分布特征，坐卧姿态，颈静脉是否充盈，有无胸廓畸形、杵状指（趾），应仔细检查心肺特征性体征。

3. 辅助检查 ①动脉血气分析（pH、PaO_2、$PaCO_2$、SaO_2），新生儿应做血糖、血钙测定和血培养检查；②疑有心源性青紫，应作心脏 X 线摄片、心电图、超声心动图检查，必要时作心导管及选择性心血管造影予以确诊；③疑为肺源性青紫，应行胸部 X 线摄片，必要时做支气管镜或支气管造影检查；④疑为血红蛋白异常引起的青紫，可抽静脉血，装于容器内振荡，使之与空气接触，正常者变红色，异常者则不变色，进一步可做血液光谱分析及血红蛋白电泳检查。

三、鉴别诊断

如图 4-1 所示。

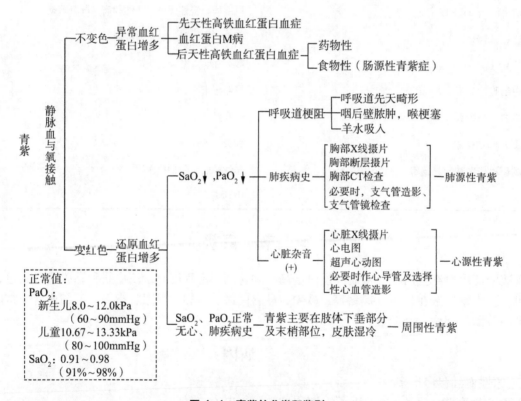

图 4-1 青紫的分类和鉴别

第三节 呕吐

呕吐是小儿常见症状之一，虽可单独发生，但常随原发病而伴有其他症状及体征。引起呕吐的病因很多，故对呕吐病儿应仔细分析病史，尤其需注意呕吐与饮食的关系、起病的急缓、发病年龄，以及伴随的症状与体征。必要时，应进行 X 线等进一步检查，以明确诊断。

一、病因

1. 新生儿期
（1）非器质性疾病：早期贲门发育不成熟、空气咽下症、新生儿假性肠梗阻、溢乳等。

（2）器质性疾病：消化道梗阻（食管闭锁、肠狭窄、肠梗阻、肠旋转不良、胎粪性肠梗阻）、感染（败血症、脑膜炎等）、中枢神经系统疾病（硬膜下血肿、颅内出血、脑水肿）、胆红素脑病、代谢性疾病（苯丙酮尿症、肾上腺 – 性腺综合征、乳糖不耐受综合征、高氨血症）、肾脏疾病（肾积水、尿路畸形）、贲门食管弛缓症、特发性胃穿孔等。

2. 婴儿期

（1）非器质性疾病：见于溢乳、空气咽下症等。

（2）器质性疾病：见于先天性肥厚性幽门狭窄、肠套叠、感染（尤其是尿路感染及胃肠道感染）、裂孔疝、贲门食管弛缓症、代谢性疾病（高氨血症、肾上腺 – 性腺综合征）、阑尾炎、腹膜炎、心脏病、肾脏病（急性肾功能不全、溶血尿毒症综合征）、颅内出血、药物中毒、嵌顿疝、脑病合并内脏脂肪变性（Reye 综合征）等。

3. 幼儿 – 学龄期儿童

（1）非器质性疾病：周期性呕吐、神经精神性呕吐等。

（2）器质性疾病：感染症（扁桃体炎、中耳炎、脑膜炎、脑炎、胃肠道感染、阑尾炎、肠系膜淋巴结炎）、肠梗阻、肠寄生虫症、脑肿瘤、硬脑膜下血肿、糖尿病酮性酸中毒、肾功能不全、自主神经发作性呕吐（腹型癫痫、周期性呕吐）、十二指肠溃疡，药物所致呕吐、毒物误服、嵌顿疝、裂孔疝、代谢异常、屈光不正、脑病合并内脏脂肪变性（Reye 综合征）等。

二、诊断

可从病儿的年龄、呕吐物性状和发病经过（急性或慢性）作初步病因分类。应详细询问呕吐以外的症状，如一般状况；有无发热、意识障碍、惊厥和其他颅内压增高症状；有无腹部饱满、腹部肿块；有无腹痛、腹泻、血便等。必要时，应进行直肠、肛门检查，以及胸部、腹部 X 线检查。腹部 X 线检查应包括正位、侧位、卧位和立位，注意有无消化道穿孔或闭锁。必要时，应行钡餐或空气灌肠胃肠道造影检查。

三、鉴别诊断

1. 由呕吐伴随的症状作病因鉴别　如图 4-2 所示。

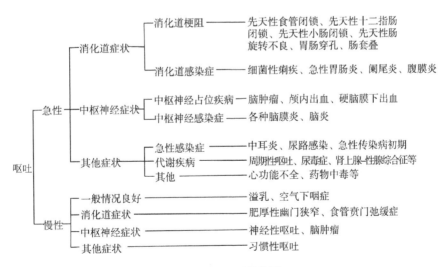

图 4-2　呕吐的鉴别

2. 呕吐的诊断步骤　如图 4-3 所示。

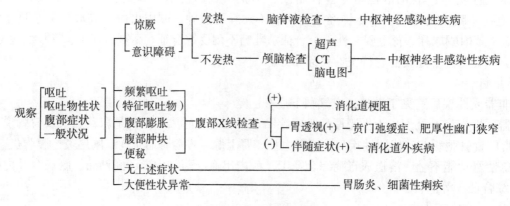

图 4-3 呕吐的诊断步骤

四、处理

伴呕吐的婴幼儿期疾病，不论急性或慢性，常伴有脱水和电解质紊乱，故应输液和纠正电解质紊乱。消化道梗阻性疾病，应力求及早诊断和外科紧急处理。伴呕吐的消化道感染或其他感染，除应及时纠正水、电解质紊乱外，应及早选用有效抗生素。对中枢神经系统感染，呕吐多因颅内压增高所致，故除应用抗生素外，还需使用脱水剂，以降低颅内压。对食物中毒、药物中毒等中毒性呕吐，应洗胃并输液，以促进毒物排出和减少毒物吸收。

第四节 腹痛

腹痛是小儿常见症状之一，引起腹痛的原因很多，因幼儿多数不能准确地表达疼痛的感觉、性质及部位，常仅能以哭闹来表示，造成诊断上的困难。

一、病因

1. 急性腹痛

（1）婴儿期：①多见的病因：如肠绞痛、急性胃肠炎；②常见的病因：如肠套叠、急性阑尾炎、肠管闭锁或狭窄（多见于小肠）、裂孔疝、睾丸或卵巢扭转、肠扭转、外伤等；③较少见的病因：如牛乳蛋白过敏症、消化性溃疡、中毒（铅、铁）、肿瘤等。

（2）幼儿期及学龄前期：①常见的病因：如急性胃肠炎、肠寄生虫病、肾盂肾炎、外伤、急性阑尾炎、Meckel 憩室等；②较常见病因：如肺炎、风湿热、中毒、急性或慢性胰腺炎、胆囊炎、肝炎等；③少见的病因：如肝脓肿、肿瘤、结核病（腹腔或肠道）等。

（3）学龄期（6~14岁）：①常见的病因：如急性胃肠炎、外伤、肾盂肾炎、急性阑尾炎、肠寄生虫病等；②较常见的病因：如肠道炎症性疾病、消化性溃疡、肺炎、风湿热、胆囊炎、中毒等；③少见的病因：如结缔组织病、盆腔内炎症性疾病等。

2. 反复性腹痛

（1）腹部疾病：①消化道疾病：见于胃或十二指肠溃疡、溃疡性结肠炎、慢性便秘、过敏性紫癜、结核病、肠套叠、肿瘤等；②肾、尿路疾病：如肾盂肾炎、肾积水、尿路结石等。

（2）腹外疾病：如癫痫、风湿病、心源性腹痛。

二、诊断

应注意发病年龄，并详细询问腹痛发作情况、性质、部位和伴发症状（如呕吐、便秘、便血、皮疹、尿痛、血尿、咳嗽及大便性状等）。由于引起腹痛的病因不一定在腹部，故应作全面体检。腹部体检时尤应注意触诊（表 4-7）。

表 4-7　腹痛的腹部触诊要点

腹部柔软度	部位、抵抗、紧张度及反跳痛
肿块	部位、形状、数量、大小、硬度、压痛、表面光滑度、波动感、移动性
腹部胀满	是全腹还是局部，有无波动感及肿块
腹部脏器	肝、脾、肾的位置、大小、硬度、有无膀胱尿潴留
腹股沟部肿块	精索水肿、疝
压痛	最后检查，注意部位、最痛点及其他处压痛点，压痛与肿块的关系，由于体位改变所致压痛的变化

三、鉴别诊断

如表 4-8 所示。

表 4-8　小儿急性腹痛的鉴别

病名	症状	腹部表现	其他检查
急性阑尾炎	上腹痛转移至右下腹痛，呕吐，有时发热	麦氏点压痛，反跳痛、局部肌紧张	白细胞增多
胃、十二指肠溃疡	有时上腹痛，有时吐血、便血	上腹部压痛点，穿孔时上腹部胀满	大便隐血试验阳性，缺铁性贫血，消化道钡餐造影及消化内镜检查阳性，穿孔时膈下游离气体
细菌性胃肠炎	发热、呕吐、腹痛、腹泻	沿结肠压痛	大便中查见脓血，大便培养阳性
蛔虫性肠梗阻	腹痛、呕吐、便秘，持续腹痛、阵发加剧	腹部多柔软，可触及条索状团块，多位于脐周，一般无压痛	X 线腹部检查可见部分性肠梗阻
急性肠系膜淋巴结炎	常有呼吸道感染，腹痛在右下腹、脐周，偶有呕吐、腹泻	无腹肌紧张，压痛部位不固定，反跳痛不明显	常有末梢血白细胞增多
胆道蛔虫症	有肠道蛔虫病史，右上腹痛，甚至可吐出蛔虫及胆汁	右上腹有局限性压痛，上腹部轻度肌紧张	大便蛔虫卵阳性
急性胆囊炎	较少见，起病急，伴恶心、呕吐	右上腹压痛、肌紧张	末梢血白细胞增多
胆石症	发热、腹胀，腹痛以右上腹为主		
急性肝炎	发热、食欲不振、恶心、呕吐，部分可有黄疸	肝大	ALT、LDH 升高，甲型肝炎 TTT、IgM 升高，乙型肝炎 HBsAg 阳性
尿路感染	伴发热、呕吐等症状，2 岁以下男孩多，年长儿女性多，并有膀胱刺激征尿频、尿急	腹部无定位体征	尿检白细胞增多，尿培养阳性，菌落 $> 1 \times 10^5/ml$
尿路结石	输尿管结石有绞痛，肾盂结石为钝痛或无痛，膀胱结石有膀胱刺激征，尿道结石除排尿困难外常有血尿	肾区肌紧张及压痛	尿检查有血尿，部分病例 X 线摄片可见结石阴影，静脉肾盂造影可确诊
过敏性紫癜	腹部剧痛、血便，皮肤尤其四肢末端及臀部对称性紫癜	腹部无定位压痛	血便，出凝血时间及血小板正常
急性胰腺炎	上、中腹部剧痛，恶心、呕吐、发热	上腹、脐周压痛及肌紧张	血、尿中淀粉酶上升

第五节 便秘

在儿科临床实践中，以便秘为主诉来诊者较常见，多数虽不是病态，但应妥善处理。母乳喂养儿，在新生儿期排便每日 2 ~ 4 次。出生 2 个月后，逐渐减少为每日 1 ~ 2 次。但以牛乳或其他代乳品喂养者，大便次数较少，每日 1 次或 2 ~ 3 日 1 次。母乳不足可使婴儿大便次数减少而被误认为便秘，对此应添加母乳，而不是灌肠通便。

对便秘儿童，应首先区分是否应立即给予处理。若进食、全身状态以及体重的增加等均无异常，则一般不予处理，继续观察。但若大便干燥、量少又难排出，虽一日排便 2 ~ 3 次，但其总量比平时 1 次的量还少，则仍应视为便秘。特别是同时伴有食欲减退、腹部胀满，尤其伴腹痛、呕吐、血便者，则应立即寻找原因，妥善处理。

一、病因

可分为食物性便秘、习惯性便秘、肠管功能紊乱性便秘，以及由肠管、肛门器质性病变所引起的便秘四类。

1. 食物性便秘原因 ①食物摄入不足；②摄入食物纤维素及水分不足；③偏食。
2. 习惯性便秘 ①不规则排便习惯；②滥用泻剂或灌肠。
3. 肠管功能紊乱 ①先天性巨结肠；②由各种慢性疾病引起的生活能力低下；③肌肉神经疾病。④脊髓病变（脊柱裂或隐性脊柱裂、脊髓髓膜瘤、脊髓肿瘤、脊髓炎）。
4. 肠管、肛门器质性病变 ①肛门、直肠畸形（闭锁或狭窄）；②肛裂；③结肠过长；④肠梗阻、肠套叠。

二、诊断

绝大多数新生儿在生后 24 ~ 36 h 内就应有胎粪排出。若无排便，就应检查有无肠道梗阻，包括肛门闭锁及狭窄。因为在梗阻以下的肠段仍可排出少量胎粪，所以即使有胎粪，也不能完全排除肠道梗阻。若便秘而同时体重不增，且常因饥饿而啼哭，则应怀疑食物摄入不足。应详细了解饮食情况、排便习惯和是否伴发其他症状，如腹痛、呕吐、腹胀等。对某些找不出便秘原因或经适当处理后仍不见效者，需用 X 线钡餐或钡灌肠检查，以助诊断。

三、鉴别诊断

如图 4-4 所示。

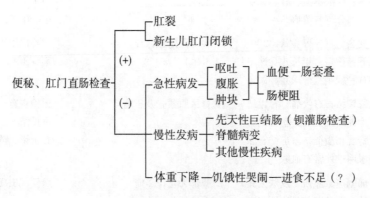

图 4-4 便秘的诊断

第六节 紫癜、紫斑和出血倾向

紫癜、紫斑和出血倾向大多因为血管结构或功能异常，出凝血机制障碍所引起，其轻重表现差异可以很大，轻者仅见皮肤有少量紫癜、紫斑；重者则可发生很难控制的黏膜大量渗血，甚至可因内脏出血而危及生命。

一、病因

1. 血管异常症　由血管结构或功能异常所致。

（1）过敏性紫癜：常见于幼儿、学龄儿，伴有腹痛、关节痛，可伴发紫癜性肾炎和其他合并症。

（2）小儿单纯性紫癜：紫癜仅发生于下肢，各项出凝血检查均正常，不伴其他症状。

（3）坏血病：为维生素 C 缺乏症，可伴牙龈、黏膜和肌肉内出血，婴儿并可伴骨膜下出血。

（4）症状性血小板不减少性紫癜：由感染性疾病（如流行性脑脊髓膜炎、亚急性细菌性心内膜炎等）、药物（抗生素或化学性药物）、肾上腺皮质功能亢进症等引起。

（5）遗传性疾病：如皮肤弹性过度症（Ehlers Danlos 综合征）、遗传性毛细血管扩张症（Osler 病）等。

2. 血小板异常性疾病

（1）血小板量的异常：特发性血小板减少性紫癜，多种原因引起的继发性血小板减少症、原发性及继发性血小板增多症等。

（2）血小板功能缺陷性疾病：如血小板无力症、血小板第 III 因子活性异常症、继发性血小板功能异常（如继发于药物、肝脏疾病）等。

（3）其他：如血小板减少症伴巨大海绵状血管瘤（Kasabach Merrit 综合征），湿疹 – 血小板减少性免疫缺陷病（Wiskott Aldrich 综合征）。

3. 凝血、抗凝血功能异常

（1）先天性：如血友病 A（因子 VIII 缺乏）、血友病 B（因子 IX 缺乏）、血友病 C（因子 XI 缺乏）、纤维蛋白原缺乏症等。

（2）后天性：如维生素 K 依赖性凝血因子缺乏症、新生儿出血症、各种病因引起的弥散性血管内凝血（DIC）、抗凝剂的使用、肝脏疾病等。

二、诊断

1. 病史、体征　应仔细询问发病年龄、家族史、紫癜及紫斑的出现部位、特征，有无皮下、肌肉深部出血或关节腔内出血现象，出血程度和通常止血方式，有无患有可能引起出血的原发疾病，发病前有无药物使用史等（表4-9）。

表4-9 血管、血小板异常和凝血因子缺乏所致出血倾向的比较

	血管、血小板异常	凝血因子缺乏
家族史	一般无	通常有
性别	女性多	男性多
多发部位和症状	皮肤、黏膜点状出血、紫斑、鼻出血、月经过多、消化道出血	皮下、肌肉内深部出血（血肿）、关节腔内出血
出血始发状况	突发性	迟发性
出血持续状况	短	迁延性（易再出血）
局部处理状况	压迫止血有效	止血困难，多数再发

2. 实验室检查 实验室检查对出血性疾病的诊断有重要意义，一般先做一些简易的检查项目以进行初步鉴别，包括出血时间、凝血时间、血块退缩试验、血小板计数及毛细血管脆性试验。如仅有毛细血管脆性增加，其余4项均正常，提示毛细血管异常；如出血时间延长、毛细血管脆性正常或增加，血块收缩完全或不良，提示血小板异常，其中血小板数减少者可能为血小板减少性紫癜，血小板数正常者则可能为血小板功能异常；如出血时间正常、凝血时间延长或正常，毛细血管脆性试验正常，血小板计数正常，血块退缩完全，则可能为凝血障碍或抗凝物质增多，应进一步检测白陶土部分凝血活酶时间（KPTT）、凝血酶原时间（PT）、凝血时间（TT），以作凝血性疾病的过筛试验，进一步明确诊断（图4-5）。

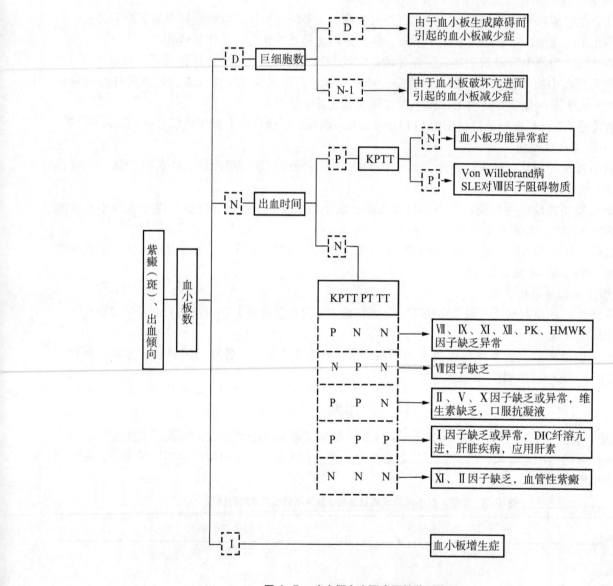

图4-5 出血倾向主要病因的鉴别诊断

D：减少；N：正常 I：增加；P：延长

第七节 婴儿哭闹

哭闹是婴儿对体内或体外刺激不适的一种反应，也是婴儿表达要求和痛苦的一种方式。

一、病因

哭闹可分为非病理性和病理性两类。

1．非病理性哭闹 哭声有力，除哭闹外无其他异常表现。主要原因为饥饿、口渴、鼻塞、哺乳不当致使咽下气体过多、欲排大小便等；亦可因过冷、过热、尿布潮湿、衣服过紧、被褥过量、光线过强、痛、痒、虫叮咬等所致；也可能是由于婴儿尚未建立正常生活规律，白天睡眠过多，而夜间啼哭不眠的夜啼哭。

2．病理性哭闹 是指因各种疾病所引起的哭闹，以腹痛、耳痛、头痛、口腔痛最为常见。病理性哭闹在发生前期常有烦躁不安的表现，啼哭常较剧烈，而且持续（表4-10）。

表4-10 病理性哭闹的常见病因

头、面部疾病	颅骨骨折、硬脑膜下血肿、角膜擦伤、中耳炎、外耳道疖肿、口腔炎或口腔溃疡等
神经系统疾病	脑炎、脑膜炎、颅内出血等
心血管疾病	心功能不全、心动过速或心律失常等
胃肠道疾病	胃肠道积气，肠道感染或功能紊乱、肠套叠、嵌顿性疝、肛裂等
泌尿系疾病	泌尿道感染、睾丸扭转、尿路结石等
骨骼、关节损伤	骨折、关节脱位等
肠寄生虫病	蛔虫病、绕虫病等
药物中毒	误服药品或药物过量造成的中毒
其他	眼、咽、喉部、鼻腔、外耳道或阴道异物，新生儿甲状腺功能亢进，婴儿脚气病、高钙血症等

二、诊断

1．注意发病情况 如发病年龄，起病缓急，发生哭闹的时间和环境，哭声的高低、强弱、发作特点（持续或反复发作或持续加阵发），哭闹前、中及停后的表现。

2．体格检查 要注意面色，神态，体表及口腔、耳、鼻和咽喉部等有无炎症、损伤和异物；囟门有无膨隆；心肺有无异常。更应仔细检查腹部体征，既要耐心又要细心地等待病儿安静时抓紧检查。若因病儿哭闹一时检查不够满意，必须待病儿安静后再次检查。尤其要注意有无腹部包块、嵌顿疝、明显压痛点，必要时做直肠指检。此外，还应认真检查神经系统体征。

3．实验室及其他检查 包括血、尿、粪常规检查，胸部、腹部X线透视、肠道造影检查等，必要时进行头颅CT检查。

三、鉴别诊断

如图4-6所示。

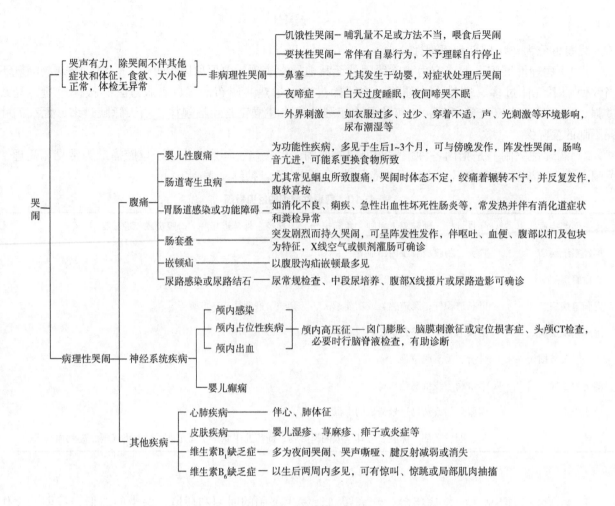

图4-6 婴儿哭闹的鉴别

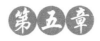

小儿常见急症

第一节　心跳呼吸骤停

心跳呼吸骤停是指各种原因引起的心跳、呼吸突然停止，是临床最紧急的危险情况。心肺复苏术（cardio-pulmonary resucitation，CPR）系对此所采用的最初急救措施。

在婴儿和儿童中，心跳、呼吸骤停是很少见的突发事件，小儿心跳呼吸停止往往是呼吸和循环功能进行性恶化而导致的终末结果。不管疾病初期状况或发展过程如何，疾病恶化的最终共同结果是发生心肺衰竭和出现心跳、呼吸停止。一旦心跳停止、脉搏消失，预后是很差的。如果超过 4 ~ 6 min 才开始心肺复苏，即使心肺复苏成功，也难免遗留中枢神经系统不可逆的损害。因此对待心跳、呼吸停止，必须争分夺秒地进行抢救，尽早开始心肺复苏，以提高复苏成功率。

一、病因

1. 呼吸系统

急性上、下气道梗阻（如气管异物、胃食道反流、喉痉挛、喉水肿、白喉伪膜堵塞等）、严重肺组织疾患（如重症肺炎、呼吸窘迫综合征等）及继发于惊厥或心脏停搏后。

2. 中枢神经系统

颅脑损伤、肿瘤、中枢神经系统感染引起的脑水肿、脑疝等。

3. 循环系统

严重心律失常、心肌炎、先天性心脏病（如 Ebstein 病）及心内膜弹力纤维增生症等。

4. 代谢及电解质紊乱

新生儿低血钙、低血糖、高钾或低钾血症、严重酸中毒等。

5. 手术和治疗操作

心导管检查、纤维支气管镜检查、气管插管或切开、心包穿刺、心脏手术和麻醉过程中均可发生心搏骤停。

6. 外伤及意外

1 岁以后的小儿多见，如颅脑或胸部外伤、烧伤、电击、溺水、药物过敏及中毒等。

7. 婴儿猝死综合征（sudden infant death syndrome，SIDS）

SIDS 是发达国家新生儿期后婴儿死亡的常见原因，占 1 月至 1 岁婴儿死亡的 40% ~ 50%。

低氧血症是儿科心跳呼吸骤停主要的直接原因（约占 80%），尤以呼吸道梗阻和肺疾患最常见。

二、病理生理

1. 缺氧与酸中毒

心跳呼吸停止，机体组织缺氧缺血，无氧酵解加强，产生过多乳酸，引起代谢性酸中毒；同时，二氧化碳排出障碍，发生呼吸性酸中毒，血 pH 值明显下降。二者抑制心肌收缩和传导，加重心肌损伤和心脏停搏。

2. 组织细胞损伤

缺氧、酸中毒引起能量代谢障碍，三磷酸腺苷耗竭，钠泵、钙泵功能障碍，细胞内 Na^+、Ca^{2+} 超载，血 K^+ 升高，氧自由基大量生成，破坏细胞膜、微血管壁、线粒体、溶酶体等，导致组织水肿和细胞溶解死亡。

3. 心脑器官功能损伤

心、脑对缺氧都极为敏感，心跳呼吸骤停后，脑组织细胞缺氧缺血性损伤出现最早，亦最严重，心肌损伤次之。且酸中毒引起血管扩张，心跳恢复后导致血流过度灌注，发生心、脑等再灌注损伤。一般心跳呼吸停止 4～6 min，大脑即出现不可逆性损伤。

三、诊断

凡是突然意识丧失、呼吸停止、瞳孔散大、伴大动脉（颈、股动脉）搏动和心音消失，即可诊断为心跳呼吸骤停；此时心电图呈等电位线或室颤。心率极度缓慢，年长儿 < 30 次 /min、婴儿 < 60 次 /min、新生儿 < 100 次 /min 时，引起的病理生理学改变与心脏停搏无异；呼吸极度衰竭、过于表浅、缓慢、倒气样呼吸或虽有呼吸动作而胸部听不到呼吸音时，也不能进行有效气体交换，导致的病理生理学改变与呼吸停止相同；二者均有发生心跳呼吸骤停的危险，属心跳呼吸骤停的先兆。

四、治疗

对于心跳呼吸骤停，现场及时抢救至关重要，分秒必争开始人工呼吸与人工循环，以保证全身尤其是心、脑重要器官的血流灌注及氧供应，成为心肺复苏成功与否的关键。具体的抢救措施如下：

（一）保持呼吸道通畅（Airway，A）

首先，清除患儿口咽部分泌物、呕吐物及异物（如泥沙），可用叩背法（1 岁内婴儿）等，有条件时可给予气道吸引。操作者在患儿右侧用右手拇指外的其他四指放在下颏处向上、前抬起，同时左手置于患儿前额使头后仰，保持患儿头部呈后仰位，以使气道平直，并抬高下颌角使下颌骨上移，防止舌根后坠压迫咽后壁而阻塞气道。

（二）建立呼吸（breathing，B）

1. 口对口人工通气法

婴儿用口对口鼻法，儿童口对口法。操作时，使患儿平卧，肩背稍垫高，头后仰，以保持气道平直。术者拇指、食指捏紧患儿鼻孔，深吸气后，对准患儿口腔将气体吹入，此时可见患儿胸廓抬起。停止吹气后，立即放开患儿鼻孔，因胸廓及肺的弹性回缩作用，可自然出现呼气动作，排出肺内气体。重复上述操作，儿童 18～20 次 /min，婴儿 30～40 次 /min。

2. 复苏囊人工呼吸法

术者一手托举患儿下颌并固定面罩使与患儿面部呈密闭状，另一手节律性地挤压、放松气囊，挤压次数和力量视患儿年龄而异。其送气含氧量为 30%～40%，带有贮氧装置的气囊可提供含氧量 60% 以上的气体。但气囊通气时面罩往往密闭不严而影响效果，使用时应严格选择面罩大小。复苏囊人工呼吸法的缺点有缺乏湿化装置，吸入氧浓度不恒定，捏皮囊的压力不易控制且需不断人工操作，故不宜长期使用。

3. 气管内人工呼吸法

如需要持久通气时，或复苏囊人工呼吸法无法提供足够通气时，可施行气管插管或行气管切开术。小于 8 岁的患儿用不带囊气管插管，大于 8 岁患儿用带囊气管插管。气管插管的内径大小：新生儿体重 < 1 500 g，2.5 mm；1 500～2 500 g，3.0 mm；大于 2 500 g，3.5 mm；1 岁，4.0～4.5 mm；幼儿和儿童可用公式估算：［年龄（岁）+16］/4（mm）。经口或鼻插管成功后，若患儿无自主呼吸或自主呼吸微弱，不足以维持通气时，需用橡皮囊、复苏器或人工呼吸机加压人工呼吸。

（三）建立循环（CirculaLion，C）

对于心脏骤停，或通过上述复苏过程仍有心动过缓或循环严重不足者，应进行胸外心脏按压。对婴儿、新生儿多采用环抱法，即用双手围绕患儿胸部，用双拇指或重叠的双拇指按压或双指按压法（图5-1、图5-2），使患儿胸廓下陷1.5 ～ 2 cm。

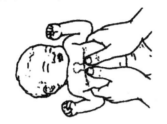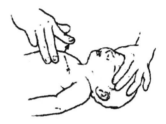

图 5-1　新生儿环抱按压法　　　　　　　　图 5-2　婴儿双指按压法

对幼儿可用单掌法（图5-3）：施救者将手掌重叠置于患儿胸骨中下1/3交界处，亦可置于乳头连线下方1 cm，垂直向患儿脊柱方向挤压，使胸骨下陷2 ～ 3 cm；或平卧位双指按压，使胸骨下陷2 ～ 3 cm。年长儿与成人胸部按压方法相同（图5-4）。不论小儿年龄大小，心脏按压与人工通气之比值均为5：1。

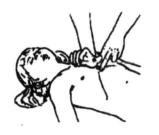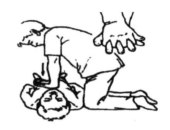

图 5-3　1 ～ 7 岁单手掌按压法　　　　　　图 5-4　7 岁以上双手掌按压法

心脏按压有效的表现是：按压时可触及患儿颈动脉、股动脉搏动；扩大的瞳孔缩小，光反射恢复；口唇、甲床颜色好转；肌张力增强或有不自主运动；出现自主呼吸。

（四）药物治疗（drugs，D）

建立人工呼吸与人工循环的同时或1 ～ 2 min后，立即给予复苏药物，促进自主呼吸和心搏的恢复，但不能取代人工呼吸和人工循环。给药途径以静脉为主，亦可气管内滴注；4岁以下小儿，静脉穿刺3次失败或时间超过90 s，宜行骨髓穿刺，开放骨内通道给药与输液。心内注射给药须停止心脏按压，影响复苏效果，且危险性大，现已不被采用。

1. 肾上腺素

肾上腺素是心肺复苏时最常应用的药物。可兴奋 α 受体及 β 受体，具有正性肌力和正性频率作用，并可提高血压，半衰期2 min。用法：首次静脉稀释成1/ 万浓度，0.01 mg/kg（0.1 mL/kg，1：10 000 溶液）。若首次无效，第2次静脉给药可加倍甚至可10倍于首次量，可按0.02 mg/kg、0.04 mg/kg递增甚至0.1 mg/kg（0.1 mL/kg，1：10 000）给予，3 ～ 5 min重复1次，一般3 ～ 5 次。心跳恢复后可持续静脉滴注，速度为0.05 ～ 1.0 μg/（kg·min）。

2. 阿托品

阿托品用于心动过缓或Ⅲ度房室传导阻滞，用法：0.02 mg/kg，最大0.1 mg/kg，5 min重复1次，最大剂量儿童1 mg，青少年2 mg，通常经静脉给药。

3. 碳酸氢钠

现在的观点认为除非心跳呼吸停止时间较长或血气证实有严重的代谢性酸中毒，不应常规使用碳酸氢钠，尤其在复苏的最初阶段应慎重使用，否则可能导致医源性高渗、高钠、低钾并加重细胞内酸中毒。用法：在给予基本生命支持及肾上腺素后，心跳仍不恢复，无血气情况下，一般先给 5% 碳酸氢钠 5 mL/kg，稀释成等渗液快速静脉滴注。尽管碳酸氢钠已不作为一线复苏药物，但患儿如果有足够通气量，第一次肾上腺素给药后效果不佳时可考虑使用。

4. 钙剂

现已不作为 I 期复苏药，但在低钙血症、高钾血症、高镁血症时仍可应用。注意可能导致细胞内钙超载，加重已缺氧细胞的损伤。用法：葡萄糖酸钙 100 ~ 200 mg/kg（10% 葡萄糖酸钙 1 ~ 2 mL/kg），最大剂量 2.0 g/ 次，静脉注射时，必须应用小针头，以等量的生理盐水或 10% ~ 25% 葡萄糖溶液稀释 1 ~ 2 倍，然后缓慢注入（全剂需 10 min 或更长），注射时须监测心率。氯化钙 20 ~ 50 mg/（kg·次）（10% 氯化钙 0.2 ~ 0.5 mL/kg），最大剂量 1.0 g/ 次，注意静脉缓注。

5. 利多卡因

用于室颤及室性心动过速。在抢救后始终听不到心音，除心跳确实未恢复外，还应注意可能有室颤，在继续心脏按压的同时做心电图以发现是否有室颤。用量：1 mL/kg，加 5% 葡萄糖溶液 10 mL 中静脉推注，5 ~ 10 min 后可重复使用，总药量不超过 5 mg/kg。

6. 甘露醇

甘露醇可减轻因脑缺血、缺氧导致的脑水肿，复苏后多常规使用。剂量：每次 0.5 ~ 1.0 g/kg，第 1 d 4 ~ 6 h 给药 1 次，此后酌情给予。

五、其他

对复苏后出现的心、脑、肺、肾等重要生命器官的脏器功能不全或衰竭，抢救过程中所致的机械损害以及药物治疗不当等所带来的影响，应采取相应的有效措施予以预防和处理。

第二节　充血性心力衰竭

充血性心力衰竭（congestive heart failure）又称心力衰竭（heart failure），简称心衰，主要是由于心肌病损或心脏负荷过重等引起心脏泵血（收缩和 / 或舒张）功能减退，心搏出量绝对或相对不足，组织灌注量减少、静脉回流受阻，引起全身组织缺氧和脏器淤血的临床综合征。心衰是小儿时期常见的急、重症，不及时诊治，可危及患儿生命。

一、病因

1. 心血管疾病

先天性心脏病、风湿性心脏病或心脏瓣膜病、心肌炎、心肌病、感染性细菌性心内膜炎、心内膜弹力纤维增生症、严重心律失常、高原性心脏病、心包炎等。

2. 肺部疾病

重症肺炎、呼吸窘迫综合征、哮喘、肺栓塞等。

3. 肾脏疾病

急性肾炎、肾血管畸形等。

4. 其他

重症贫血、大量快速输液输血、大量失血、甲状腺功能亢进、高钾血症、维生素 B_1 缺乏症等。

心脏疾病是小儿心衰的主要原因，感染、活动过度或剧烈哭闹、大量快速输液或输血、贫血等是常见诱因。婴儿期心衰发生率最高，先天性心脏病是最常见原因，急性支气管肺炎是主要诱发因素。

二、发病机制

以上疾病或因素主要通过影响心肌收缩能力，心脏的容量负荷、压力负荷，心室收缩的协调性等引起心力衰竭。心搏出量减少时，首先反射性激活交感神经，致心率加快、心肌收缩力加强、外周血管收缩，使心搏出量增加，维持血压，部分代偿心功能；进而激活肾素－血管紧张素－醛固酮系统，加强心脏收缩和血管阻力，维持心、脑、肾血流灌注，但也刺激垂体抗利尿激素分泌，引起钠、水潴留，心脏负荷增加，致使心室扩大、心肌或肌蛋白增生、心室壁肥厚而代偿；同时也使心脏氧耗量增加，心肌氧和能量饥饿加重，细胞内 Ca^{2+}、Na^+ 潴留超载，氧自由基产生增多、清除减少，引起心肌损伤，最终心肌收缩力减弱，心室舒张顺应性异常，心脏各部分舒缩活动失调，心功能失代偿而心力衰竭。

心力衰竭时，心搏出量绝对或相对不足，全身组织和器官灌注量减少而缺氧；心室收缩末残余血量增多，舒张期充盈压力增高，导致心房内压力增高，静脉回流障碍，致脏器淤血、水肿。心慌、出汗等症状的产生与交感神经张力增加有关，体内钠、水潴留加重水肿等。

三、临床表现

（一）婴幼儿期症状

新生儿常表现为嗜睡、淡漠、乏力、拒奶或呕吐等非特异症状。婴幼儿期症状不典型，常见症状呼吸增快，每分钟超过 60 次，甚至达 100 次以上，喂养困难，疲劳并拒食，体重不增加，烦躁多汗，愿意抱起并依靠在大人肩上（这是婴儿端坐呼吸的表现），哭声弱，有时声音嘶哑，严重时面色苍白或青紫；肺部往往无湿性啰音或仅有喘息音。颈静脉怒张及水肿均不明显，只能通过观察体重增加情况来判断水肿程度。

（二）年长儿期症状

1. 左心衰竭

（1）症状：①呼吸困难：包括活动后出现呼吸困难和端坐呼吸，夜间阵发性呼吸困难在儿童不多见；②咳嗽，咯血，可咳出泡沫血痰或鲜血；③青紫：皮肤苍白或发绀，唇发绀。

（2）体征：①心脏听诊心率增快，心尖区第一音减低和奔马律；②肺部可有喘鸣音或湿性啰音；③偶见交替脉。

2. 右心衰竭

（1）症状：食欲不振、恶心、呕吐，肝区不适，黄疸，尿少，水肿等；

（2）体征：水肿，见于身体下垂部位，可有腹水及胸水。肝脏肿大常伴有肝脏压痛，肝大可出现在水肿之前，为右心衰竭早期症状之一。颈静脉怒张，肝颈反流征阳性。

四、辅助检查

1. X 线胸片

心影呈普遍性扩大，心搏动减弱、肺纹理增多，肺淤血，或见到 Kerley 线，尤其 B 线，根据各心腔大小及肺血情况可协助病因诊断。小婴儿正常胸腺心脏影可误诊为心脏增大，应予注意。

2. 心电图检查

可示房室肥厚、复极波及心律的变化，有助于病因诊断及应用洋地黄药物的参考。

3. 超声心动图检查

对心脏、大血管的解剖结构、血流动力学改变、心功能及心包情况提供精确的资料，有助于病因诊断及对病理生理、心脏收缩及舒张功能的评价。

4. 血气分析及 pH 测定

肺水肿、左心衰竭时出现 PaO_2 下降、$PaCO_2$ 上升，发生呼吸性酸中毒。严重心衰，组织灌注不良，酸性代谢产物积蓄，可导致代谢性酸中毒。

5. 血生化及血糖测定

了解血清钠、钾、氯水平。新生儿低血糖可导致心衰。尚可检查心肌酶、肾功能及血常规等，了解心肌炎、心肌缺血、肾功能及贫血等情况，有助于判断病因及指导治疗。

6. 血流动力学监测

可有肺毛细血管嵌楔压（正常 0.70 ~ 1.60 kPa 或 5 ~ 12 mmHg）、中心静脉压（正常 0.981 ~ 1.18 kPa

或 10 ~ 12 cmH$_2$O）、左室舒张期末压（正常 0.5 ~ 1.4 kPa 或 4 ~ 12 mmHg）、左房压力（正常 0.7 ~ 1.3 kPa 或 5 ~ 10 mmHg）、右室舒张期末压（正常 0.3 ~ 0.7 kPa 或 2 ~ 5 mmHg）增高，心脏指数下降［正常 2.8 ~ 4L（min·m^2）］，动脉血压下降（桡动脉直接插管测压），提示心泵功能明显减低。

五、诊断

（一）心力衰竭诊断标准

（1）具备以下四项，可考虑心力衰竭：①呼吸急促（婴儿＞60 次 /min，幼儿＞50 次 /min，儿童＞40 次 /min）；②心动过速（婴儿＞160 次 /min，幼儿＞140 次 /min，儿童＞120 次 /min）；③心脏扩大；④烦躁、哺喂困难、体重增加、尿少、水肿、多汗、发绀、呛咳、阵发性呼吸困难（本项中须有两种以上）。

（2）具备以上四项加以下一项或上两项加以下两项，可确诊心力衰竭：肝脏肿大（婴幼儿肝肋下≥3 cm，儿童≥1 cm），进行性肝脏肿大或伴触痛者更有意义，肺水肿，奔马律。

（3）周围循环衰竭：严重的心力衰竭可出现周围循环衰竭、血压下降、肢端厥冷。

（二）心功能的分级标准

1. 成人及儿童心功能分级及客观评价［美国纽约心脏病协会（NYHA）标准委员会 1994 年第 9 次修订］

Ⅰ级：仅有心脏病体征，无症状，活动不受限，心功能代偿。A 级：无心血管病的客观证据。

Ⅱ级：活动量较大时出现症状，活动轻度受限。B 级：有轻度心血管病的客观证据。

Ⅲ级：活动稍多即出现症状，活动明显受限。C 级：有中度心血管病的客观证据。

Ⅳ级：安静休息即有症状，完全丧失劳动。D 级：有重度心血管病的客观证据。

2. 婴儿心功能分级

0 级：无心衰表现。

Ⅰ级：即轻度心衰。其指征为每次哺乳量＜105 mL，或哺乳时间需 30 min 以上，呼吸困难，心率＞150 次 /min，可有奔马律，肝脏肿大肋下 2 cm。

Ⅱ级：即中度心衰。其指征为每次哺乳量＜90 mL，或哺乳时间需 40 min 以上，呼吸＞60 次 /min，呼吸形式异常，心率＞160 次 /min，肝大肋下 2 ~ 3 cm，有奔马律。

Ⅲ级：即重度心衰。其指征为每次哺乳＜75 mL，或哺乳时间需 40 min 以上，呼吸＞60 次 /min，呼吸形式异常，心率＞170 次 /min，有奔马律，肝大肋下 3 cm 以上，并有末梢灌注不良。

六、鉴别诊断

（一）婴幼儿心力衰竭

应与以下情况区别。

（1）重症支气管肺炎及毛细支气管炎。

患儿有呼吸困难、呼吸及脉搏增快等体征。由于肺气肿而膈肌下降，可使肝脏在肋下 2 ~ 3 cm 处触及。以上体征与心力衰竭相似，但其心脏不扩大，肝脏边缘并不圆钝。

（2）青紫型先天性心脏病。

因患儿缺氧，常出现呼吸增快、烦躁、青紫加重及心率加快，但并无心力衰竭的其他表现如肝脏肿大等。

（二）年长儿心力衰竭

应与以下疾病鉴别。

（1）急性心包炎、心包积液及慢性缩窄性心包炎。

这些疾病发生心包填塞及静脉淤血时，其症状与心力衰竭类似，但心包疾病有以下特点可资鉴别：①奇脉明显；②腹水较突出，与其他部位水肿不成比例；③肺充血多不明显，故患儿虽有颈静脉怒张、腹水及肝脏明显增大等体征，但呼吸困难不显著，多能平卧；④X 线检查、超声心动图检查及同位素心脏血池扫描也可协助诊断。

（2）肝、肾疾病引起明显腹水者应与右心衰竭鉴别。

七、治疗

治疗目的为改善心脏收缩能力及减轻心脏前、后负荷，可采取以下措施。

（一）一般治疗

（1）休息可减轻心脏负担，是极重要的治疗措施。

（2）应采取各种办法避免烦躁哭闹，解除紧张心情。可口服苯巴比妥或注射苯巴比妥钠等镇静药，必要时用吗啡每次 0.1 ~ 0.2 mg/kg，做皮下注射，最大量不超过 10 mg。

（3）保持半卧位可减轻呼吸困难。

（4）饮食应限制盐量，一般每天饮食中的钠量应减至 0.5 ~ 1 g。给予容易消化及富于营养的食物，宜少量多餐。急性及重度心衰者应限制液量摄入在每日 1 200 mL/m² 以内，并尽量减少静脉输液量，以减轻心脏前负荷。

（5）氧气吸入可视呼吸困难的程度而做决定，一般氧气流量为 1 ~ 4 L/min。必要时可呼气末正压给氧。

（6）应保持大便通畅。

（7）并发细菌感染时可使用适当的抗生素。

（二）洋地黄类药物

1. 常用剂量及用法

常用的洋地黄类药物有洋地黄毒苷、异羟基洋地黄毒苷（地高辛）、毛花洋地黄苷 C（西地兰）及毒毛旋花子苷 K。近年倾向于选择地高辛，因其半衰期短、胃肠道吸收好，既能静脉注射又能口服给药，剂量容易调节，较少发生中毒。使用方法有饱和量（洋地黄化）法和每日维持量法，为减少中毒发生，除危、急、重症外，多采用每日维持量法。

（1）饱和量法：对急、重症心衰，用地高辛或西地兰静脉注射，首次给洋地黄化总量的 1/2，余量分两次，每隔 4 ~ 6 h 给药一次，多数可于 8 ~ 12 h 内达到洋地黄化（心率、呼吸减慢，肝缩小，尿量增加，水肿消退或体重减轻，心脏回缩，食欲、精神好转）。能口服者，也可采用地高辛口服，首次给洋地黄化量的 1/3 或 1/2，余量分两次，每隔 6 ~ 8 h 给药一次。末次给药 12 h 后用维持量，分两次口服，每 12 h 一次，但短时间能控制的心衰不需要使用维持量。

（2）每日维持量法：对慢性心力衰竭，每日用地高辛维持量，分两次口服，每 12 h 一次，连续 6 ~ 8 d 之后，即可达到稳定的血浆浓度，维持心功能。维持量应用时间视病情而定，需要长期用药者，应根据患儿体重的增长，及时调整剂量，并检测血中有效浓度，使地高辛血清浓度维持于 1 ~ 3 ng/mL 为宜。

2. 洋地黄毒性反应

①胃肠道症状为恶心、呕吐；②心律失常，以 I 度房室传导阻滞、II 度 I 型房室传导阻滞（文氏现象）、室性及房性过早搏动、非阵发性交界性心动过速、严重窦性心动过缓及窦房阻滞为多见，其他尚有阵发性室上性心动过速伴房室传导阻滞及 III 度房室传导阻滞等；③神经系统症状为嗜睡、昏迷及色视等，比较少见。用各种强心苷（如各种洋地黄毒苷及毒毛旋花子苷）时，往往无胃肠道中毒反应，常出现心律失常。用洋地黄前后最好做心电图检查，以便及时发现毒性反应。

3. 洋地黄中毒的处理

一旦出现中毒反应，应立即停用洋地黄及利尿剂，较轻者可口服氯化钾 1 ~ 1.5 mmol/（kg·d）［75 ~ 100 mg/（kg·d）］。严重心律失常者应在心电图观察下由静脉滴注氯化钾溶液（5% 葡萄糖溶液 500 mL 内含氯化钾 20 ~ 40 mmol）每小时滴入 0.5 mmol/kg，总量不超过 2 mmol/kg。一旦心律失常消失或出现高钾心电图改变，应立即停止注入钾剂。患高钾血症及肾功能衰竭者忌用静滴钾剂。由于洋地黄中毒引起 III 度房室传导阻滞时或接近 III 度房室传导阻滞时，则禁用氯化钾静滴。苯妥英钠静脉注射对洋地黄中毒引起严重室性心律异常，效果较好，一般剂量为每次 2 ~ 3 mg/kg，溶于 5% 葡萄糖液 10 mL

于 5 ~ 10 min 内缓慢静注，年长儿首次量一般用 100 mg，无效时 10 ~ 15 min 后可重复，最多不超过 3 次。利多卡因对纠正室性心律效果也较好，每次静注 1 mg/kg，必要时 10 ~ 15 min 重复使用，总量不超过 5 mg/kg，有效可静滴维持 20 ~ 30 μg/（kg·min）。对 Ⅱ 度及 Ⅲ 度房室传导阻滞可用阿托品每次 0.01 ~ 0.03 mg/kg，静脉注射必要时采用人工心脏起搏器。近来应用地高辛特异抗体治疗大剂量地高辛中毒引起的严重高血钾、中枢神经抑制及 Ⅲ 度传导阻滞，获得良好的效果。根据地高辛体存量折算抗体用量，大约 1 mg 地高辛需用 1 000 mg 地高辛抗体。

4. 实用洋地黄的注意事项

洋地黄治疗剂量与中毒剂量接近，约为中毒量的 60%，且心衰越重，心功能越差，二者越接近，越易中毒。各种心肌炎患儿对洋地黄的耐受性差，未成熟儿、2 周以内的新生儿及肝肾功能障碍的患儿对洋地黄的代谢、排泄速度慢，低钾血症、高钙血症等电解质紊乱易诱发洋地黄中毒。故应用洋地黄时应注意：①用药前要了解患儿在 2 ~ 3 周内使用洋地黄的情况，以防用药过量中毒；②洋地黄用量应个体化，对洋地黄耐受性差和代谢、排泄速度慢的患儿，用量应减少，减去常规量的 1/2 ~ 1/3；③避免与钙剂同用，防止低钾血症；④密切观察洋地黄治疗的效果和中毒反应。

5. 适应证和禁忌证

（1）适应证：①心功能 Ⅲ、Ⅳ 级收缩功能障碍为主的心力衰竭；②窦性心律的心力衰竭患者；③心房颤动伴心室率快的心力衰竭患者。

（2）禁忌证：①旁道下传的预激综合征合并快速型室上性心动过速、心房扑动、心房颤动；②已出现洋地黄中毒表现者；③窦性心律的单纯二尖瓣狭窄；④Ⅱ 度或高度房室传导阻滞；⑤病态窦房结综合征；⑥单纯性左室舒张功能障碍性心力衰竭。

（三）利尿剂

1. 用药原则

①掌握指征，避免滥用；②间歇疗法，提高疗效，服药 4 d 停药 3 d；③注意水、电解质平衡。

2. 常用制剂

（1）噻嗪类：如氯噻嗪 20 ~ 40 mg/（kg·d），口服、双氢氯噻嗪 2 ~ 5 mg/（kg·d），口服。主要副作用：易有耐药性、低钾血症、粒细胞减少、皮疹。

（2）碳酸酐酶抑制剂：醋氮酰胺 4 ~ 6 mg/（kg·d），口服。主要副作用：疲倦、嗜睡、手足麻木。

（3）保钾利尿剂：安体舒通（醛固酮拮抗剂），2 ~ 4 mg/（kg·d），口服；氨苯蝶啶，5 ~ 10 mg/（kg·d），口服。主要副作用：高钾血症。

（4）强效利尿剂：利尿酸，1 ~ 3 mg/（kg·d），口服；每次 1 ~ 2 mg/kg，静脉滴注。主要副作用：可突然引起低血压，易出现耐药性，停药后有反跳；低钠、低钾、低氯等水电紊乱。

（5）速尿：1 ~ 3 mg/（kg·d），口服；每次 1 ~ 2 mg/kg，静脉滴注。

（四）血管扩张剂

扩张小动脉和 / 或小静脉，减轻心脏前、后负荷，增加心搏出量，改善静脉回流，缓解心衰症状。对顽固性心衰有一定疗效，对左心室舒张压增高者更为适用。

1. 血管紧张素转换酶抑制剂

常用巯甲丙脯酸（卡托普利），剂量为 0.4 ~ 0.5 mg/（kg·d），分 2 ~ 4 次口服，首剂 0.5 mg/kg，以后根据病情逐渐加量。苯脂丙脯酸（依那普利）剂量为 0.05 ~ 0.1 mg/（kg·d），一次口服。

2. 硝普钠

对急性心衰伴周围血管阻力明显增加者效果显著。用 5% 葡萄糖溶液稀释后避光静脉滴注，剂量为 0.2 ~ 5.0 μg/（kg·min），从少量开始并监测血压，然后根据病情逐渐增加，直至获得疗效或血压有所下降，减慢滴速。为避免血压明显下降，常并用多巴胺。

3. 酚妥拉明（苄胺唑啉）

对急性左心衰、肺水肿疗效较好。剂量为每次 0.1 ~ 0.2 mg/kg，溶于 10% 葡萄糖液中缓慢静脉推注，一般每 1 ~ 2 h 重复一次，重者可 15 ~ 20 min 重复使用，最大量不超过 10 mg；或用 5% 葡萄糖液稀释后以 2 ～ 6 μg/（kg·min）的速度静脉滴注。此药易致心率增快、血压突然下降。

（五）β 受体激动剂

适用于急性心力衰竭伴低血压者，或小剂量与硝普钠联用，避免血压过分下降。常用多巴胺或多巴酚丁胺静脉点滴，剂量为 2 ～ 10 μg/（kg·min），从小剂量开始，以后逐渐增加。

（六）病因治疗

控制感染、抗风湿、大剂量补充维生素 B_1 等。

（七）辅助治疗

急性左心衰及顽固性心衰可用肾上腺皮质激素短期辅助治疗。静脉点滴极化液、ATP、细胞色素 C、辅酶 Q_{10} 等可改善心肌的能量饥饿状态；近年应用 1，6- 二磷酸果糖（FDP）快速静脉输入，改善心肌供氧、间接改善心功能，效果较佳。人工合成的心房肽可扩张动、静脉，利钠利尿，减轻心脏前负荷，改善心功能。

第三节　急性呼吸衰竭

急性呼吸衰竭（ARF）是儿科危重症抢救的主要问题。有调查表明儿童急性呼吸衰竭病死率达 40% ～ 75%，并占住院儿童死亡率的 33%。由于直接或间接原因导致呼吸功能异常，使肺不能满足气体交换需要，引起动脉血氧下降和（或）二氧化碳潴留称呼吸衰竭。其血气诊断标准为动脉血氧分压（PaO_2）< 6.5 kPa（50 mmHg）和（或）动脉血二氧化碳分压（$PaCO_2$）> 6.5 kPa（50 mmHg）。

一、病因

引起呼吸衰竭的原因有很多，根据其病理可分为三大类。

1. 呼吸道梗阻

上呼吸道梗阻在婴幼儿较多见，可因感染、神经体液因素（喉痉挛）、异物、先天因素（喉软骨软化、后鼻空闭锁等）引起。下呼吸道梗阻包括支气管哮喘、毛细支气管炎等引起。重症肺部感染时的分泌物、病毒性肺炎的坏死物阻塞细支气管、造成下呼吸道梗阻等。

2. 肺实质疾患

（1）肺实质疾患：各种肺部感染如肺炎、毛细支气管炎、间质性肺疾患、肺水肿，先天性疾病如气管、支气管发育不良及肺发育不全等。

（2）新生儿呼吸窘迫综合征（RDS）：主要由于早产儿肺发育不成熟，肺表面活性物质缺乏引起广泛肺不张所致。

（3）急性呼吸窘迫综合征（ARDS）：常在严重感染、外伤、大手术或其他严重疾患时出现，其特征为严重肺损伤。

3. 呼吸泵异常

呼吸泵异常包括呼吸中枢、脊髓、呼吸肌和胸廓各部位的病变，如严重感染引起的中毒性脑病和脑水肿，颅内出血及占位性病变导致的颅内高压、颅内感染等，均可影响呼吸中枢。呼吸泵异常还可导致排痰无力，造成呼吸道梗阻，肺不张和感染。

二、发病机制

缺氧与二氧化碳潴留，是呼吸衰竭最基本的病理生理改变。

1. 通气功能障碍

通气功能障碍即肺泡与外界新鲜空气气体交换有障碍。从呼吸中枢至呼吸效应器官的任何部位发生病变，均可通过以下机制造成缺氧及二氧化碳潴留。

（1）呼吸动力减弱：药物、脑炎和脑水肿等使呼吸中枢受抑制。呼吸中枢包括控制随意呼吸动作的大脑皮层、脑干（间脑、脑桥、延髓）和脊髓。呼吸节律起源于延髓（吸气和呼气中枢），脑桥使呼吸节律更完善，脊髓是脑和呼吸肌间联络的通路。上述任一部位病变都可减弱呼吸动力，发生通气功能障碍。

（2）生理死腔气量增加：肺泡通气量＝潮气量－生理死腔气量。在潮气量不变的情况下，生理死腔气量增加，必然引起肺泡通气量下降。生理死腔（包括解剖死腔和肺泡死腔）与潮气量的比值十分重要，成人约为 0.3，新生儿及早产儿 0.4～0.5。因此，后者容易发生急性呼吸衰竭。此外，在肺炎及肺水肿时呼吸浅快，可使生理死腔加大，肺泡通气量减小，呼吸效率降低。

（3）胸廓和肺扩张受限：见于呼吸肌麻痹（感染性多发性神经根炎最常见）、肺炎、胸腔积液、肥胖、硬肿症时，广义地说这也属于呼吸动力问题，由于肺泡不能正常膨胀，潮气量下降致使通气量降低。

（4）气道阻力增加：肺炎、毛细支气管炎、哮喘时，气道痉挛、狭窄或阻塞，通气量减少。

肺泡通气不足导致的后果有以下三个特点：$PaCO_2$ 升高，PaO_2 下降，但不会太低，此种低氧血症容易被吸氧纠正。

2. 换气功能障碍

换气功能障碍指肺泡内气体与流经肺泡血液内气体的交换发生障碍，此时主要导致 PaO_2 降低。

（1）通气／血流比率（V/Q）失衡：这是低氧血症最常见的原因。正常 V/Q 平均为 0.8，V/Q 比增加呈死腔样通气，即肺泡有通气但血流不足，见于局部血流灌注减少时。可用死腔量（VD）与潮气量（VT）比值（VD/VT）表示，正常为 0.3。肺栓塞、急性肺损伤、ARDS 时，VD/VT 明显增加。ARDS 可增至 0.75。V/Q 下降即病理性肺内动静脉分流，指血流经过无通气或通气不良的肺泡，为严重低氧血症的原因，主要表现为 PaO_2 显著降低，增加吸氧浓度不能提高动脉血氧分压。多见于局部通气异常，如肺炎、肺不张、肺水肿等。用分流分数来表示，正常仅 5%，大于 15% 将会严重影响氧合作用。

（2）弥散障碍：指氧通过肺泡毛细血管膜进行弥散时存在异常。凡弥散面积减少（如肺炎、肺不张）或弥散膜增厚（如肺水肿、肺纤维化）均导致弥散障碍。由于二氧化碳的弥散能力比氧约大 20 倍，因此弥散障碍主要指氧而言，其特点是导致 PaO_2 下降，但无二氧化碳潴留。

总之，急性呼吸衰竭使 PaO_2 下降最常见的原因是 V/Q 失衡，最严重的原因为肺内动静脉分流增加。而引起 $PaCO_2$ 增高最根本的原因为肺泡通气不足。小儿患呼吸系统疾患时，可有不同原因所致的换气障碍。ARDS 以肺内分流增加较著；V/Q 失调，则是一般肺病变时较普遍存在的情况。

三、分型

急性呼吸衰竭分类方法很多，常依据血气、原发病、呼吸功能做以下分类。

1. 根据血气分类

（1）Ⅰ型呼吸衰竭：即低氧血症型呼吸衰竭，$PaO_2 < 50$ mmHg。$PaCO_2$ 不正常或降低，多因肺实质病变引起，主要为换气功能不足。

（2）Ⅱ型呼吸衰竭：即高碳酸低氧血症型呼吸衰竭，$PaCO_2 > 50$ mmHg，同时有不同程度低氧血症。多因呼吸泵功能异常及气道梗阻所致，主要为肺泡通气功能不足。小儿许多急性呼吸衰竭常是两种类型混合存在。

2. 根据原发病分类

（1）中枢性呼吸衰竭：主要表现为限制性通气功能障碍。

（2）周围性呼吸衰竭：限制性通气障碍、阻塞性通气障碍、换气障碍均可导致。

3. 根据呼吸功能分类

（1）通气功能衰竭。

（2）换气功能衰竭。

四、临床表现

小儿急性呼吸衰竭时，临床表现除原发病症状外，主要是缺氧和二氧化碳潴留引起的多脏器功能紊乱。

（一）原发病的临床表现

根据原发病不同而异，如吸气性喉鸣为上气道梗阻的征象，儿科最常见的疾病有喉气管支气管炎、喉软化、会厌炎、异物吸入及先天性气道异常；呼气延长伴喘鸣是下气道梗阻的征象，最常见的疾病是病毒性毛细支气管炎及支气管哮喘。

（二）呼吸困难的临床表现

1. 周围性 ARF

呼吸增快常是婴儿呼吸衰竭最早期的表现。早期呼吸多为浅速，节律整齐；后出现呼吸无力及缓慢。用力呼吸的征象是"三凹"征及鼻翼扇动。呼气性呻吟是婴儿及儿童呼吸衰竭的另一个临床征象。周围性呼吸衰竭严重时往往伴有中枢性呼吸衰竭。

2. 中枢性 ARF

其表现为呼吸节律不齐，早期多为潮式呼吸，晚期出现抽泣样呼吸、叹息样呼吸、呼吸暂停及下颌呼吸等。

（三）低氧血症的临床表现

1. 发绀

一般血氧饱和度（SO_2）降至 80% 以下时出现发绀。发绀是相对较晚出现的呼吸衰竭的体征。发绀的出现与血中还原血红蛋白的百分比有关。贫血患儿可有严重缺氧而发绀不明显。休克时由于末梢循环不良，氧饱和度低于 80% 时即有发绀出现。

2. 神经系统表现

烦躁、意识模糊甚至昏迷、惊厥。

3. 循环系统表现

心率增快，后可减慢，心音低钝，轻度低氧血症时心输出量增加，严重时减少，血压先增高后期则降低，严重缺氧可致心律失常。

4. 消化系统表现

可有消化道出血，亦可有肝功能损害，丙氨酸转氨酶增高。

5. 肾功能损害

尿中出现蛋白、白细胞及管型，少尿或无尿。因严重缺氧可引起肾小管坏死，出现肾衰竭。

（四）高碳酸血症的临床表现

（1）早期可有头痛、烦躁、摇头、多汗、肌震颤。

（2）神经精神异常表现淡漠、嗜睡，严重者可有昏迷、抽搐，视盘水肿（视乳头水肿）。

（3）循环系统表现：心率增快，心输出量增加，血压上升。严重时心率减慢，血压下降，心律不齐。

（4）毛细血管扩张症状：四肢湿，皮肤潮红，唇红，眼结膜充血及水肿。

（五）水、电解质与酸碱紊乱

血钾多偏高，但饥饿、入量少、脱水剂与利尿剂的应用，又常可引起低血钾、低血钠。酸中毒时肾排酸增多，同时二氧化碳潴留时，碳酸氢根离子代偿保留，而使血氯相应减少。ARF 时可见各种酸碱平衡紊乱，Ⅱ型时以呼吸性酸中毒或混合性酸中毒多见。

（六）呼吸功能障碍

临床上呼吸功能障碍分为三个阶段。

1. 呼吸功能不全代偿期

安静状态下无呼吸困难，血气大致正常，只是在负荷增加时出现异常，通气功能检查已有异常。

2. 呼吸功能不全

血氧分压在 80 mmHg（10.6 kPa）以下为轻度低氧血症。开始时由于代偿缺氧而过度通气，$PaCO_2$ 可偏低。病情进展，患儿代偿能力逐渐下降，通气量由高转为低，低氧血症加重，二氧化碳潴留亦由轻变重。

3. 呼吸衰竭

出现相应的临床表现及血气结果。

五、诊断

1. 病史

不但有助于了解病情发生的基础，还便于有针对性地治疗。应重点了解目前患何种疾病，有无感染或大手术，有无肺、心、神经系统及代谢性疾患，有无突发意外情况和外伤史。新生儿要注意围产期病史，如母亲用药情况，分娩是否顺利，有无早产，是否有宫内窒息，有无引起呼吸窘迫的先天畸形（如横膈疝、食管闭锁）等。

2. 临床表现

因低氧血症或高碳酸血症，导致以呼吸系统功能紊乱为主伴其他各系统功能紊乱的症状和体征。呼吸频率持续超过 60 次 /min 或低于 20 次 /min，伴有节律异常或呼吸暂停、三凹征和明显紫绀。

3. 血气分析指标

（1）Ⅰ型呼吸衰竭：$PaO_2 < 6.67$ kPa（50 mmHg），$PaCO_2$ 可正常或稍降低。

（2）Ⅱ型呼吸衰竭：$PaO_2 < 6.67$ kPa（50 mmHg），$PaCO_2 > 6.67$ kPa（50 mmHg）。

轻症：$PaCO_2$ 6.67 ～ 9.33 kPa（50 ～ 70 mmHg）；重症：$PaCO_2 > 9.33$ kPa（70 mmHg）。

六、治疗

呼吸衰竭的治疗原则在于积极治疗原发病，改善呼吸功能，保持气道通畅，纠正水电解质及酸碱紊乱，维持脑、心、肺等器官功能，争取时间渡过危机，更好地对原发病进行治疗。

（一）呼吸管理

1. 保持呼吸道通畅

清除呼吸道分泌物及其他可能引起呼吸道梗阻的因素，以保持呼吸道通畅。昏迷患儿头部应尽量后仰，以免舌根后坠，阻碍呼吸。可能呕吐的患儿应侧卧，以免发生误吸和窒息。

2. 给氧

紫绀和呼吸困难都是给氧的临床指征。心率快和烦躁不安是早期缺氧的重要表现，在排除缺氧以外的其他原因后，亦可作为给氧的指征。常用给氧方法如下：

（1）鼻导管给氧：氧流量儿童为 1 ～ 2 L/min，婴幼儿为 0.5 ～ 1 L/min，新生儿为 0.3 ～ 0.5 L/min，氧浓度为 30% ～ 40%。

（2）口罩给氧：氧流量儿童为 3 ～ 5 L/min，婴幼儿为 2 ～ 4 L/min，新生儿为 1 ～ 2 L/min，氧浓度为 45% ～ 60%。

（3）头罩给氧：氧浓度可根据需要调节，通常为 3 ～ 6 L/min，氧浓度为 40% ～ 50%。

（4）持续气道正压给氧（CPAP）：新生儿及婴幼儿肺部疾患、肺炎、肺不张、胎粪吸入综合征、肺水肿等所致低氧血症是应用 CPAP 最主要的适应证。新生儿呼吸窘迫综合征是应用 CPAP 最合适的适应证。CPAP 早期应用，可及时稳定病情，避免气管插管带来不良影响，并减少呼吸机的应用，使感染、气胸等合并症减少。

（二）药物治疗

1. 呼吸兴奋剂

呼吸兴奋剂的主要作用是兴奋呼吸中枢，增加通气量，对中枢性呼吸衰竭有一定效果。常用的呼吸兴奋剂有尼可刹米（可拉明）0.02 ～ 0.05 mg/kg，肌注或静脉注射，山梗菜碱（洛贝林）1 ～ 3 mg/ 次，静脉注射，必要时 30 ～ 60 min 重复使用。回苏灵也有较好兴奋呼吸中枢的效果。多沙普仑（盐酸吗啉吡酮）为较新的呼吸兴奋剂，用于镇静、催眠药中毒，0.5 ～ 1.5 mg/kg，静脉滴注，新生儿不宜使用。

2．纠正酸中毒药物的应用

呼吸性酸中毒的纠正，主要从改善通气功能入手。合并代谢性酸中毒，血液 pH 值＜ 7.2 时，可适当应用碱性液，常用 5% 的碳酸氢钠溶液，用量为每次 2 ～ 5 mL/kg，稀释为 1.4% 的等渗溶液静脉滴注，必要时可重复 1 次。或应用公式：所需碱性液（mmol）=0.3×BE（mmol）×体重（kg），5% 的碳酸氢钠溶液 1.68 mL=1 mol，首剂用总量的 1/2，治疗过程中再根据血液酸碱平衡检查结果随时调整，以免治疗过度。

（三）控制感染

呼吸道感染既是引起呼吸衰竭的原发病或诱因，也是呼吸衰竭治疗过程中的常见并发症。应用呼吸机的患儿，呼吸道感染的病原以革兰氏阴性杆菌多见。针对病原菌选择有效抗生素是控制呼吸道感染的主要手段，同时采用各种方法增加机体免疫力。此外，应尽量减少患儿院内感染的机会，认真做好吸痰时的无菌操作和呼吸机管道消毒等。

（四）营养支持

营养支持对呼吸衰竭患儿的预后起重要作用。合理的营养支持有利于肺组织的修复，可增强机体免疫能力，减少呼吸肌疲劳。首先要争取经口进食，既保证充足的营养，同时又对保持消化道正常功能有重要作用。对因呼吸困难、腹胀、呕吐、消化功能减弱等原因，减少或不能经口进食患儿，需通过静脉补充部分或全部营养。

（五）建立人工呼吸

若呼吸衰竭经一般内科处理仍难以维持呼吸道通畅，应建立人工呼吸，以保证正常气体交换。

1．人工呼吸道的建立

根据病情和需要时间的长短，选择气管插管或气管切开。其共同作用：①解除上呼吸道梗阻；②引流下呼吸道分泌物；③咽麻痹或深昏迷时防止误吸；④应用呼吸机。

2．应用呼吸机

可改善通气、换气功能，减轻循环负担，保持呼吸道通畅，预防肺不张、窒息等严重并发症的发生。

第四节　感染性休克

感染性休克（septic shock）是细菌、病毒、立克次体等感染引起的急性微循环障碍、组织灌注量不足和有效循环血量减少，造成组织缺氧缺血、细胞代谢及功能失常，进而导致器官功能衰竭的病理－临床综合征，主要表现面色苍白、四肢厥冷、尿量减少、血压下降、脉搏急速、呼吸深快、烦躁不安或淡漠、神志不清、惊厥等。感染性休克是小儿时期常见的急症，起病急、变化快，不及时救治常危及生命。

一、病因

感染性休克的主要病原体是细菌，其中以革兰阴性菌多见，如痢疾杆菌、脑膜炎奈瑟菌、绿脓杆菌、大肠杆菌、克雷白杆菌、沙门菌属及变形杆菌等，其次为金黄色葡萄球菌、溶血性链球菌、肺炎链球菌等。原发疾病多为重症肺炎、败血症、中毒性细菌性痢疾、爆发性流行性脑脊髓膜炎、急性坏死性小肠炎等。因广谱抗生素的大量应用，耐药菌株增加，近年由革兰阳性菌引起的感染性休克明显增加；新近认为危重病人的肠源性感染和肠源性毒素血症也是感染性休克的原因。

二、发病机制

感染是休克的重要外因。感染性休克是由神经－体液、内分泌、免疫、凝血等多个系统参与、共同作用而引起的全身微循环障碍和多脏器功能衰竭。

1．微循环障碍

致病微生物及其毒素刺激，首先引起交感－肾上腺髓质系统兴奋，产生大量儿茶酚胺，引起微循环痉挛，组织缺氧缺血；随之，肾素－血管紧张素系统活动，加重微循环缺氧缺血、冠状动脉供血不足，但回心血量尚不减少，血压基本正常。随着组织缺氧缺血加重，酸性代谢产物聚集，出现微循环扩张，血液淤滞于微循环内，导致血浆大量外渗，有效循环血量明显减少，血压下降。进而引发弥散性血管内凝血（DIC）及继发性纤维蛋白溶解，发生广泛性出血，加重微循环障碍，组织细胞严重缺氧缺血。

2. 免疫反应和神经内分泌失控

在致病微生物及其毒素作用于交感－肾上腺髓质系统引起微循环障碍的同时，也引起机体免疫系统的反应，使多种免疫细胞参与并产生白介素、肿瘤坏死因子、血小板活化因子、血栓素等炎症介质；此外，缺氧、酸中毒和机体的应激反应还可引起5-羟色胺、缓激肽、β－内啡肽、内皮素、心肌抑制因子、肠因子、氧自由基等体液介质产生增加。各种介质通过不同的机制作用于心肌、血管和组织细胞，造成心肌抑制、血管收缩或扩张、血管壁通透性增加而渗出等，加重循环功能障碍，加重休克。

3. 多脏器功能衰竭

随着休克进展、微循环障碍加重，缺氧、酸中毒导致组织细胞能量代谢障碍，细胞内 Na^+、Ca^{2+} 超载，溶酶体酶释放、氧自由基大量生成；再加上细菌毒素和上述多种体液介质的直接损伤作用，引起细胞膜破坏，组织细胞坏死、溶解，从而使维持生命的重要脏器（心、脑、肺、肝、胃肠、肾及凝血等）功能发生不可逆性损伤。若两个或两个以上脏器同时或相继发生衰竭，称多脏器功能衰竭（MSOF）。

三、临床表现

1. 感染中毒表现

起病常有寒战、高热，体温达 40 ℃以上或体温不升；烦躁或嗜睡，重者惊厥、昏迷；心音低钝、心率快；有时呕吐、腹胀。患儿可有感染灶及相应临床表现，如肺炎常伴明显呼吸困难、发绀及肺部湿啰音，中毒型菌痢可有脓血便等。

2. 休克的征象

（1）休克代偿期：以脏器低灌注为主要表现，患儿意识清醒，但烦躁焦虑，皮肤苍白，口唇和甲床轻度发绀，肢端湿冷；呼吸、心率代偿性增快，血压正常或略低。

（2）休克失代偿期：脏器低灌注进一步加重，患者烦躁或意识不清，面色灰暗，四肢厥冷，唇、指（趾）端明显发绀，皮肤毛细血管再充盈时间＞3 s，心音低钝，血压下降。

（3）休克不可逆期：表现为血压明显下降，心音极度低钝，常合并肺水肿或急性呼吸窘迫综合征、肾衰竭、脑水肿、DIC 等多脏器功能衰竭。

四、临床分型

1. 病情分型

根据病情常分为轻型和重型两种，见表5-1。

表5-1 感染性休克的病情分型

项目	轻型	重型
意识	清楚，但有烦躁或萎靡	嗜睡或昏迷
面色、肤色	面色苍白，皮肤干冷、轻度花纹	面色灰暗，皮肤湿冷、明显花纹
四肢	四肢发凉，甲床轻度发绀	四肢厥冷，甲床明显发绀
毛细血管再充盈时间	1～3s	＞3 s
心率、脉率	心率快、脉细速	心音低钝、脉细弱或摸不到
血压	正常或偏低	降低或测不到
脉压	2.67～4.0 kPa	＜2.67 kPa
呼吸	增快	深快、节律不齐或呼吸困难
尿量	略减少	少尿或无尿

重型感染性休克患儿常伴多脏器功能衰竭，如心力衰竭、呼吸窘迫综合征、急性肾衰竭及 DIC 等。

2．血流动力学分型

根据血流动力学变化特点，将休克分为低动力型（低排高阻型）和高动力型（高排低阻型）两种，实质上两种类型均有组织灌流不足和缺氧。

（1）高动力型：心排出量不减少，总外周阻力低，面色潮红、四肢温暖、脉搏无明显减弱，毛细血管再充盈时间无明显延长，称为温休克。

（2）低动力型：心排出量减少，总外周阻力增高，皮肤苍白、花纹，四肢凉，脉搏细弱，毛细血管再充盈时间延长，称为冷休克。儿科患者此型居多。

五、诊断

感染中毒表现和休克征象并存是诊断的主要依据。

1．感染的诊断

依据病史、体格检查，结合血白细胞计数和血培养结果等，发现感染病灶、确定感染的性质与程度。必要时取分泌物、排泄物等检查，明确病原学诊断。

2．休克的诊断

在原发病基础上出现：

（1）面色苍白或口唇、指、趾发绀，皮肤发花。

（2）手足发凉，毛细血管再充盈时间延长（＞2 s）。

（3）脉搏增快或不能触及。

（4）血压降低或正常，脉压差缩小（＜4.0 kPa 或 30 mmHg）；并排除寒冷、高热、脱水、哭闹、药物等引起者，即可诊断休克。同时根据上述表现的轻重，结合尿量、心率、心音、呼吸、肛趾温差、眼底检查及甲皱观察等，区分轻、重型休克。

六、治疗

关键是控制感染、补充有效循环血量、疏通微循环、纠正酸中毒、增强心肌收缩力、防止多脏器功能衰竭。治疗中要建立两条静脉通路，短时间内输入液体及各种药物，尽快恢复内环境平衡、纠正休克。

（一）扩充有效循环血量

扩充有效循环血量是治疗感染性休克最有效的措施。

1．首批快速输液

用 2∶1 液或 1.4% 碳酸氢钠液 10～20 mL/kg，于 30～60 min 内静脉注射或快速静脉滴入。重症休克也可将血浆、清蛋白、右旋糖酐或低分子右旋糖酐等胶体液与晶体液按 1∶1 或 1∶2 比例联合应用，提高血浆胶体渗透压，扩充血容量，疏通微循环。但必须是先用晶体液，后用胶体液，否则血液更加黏稠。快速扩容总液量控制在 200～300 mL，最多不超过 400 mL，以免发生心力衰竭。

2．继续输液

首批输液之后，根据病情用 1/2～3/4 张含钠液，依照"先浓后淡、先快后慢"的原则，以 5～10 mL/（kg·h）的速度分批静脉输入，至休克基本纠正［面色转红、安静入睡或神志清楚、四肢温暖、脉搏充实有力、血压稳定、收缩压＞90 mmHg、脉压＞30 mmHg、尿量＞1 mL/（kg·h）］。本阶段 6～8 h，给予液体总量 30～60 mL/kg，最多可达 80～100 mL/kg，并见尿补钾。

3．维持输液

休克基本纠正之后，用 1/4～1/5 张含钾维持液 50～80 mL/kg，24 h 内匀速输入，补充生理需要液体。如有异常丢失，酌情增加液体和电解质入量。

（二）纠正酸中毒

纠酸多与扩容同时进行，首批快速输液阶段即要适当输入碳酸氢钠液，而后依血气分析结果调整输液方案，使血液 pH 值维持于 7.25 以上。但是，纠正酸中毒重在改善微循环、缓解组织缺氧，不可过多使用碱性液体。

（三）血管活性药物应用

休克早期主要是扩血管、解痉，晚期则应适当缩血管，减轻微循环内血液淤滞。理想的血管活性药物应是既能兴奋心肌，也能选择性改善外周血管阻力。

1. 血管扩张剂

在扩充血容量基础上，以应用血管扩张剂为主。

（1）多巴胺：抗休克一般用中小剂量 2 ~ 5 μg/（kg·min），最大不宜超过 10 μg/（kg·min），持续静脉点滴。以兴奋多巴胺和 β_1 受体，扩张血管，增强心肌收缩力。

（2）多巴酚丁胺：β_1 效应较多巴胺强，可加强心肌收缩力，常规剂量几乎不引起血管收缩。多用于休克伴心功能不全者，剂量为 2 ~ 8 μg/（kg·min），持续静脉点滴。

（3）异丙基肾上腺素：兴奋 β 受体，增加心率与心肌收缩力，扩张外周血管，适用于低排高阻性休克，剂量为 2 ~ 4 μg/（kg·min），静脉点滴，依心率、血压调整滴速。

（4）莨菪类药物：既能解除儿茶酚胺引起的血管痉挛，也能对抗乙酰胆碱的扩血管作用，调节微循环血管舒缩紊乱。一般首选山莨菪碱（654-2），剂量为每次 0.5 ~ 1 mg/kg，重者增加至 2 ~ 3 mg/kg，静脉注射，每 10 ~ 15 min 一次，直至面色转红、四肢温暖、血压回升、尿量增多；此后延长给药间隔时间，每 30 ~ 60 min 给药一次，病情稳定后再逐渐减量，每 2 ~ 4 h 给药一次，维持 24 h。若使用 8 ~ 10 次病情不见好转，应分析原因，加用或换用其他血管活性药物。东莨菪碱抗惊厥、兴奋呼吸中枢的作用强于 654-2，适用于休克合并脑水肿或呼吸衰竭者，剂量为每次 0.01 ~ 0.1 mg/kg，用法同 654-2。

（5）酚妥拉明（苄胺唑啉）：为 α 受体阻断剂，可解除小血管痉挛，改善微循环，增强心肌收缩力，增加心搏出量。用 5 ~ 10 mg 加入 10% 的葡萄糖液 50 ~ 100 mL 中，以 1 ~ 4 μg/（kg·min）的速度静脉点滴。为避免血压骤降，可与间羟胺合用。

2. 血管收缩剂

用于晚期休克、用血管扩张药无效或持续低血压者，也可用于血压急剧下降、心脏停搏等应急情况，或小剂量与血管扩张剂联合应用。

（1）间羟胺（阿拉明）：主要兴奋 α 受体，收缩血管、升高血压，可与酚妥拉明或多巴胺合用，用与二者相同的剂量静脉点滴，并根据血压调整滴速。

（2）去甲基肾上腺素具有强力的缩血管效应，小剂量可兴奋心肌。一般用量为 0.02 ~ 0.2 μg/（kg·min），静脉点滴，血压稳定后逐渐减量、停用。应选用较大血管点滴，避免药液外漏致组织坏死。

（四）强心

首批输液之后，适当应用正性肌力药物，增强心肌收缩功能。最安全的药物是多巴酚丁胺，心力衰竭者可用西地兰（毛花苷丙）。近年应用磷酸二酯酶抑制剂氨力农、米力农效果较佳，既有正性肌力作用，增快心率，也能扩张血管。氨力农首剂给予 1.5 ~ 5 mg/kg（20min 内），后续予 5 ~ 10 μg/（kg·min）维持；米力农负荷量为 50 ~ 75 μg/kg，维持量 0.5 ~ 0.75 μg/（kg·min）。

（五）肾上腺皮质激素

对重症休克，可早期、大量、短程应用肾上腺皮质激素。常用氢化可的松 25 ~ 50 mg/（kg·d）或地塞米松 0.5 ~ 3.0mg/（kg·d），分次静脉点滴，1 ~ 2 d 停用。

（六）呼吸支持

保持呼吸道通畅，早期给氧。轻度缺氧可用鼻导管吸氧，重度缺氧应用持续气道正压给氧，呼吸衰竭者宜气管插管，应用呼吸机辅助呼吸。

（七）控制感染

感染是休克的基本原因，控制感染是防治感染性休克最基本的措施，应选择敏感、有效的抗生素迅速控制感染。病原菌明确者针对病原菌应用有效抗生素，病原菌不明者选择广谱，兼顾抗革兰阳性与阴性菌的抗生素。用药原则是早期、足量、2 ~ 3 种联合，并静脉给药，坚持足够的疗程，以迅速彻底控制感染。

（八）防治脑水肿

重症休克发生脑水肿者，及时用渗透性利尿剂，降低颅内压。常用 20% 甘露醇，每次 2.5 ~ 5 mL/kg，静脉注射，依病情 4 ~ 6 h 应用一次，尿量增多后适当增加液体和电解质入量，维持患儿于轻度脱水、无明显电解质紊乱状态。

（九）抗凝及抗纤溶治疗

重型休克合并 DIC 者，应用抗凝和 / 或抗纤溶亢进治疗。早期、高凝阶段应用肝素，每次 100 U/kg，加入 30 ~ 40 mL 生理盐水中，静脉点滴，每 4 ~ 6 h 一次，直至高凝状态消失；晚期应用 6- 氨基己酸或对羟基苄胺抗纤溶亢进治疗，剂量均为每次 0.1 g/kg，每 4 ~ 6 h 一次。

（十）抗自由基和钙拮抗剂应用

常用的抗自由基药物有超氧化物歧化酶、过氧化氢酶、维生素 C、维生素 E、辅酶 Q_{10}、别嘌呤醇等。此外，纳洛酮既能降低自由基损伤，也能增加心搏出量和左心室收缩功能，对重症患儿及时应用可取得良好效果。钙离子拮抗剂常用的有尼莫地平等。

（十一）支持疗法

根据病情采用肠内、肠外多种方法与途径，保证 167 ~ 210 kJ（40 ~ 50 kcal）/（kg·d）的能量供给，满足危重患儿能量和蛋白质需要增多的要求。必要时酌情输新鲜全血或血浆。

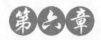

新生儿疾病

第一节　新生儿窒息与复苏

新生儿窒息（asphyxia neonatorum）是指生后 1 min 内无自主呼吸或未能建立规律呼吸而导致低氧血症和混合性酸中毒。其发病率因诊断标准的差异而不同。根据国外资料，如按生后 5 min Apgar 评分 ≤ 3 作为标准，发病率为 0.3% ~ 0.9%；国内资料显示：按 1 min 和 5 min Apgar 评分，并结合脐动脉血 pH、脏器损伤等临床指标，发病率为 1.128%。窒息是导致新生儿死亡及小儿致残的主要疾病之一。

（一）病因

凡能导致胎儿或新生儿缺氧的各种因素均可引起窒息。

1. 导致孕母缺氧的疾病

①呼吸功能不全、严重贫血及 CO 中毒等；②胎盘功能障碍、心力衰竭、妊娠高血压综合征、低血压等。

2. 胎盘异常

前置胎盘、胎盘早剥和胎盘老化等。

3. 脐带异常

脐带受压、脱垂、绕颈、打结、过短和牵拉等。

4. 胎儿因素

贫血、宫内感染、心肌病、胎儿水肿、严重的心脏和循环功能不全等。

5. 分娩因素

难产、高位产钳、胎头吸引、臀位，产程中麻醉药、镇痛药及药使用不当等。

（二）病理生理

1. 窒息的发展过程

（1）原发性呼吸暂停（primary apnea）：缺氧初期，机体出现代偿性血液重新分配。由于儿茶酚胺分泌增加和其选择性血管收缩作用，使肺、肾、消化道、肌肉及皮肤等血流量减少，而脑、心及肾上腺的血流量增加。此时由于缺氧而导致的呼吸停止，即原发性呼吸暂停。表现为肌张力存在，心率先增快后减慢，血压升高，伴有发绀。若病因解除，经清理呼吸道和物理刺激即可恢复自主呼吸。

（2）继发性呼吸暂停（secondary apnea）：若缺氧持续存在，在原发性呼吸暂停后出现几次喘息样呼吸，继而出现呼吸停止，即继发性呼吸暂停。此时表现为肌张力消失，周身皮肤苍白，心率和血压持续下降，此阶段已对清理呼吸道和物理刺激无反应，需正压通气方可恢复自主呼吸。

2. 病理生理变化

由于脑血流自动调节功能的丧失，脑血流灌注随血压而被动变化；缺氧首先是线粒体内氧化磷酸化发生障碍，ATP 产生减少甚至停止，从而使葡萄糖无氧酵解增强、细胞毒性水肿及细胞内钙超载发生。由于氧化磷酸化和 ATP 产生减少，影响离子泵功能，使细胞内 Na^+、Cl^-、Ca^{2+} 和水潴留，细胞外 K^+ 和兴奋性氨基酸积聚。氧化磷酸化损伤可发生在窒息初期，也可发生在窒息后 6～24 h；细胞损伤可以在急性期，也可呈迟发性，其损伤形式可以坏死，也可以是凋亡。

（三）临床表现

1. 胎儿宫内窘迫

早期有胎动增加，胎心率 ≥ 160/min；晚期则胎动减少（＜ 20/12 h），甚至消失，胎心率＜ 100/min；羊水混有胎粪。

2. 窒息程度判定

Apgar 评分是临床评价出生窒息程度的经典而简易方法是 20 世纪 50 年代美国人 Virginia Apgar 发明的，故称 Apgar 评分。评价标准：每项 0～2 分，总共 10 分。1 min Apgar 评分 8～10 为正常（国外将 7～10 分视为正常）；Apgar 评分除反映窒息严重程度外，还可反映窒息复苏的效果及帮助判断预后。应客观、快速及准确进行 Apgar 评估；胎龄小的早产儿成熟度低，虽无窒息，但评分较低；孕母应用镇静药等，评分可较实际的低；故单纯依靠 Apgar 评分作为新生儿窒息诊断是不够全面的。

3. 并发症

由于窒息程度不同，发生器官损害的种类及严重程度各异。常见并发症有如下几种：①中枢神经系统：缺氧缺血性脑病和颅内出血；②呼吸系统：胎粪吸入综合征、呼吸窘迫综合征及肺出血等；③心血管系统：缺氧缺血性心肌损害、持续性肺动脉高压等；④泌尿系统：急性肾小管坏死（ATN），肾功能不全及肾静脉血栓形成等；⑤代谢方面：低血糖或高血糖，低钙及低钠血症等；⑥消化系统：应激性溃疡和坏死性小肠结肠炎等。

（四）辅助检查

对宫内缺氧胎儿，胎头露出宫口时取头皮血进行血气分析，或在生后测定脐动脉血 pH 可以估计宫内缺氧或窒息的程度；检测血糖、电解质、肝肾功能等指标有助于对代谢和脏器损害程度的判断。

（五）治疗与预防

复苏（resuscitation）必须分秒必争，由产、儿科医生合作进行。

1. 复苏方案

采用国际公认的 ABCDE 复苏方案。① A（airway）清理呼吸道；② B（breathing）建立呼吸；③ C（circulation）恢复循环；④ D（drugs）药物治疗；⑤ E（evaluation and environment）评估和环境（保温）。其中评估和保温（E）贯穿于整个复苏过程中。

新生儿窒息复苏可分为四个步骤：

（1）基本步骤：包括快速评估、初步复苏及评估。

（2）人工呼吸：包括面罩或气管插管正压人工呼吸。

（3）胸外按压。

（4）给予药物或扩容输液。

2. 具体复苏步骤

复苏时将新生儿放在辐射保暖台上或因地制宜采取保温措施，如用预热的毯子裹住新生儿以减少热量散失等。

（1）清理呼吸道（A）：

①体位：置新生儿头轻度仰伸位（鼻吸气位）。

②吸引：在肩娩出前助产者用手将新生儿的口咽、鼻中的分泌物挤出。娩出后，用吸球或吸管先口咽后鼻清理分泌物。

③羊水胎粪污染时的处理：当羊水有胎粪污染时，无论胎粪是稠是稀，初生儿一娩出先评估新生儿有无活力。新生儿有活力时，继续初步复苏；如无活力，采用胎粪吸引管进行气管内吸引。

（2）建立呼吸（B）：

①擦干：快速擦干全身。

②刺激：用手拍打或手指轻弹患儿的足底或摩擦背部 2 次以诱发自主呼吸，如这些努力无效表明

新生儿处于继发性呼吸暂停，需要正压人工呼吸。有关用氧的推荐：一般采用100%氧进行复苏。近年来有临床或实验资料显示采用空气（21%氧浓度）复苏；其结果与100%氧同样有效，甚至更为安全或有效。采用空－氧混合器混合后的不同氧浓度或空气（21%氧浓度）可能是今后新生儿复苏的趋势。

③气囊－面罩正压人工呼吸：指征为呼吸暂停或抽泣样呼吸，心率<100/min和持续的中心性发绀。方法：正压呼吸需要20~25 cmH$_2$O，少数病情严重的患儿用30~40 cmH$_2$O压力，频率40~60/min（胸外按压时为30/min）；以心率迅速增快、胸廓起伏、呼吸音及肤色来评价；经30 s后有自主呼吸，且心率≥100/min，可逐步减少并停止正压人工呼吸。如自主呼吸不充分，或心率<100/min，须继续用气囊面罩或气管导管施行人工呼吸。如心率<60/min，继续正压人工呼吸并开始胸外按压。

（3）恢复循环（C）：即胸外心脏按压。如气管插管正压通气30 s后，心率<60/min，应在继续正压通气的条件下，同时进行胸外心脏按压。通常采用双拇指或中示指按压胸骨体下1/3处，按压深度为胸廓前后径的1/3；胸外按压和人工呼吸的比例应为3∶1，即90/min按压和30/min呼吸，达到每分钟约120个动作，3次胸外按压1次正压呼吸。30 s后重新评估心率，如心率仍<60/min，除继续胸外按压外，考虑使用肾上腺素。

（4）药物治疗（D）：在新生儿窒息复苏时，很少需要用药。

①肾上腺素：指征：心搏停止或在30 s正压人工呼吸和胸外按压后，心率持续<60/min。剂量：静脉或气管0.1~0.3 mL/kg的1∶10 000溶液；气管注入：0.3~1 mL/kg的1∶10 000溶液，需要时3~5 min重复1次。用药方法：首选脐静脉导管或脐静脉注入；脐静脉插管操作过程尚未完成时，可气管内注入肾上腺素。

②扩容剂：指征：有低血容量，怀疑失血或休克的新生儿在对其他复苏措施无反应时考虑扩充血容量。扩容剂的选择：可选择等渗晶体溶液，推荐生理盐水。方法：首次剂量为10 mL/kg，经外周静脉或脐静脉（>10min）缓慢推入。

（5）复苏后监护（E）：复苏后的新生儿可能有多器官损害的危险，应继续监护，包括：

①体温管理。

②生命体征监测。

③早期发现并发症：继续监测维持内环境稳定，包括氧饱和度、心率、血压、血细胞比容、血糖、血气分析及血电解质等。复苏后立即进行血气分析有助于评估窒息的程度。及时对脑、心、肺、肾及胃肠等器官功能进行监测，早期发现异常并适当干预，以减少窒息导致的死亡和伤残。

第二节　新生儿肺炎

一、概述

新生儿肺炎（neonatal pneumonia）是新生儿期最常见的疾病之一，也是新生儿死亡的重要原因。新生儿肺炎可分吸入性和感染性肺炎两大类。吸入性肺炎又可分为羊水、胎粪和乳汁吸入性肺炎，其中尤以胎粪吸入性肺炎为重，病死率高达25%以上。胎粪吸入性肺炎多见于严重宫内窘迫的婴儿，胎儿因缺氧排出胎粪，污染羊水，吸入后而发生肺炎。以足月小样儿和过期产儿多见。临床上常见为出生后不久或复苏后立即出现呼吸困难，表现为气促、呻吟、发绀和三凹征。重者可引起多种并发症包括呼吸衰竭、持续性肺动脉高压、急性呼吸窘迫综合征、气漏等。感染性肺炎可分为出生前、出生时和出生后感染，由细菌、病毒或其他病原体引起的肺部感染性疾病。出生前、出生时感染是通过血行传播或羊水感染所致。出生后感染是通过呼吸道途径或医源性传播所致。NICU中肺炎的发生率常高达10%。

二、诊断思路

（一）病史要点

1. 胎粪吸入性肺炎

（1）病史：常见于足月儿和过期产儿，多有胎儿宫内窘迫、羊水胎粪污染及出生窒息史。

（2）发病情况和症状：因产前或产时发生缺氧，刺激副交感神经引起胎儿排便，污染羊水，缺氧又刺激胎儿呼吸中枢，诱发喘息，胎儿吸入胎粪污染的羊水。临床表现主要为患儿出生后不久或复苏后即出现呼吸困难、呼吸急促，伴呻吟、三凹征，青紫明显，重者发展至呼吸衰竭。重症患儿因严重缺氧酸中毒发生肺动脉高压，持续胎儿循环，吸氧不能改善。如病情突然恶化、呼吸困难和青紫加重，提示并发气漏。本病常继发细菌感染。

2. 感染性肺炎

（1）病史：出生前感染可有孕妇妊娠晚期感染或胎膜早破史；出生时感染可有产程中吸入被病原菌污染的产道分泌物或断脐不洁史；出生后感染多因密切接触者有呼吸道感染史，或患儿有其他部位感染史及接受过侵入性操作史。

（2）致病因素：

①出生前感染性肺炎：病毒为最常见的病原体，如TORCH感染，细菌感染中以大肠埃希菌、克雷白菌、利斯特菌感染、B族链球菌、金黄色葡萄球菌等常见。肺炎常为宫内全身感染表现的一部分。

②出生时感染性肺炎：病原体与宫内吸入污染羊水所致肺炎相仿，细菌感染以革兰阴性杆菌多见，其他还有B族链球菌、巨细胞病毒、沙眼衣原体、解脲衣原体等，多见于发热、患绒毛膜羊膜炎孕妇娩出的新生儿。

③出生后感染性肺炎：病原体以细菌为主，致病菌种类多，以金黄色葡萄球菌、大肠埃希菌、深部真菌感染多见，但如克雷白菌、假单胞菌、表皮葡萄球菌等机会致病菌感染增多，呼吸道合胞病毒、流感病毒、肠道病毒等病毒感染也常见。

（3）发病情况和症状：宫内感染性肺炎通常在生后3天内起病，而分娩时或出生后感染要有一定潜伏期才出现症状。临床表现有体温不升或发热、反应低下、拒奶、气急、呻吟、发绀、呼吸暂停及进行性呼吸困难等。宫内感染患儿同时伴有全身感染症状，肺部体征出现较晚。产后感染性肺炎多以呼吸道症状首发。

（二）查体要点

1. 胎粪吸入性肺炎

患儿可有气促、呻吟、鼻翼扇动、皮肤发绀和三凹征现象，胸廓隆起，两肺呼吸音减低，可闻及湿啰音。脐带、皮肤、指趾甲被胎粪所黄染。重者可并发气漏或持续性肺动脉高压（PPHN）。

2. 感染性肺炎

患儿可有呼吸频率增快、呼吸困难或呼吸暂停、鼻扇、面色青紫、口吐白沫、严重者伴有吸气三凹征、黄疸、肝脾大、抽搐、昏迷等。听诊两肺呼吸音改变，可闻及干啰音、水泡音。

（三）辅助检查

1. 常规检查

（1）胎粪吸入性肺炎：

①血常规中白细胞增高提示并发细菌感染。

②血生化及电解质紊乱提示病情严重。

③血气分析可有不同程度的低氧血症、酸中毒（呼吸性、代谢性或混合性）。

④X线检查表现多样化，肺野密度增高，可见粗颗粒或片状、团块状、云絮状阴影，或呈节段性肺不张，伴肺气肿。重者可发生纵隔积气或气胸。

（2）感染性肺炎：

①外周血白细胞计数升高，中性粒细胞比例升高，血沉增快提示细菌感染，沙眼衣原体感染者嗜酸

粒细胞增多，弓形虫、部分巨细胞病毒感染者红细胞与血小板可降低。

②C 反应蛋白（CRP）升高提示细菌感染。

③有时气道吸出物涂片及培养或血培养可明确病原菌。

④严重病例血气分析血 pH 下降、PaO_2 降低、$PaCO_2$ 升高。

⑤血生化和电解质可异常。

⑥血中可检出病原体特异性 IgM 或抗原。

⑦细菌性肺炎者胸部 X 线片以支气管肺炎为主，可见两肺纹理增粗，边缘模糊，有斑片状或斑点状阴影，以两下肺多见。病毒性肺炎者胸片以间质性肺炎为主，肺纹理增多增粗，有网状阴影与小结节状阴影，可伴有肺气肿等。

2．其他检查

（1）超声波检查：心脏彩色多普勒超声可确定 PPHN 的存在。

（2）有条件时可作病毒或病原体分离、用对流免疫电泳、乳胶凝集试验、酶联免疫吸附测定、放射免疫测定、聚合酶链反应等方法快速正确作出病原学诊断。

（四）诊断标准

1．胎粪吸入性肺炎

（1）病史中多有宫内窘迫史和羊水胎粪污染史，常为足月产儿或过期产儿。

（2）皮肤、指（趾）甲常被胎粪所污染，出生后不久或复苏后立即出现呼吸困难，表现为气促、呻吟、发绀和三凹征。重者发展至呼吸衰竭。

（3）体检胸廓隆起，呼吸音减低或有湿啰音，重者可并发气漏或持续性肺动脉高压（PPHN）。

（4）X 线表现为肺气肿、肺不张和斑片状的实变阴影或弥散性渗出影，10%～20% 可出现气胸、纵隔积气。

（5）血气分析可有低氧血症、酸中毒（呼吸性、代谢性或混合性）。

2．感染性肺炎

（1）母亲有妊娠晚期感染史和（或）有羊膜早破史，患儿有吸入污染羊水、脐带或皮肤等感染史，或有感染接触史。

（2）体温不升或发热、反应低下、拒奶、气急、口吐白沫、鼻翼扇动、呻吟、发绀、呼吸暂停及进行性呼吸困难等。

（3）肺部闻及干、湿啰音，这在疾病早期可以阴性，常生后 12～48 h 后开始出现。

（4）宫内和分娩过程中感染发生的肺炎，胸部 X 线检查在出生后第 1 天表现可不明显，第 2 天或第 3 天才出现明显改变。X 线表现以支气管肺炎为主，呈点状或斑片状渗出阴影，大小不等，以两下肺、心膈角、左心后区多见。少数严重病例 X 线表现的小片状阴影可融合成大片状阴影，并可合并肺不张及肺气肿。

（5）白细胞计数和分类、血沉、CRP 等对评价新生儿感染性肺炎病原学有参考价值，如沙眼衣原体感染可有嗜酸粒细胞升高，细菌感染者白细胞、中性粒细胞、CRP 升高。

（6）气道吸出物培养或血培养阳性，病原体抗原或特异性 IgM 阳性。

3．分型诊断

（1）产前感染性肺炎：出生后 24 h 内发病，多有窒息史，窒息复苏后可见呼吸快、呻吟、反应差、体温不稳定，逐渐出现肺部湿啰音等表现。血行感染者缺乏肺部体征，血白细胞计数多正常，母有产前发热、胎膜早破等史。

（2）产时感染性肺炎：出生后数日至数周后发病，临床表现因感染的病原体不同而差别较大，且容易发生全身感染。脐血特异性 IgM 增高，或胃液及气管分泌物涂片、培养可阳性。

（3）产后感染性肺炎：起病较缓慢，常先有上呼吸道感染症状，继之出现呼吸急促、鼻扇、口吐白沫、发热、肺部湿啰音等表现。鼻咽分泌物培养、病毒分离或抗原检查可阳性，血特异性 IgM 可阳性。胸部 X 线表现为局灶性或弥漫性炎症。

（五）诊断步骤

诊断步骤见图 6-1。

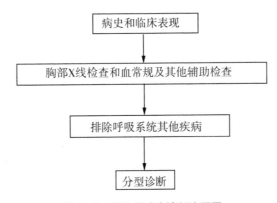

图 6-1　新生儿肺炎诊断流程图

（六）鉴别诊断

1. 新生儿呼吸窘迫综合征

以早产儿多见，无明显的羊水或胎粪污染史及吸入史。胸部 X 线呈肺野透亮度减低及支气管充气征象，无肺气肿表现。

2. 新生儿湿肺

无羊水污染史及吸入史。症状轻，胸部 X 线片显示肺泡、叶间或胸膜腔积液。

3. 胎粪吸入综合征

常与产时感染性肺炎合并存在，两者不易严格区别。前者有宫内窘迫、羊水污染史，出生后即出现呼吸困难。胸部 X 线片表现肺纹理增粗、斑点状阴影或肺气肿。后者可有体温波动，气道分泌物培养阳性，胸部 X 线呈小灶性或斑片状阴影。

4. 先天性心脏病

孕母常有妊娠期病毒感染史。体检心前区可闻及收缩期或（和）舒张期杂音。二维超声心动图可明确诊断。

5. 膈疝

出生后即出现阵发性呼吸急促及发绀。但腹部凹陷，患侧胸部呼吸音减弱甚至消失，闻及肠鸣音，胸部 X 线见患侧胸部有充气的肠曲或胃泡影及肺不张时明确诊断。

三、治疗措施

（一）经典治疗

1. 胎粪吸入性肺炎

（1）清理呼吸道，保持气道通畅：见到胎粪污染羊水时，应在胎头刚娩出而肩尚未娩出时，迅速吸净口腔、鼻咽部分泌物，并立即评价新生儿有无活力，有活力（心率＞ 100 次 /min、哭声响亮、肤色红润、肌张力好）者先观察，必要时复苏；若无活力者，胎儿娩出后不要急于刺激呼吸，助手应双手限制胸廓，不使之呼吸，抢救者迅速行直接喉镜行气管内吸引，深入地吸出气管内分泌物，直到吸清为止。在气道未吸清之前，切勿做正压通气，以免将胎粪污染物压向肺内。

（2）氧疗及机械通气：根据血气分析供氧，轻症者清理呼吸道后经面罩吸氧或用持续气道正压通气（CPAP）治疗数天可恢复。严重病例须机械通气，并根据胸片情况调节呼吸机参数，如胸片以肺不张为主，血气分析 PaO_2 明显降低时，选较高的最大吸气压力（PIP）25 ～ 30 cmH_2O，呼气末正压（PEEP）不超过 5 cmH_2O；如胸片以肺气肿为主或血气分析以 $PaCO_2$ 增高为主，则 PIP 应稍降低至 20 ～ 25 cmH_2O，PEEP 为 3 cmH_2O，呼吸频率稍快，40 ～ 50 次 /min，并适当延长呼气时间，以维持

PaO_2 60 ~ 80 mmHg 或 $TcSO_2$ 90% ~ 95%。少数重度患儿常频通气无效或已发生气漏时，可改用高频通气有效。

（3）抗生素治疗：继发感染时，可根据气道吸出物、血培养结果选用有效抗生素治疗。

（4）对症治疗：

①肺表面活性物质（PS）应用：肺内胎粪抑制 PS 合成，在生后 6 h 内气道内注入 PS，每次 150 mg/kg，每 6 ~ 12 h 1 次，可用 3 ~ 4 次。大量胎粪吸入者可用生理盐水肺灌洗，然后用 PS 治疗。

②纠正酸中毒：改善通气后，用碳酸氢钠纠正酸中毒。碳酸氢钠 mL 数 =－BE× 体重 ×0.5。轻度酸中毒时可通过改善循环加以纠正。

③PPHN 治疗：可用酚妥拉明，首剂 1 ~ 2 mg/kg 静脉滴注，然后以每小时 0.5 ~ 1 mg/kg 维持。前列环素每分钟 20 ng/kg 静脉滴注维持，如无效可逐渐增至每分钟 60 ng/kg。也可氧化亚氮（NO）吸入，先用 5×10^{-6} ppm，如疗效不好可逐渐增至（10 ~ 20）$\times 10^{-6}$ ppm，然后逐渐减少，维持 3 ~ 4 天。也可应用硫酸镁，浓度 5%，首剂 200 mg/kg，在 30 min 内静脉滴注，然后以每小时 20 ~ 50 mg/kg 维持，注意心率、呼吸、血压。另外，机械通气的快频率可使血 pH 值升高，用于降低肺动脉高压，治疗 PPHN。对机械通气失败者国外应用高频震荡通气（HFOV）体外膜肺（ECMO）或液体通气（LV）等治疗。

④护理：注意保暖，供给营养和液量，水的需要量为 80 ~ 100 mL/（kg·d），保证内环境稳定。不能经口喂养者可鼻饲或静脉滴注营养液，维持血压、血糖、血气正常。严密观察病情进展。

⑤并发气胸或纵隔积气时，轻者可等待其自然吸收，重者应立即穿刺抽气或胸腔插管闭式引流。

2. 感染性肺炎

（1）呼吸道管理：气管分泌物多时给予雾化吸入、吸痰、定期翻身拍背等胸部物理治疗，保持呼吸道通畅。

（2）供氧：有低氧血症时可根据病情选择不同方式给氧，呼吸衰竭时行机械通气，使 PaO_2 维持在 50 ~ 80 mmHg。

（3）抗病原体治疗：应及时做痰培养，根据药敏选用抗生素。宫内或分娩过程中感染的肺炎，多为大肠杆菌等感染所致，选用针对革兰阴性杆菌的抗生素，如氨苄西林、头孢噻肟等。产后感染者多为金黄色葡萄球菌、大肠杆菌等所致，选用广谱抗生素如头孢呋辛、头孢曲松。获得药敏试验结果后可进行调整。医院内感染者耐药菌株较多，应根据药敏试验结果选用。沙眼衣原体或解脲支原体肺炎可用大环内酯类抗生素。病毒感染者可用抗病毒药物，如利巴韦林雾化吸入，或 α 干扰素 20 万 ~ 100 万 U/d，肌内注射，连用 5 ~ 7 日。

（4）对症治疗：

①注意保暖，合理喂养，供给足够的营养与液体，常用血浆、氨基酸、脂肪乳等供应热量及营养，总液量控制在每日 60 ~ 100 mL/kg，保持水、电解质及酸碱平衡。有酸中毒时须测血气分析，予以监控。呼吸性酸中毒在供氧后可以纠正，代谢性酸中毒须补充碳酸氢钠予以纠正。

②免疫疗法：重症肺炎及极低出生体重儿可辅以免疫疗法，如静脉滴注免疫球蛋白 400 mg/（kg·d），连用 3 ~ 5 日，或应用重组粒细胞集落刺激因子，提高患儿的抗病能力。

③出现胸腔积液、脓气胸时可立即行闭式引流、抽气排脓等。

（二）治疗措施

1. 胎粪吸入性肺炎

治疗措施见图 6-2。

2. 感染性肺炎

治疗措施见图 6-3。

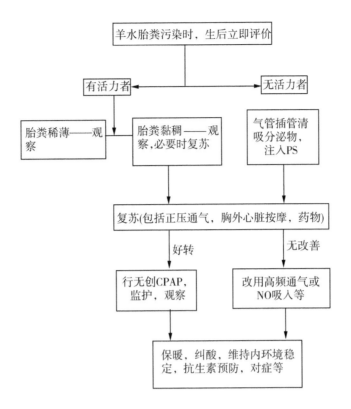

图 6-2　胎粪吸入性肺炎治疗流程图

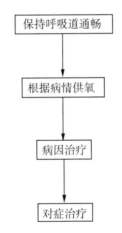

图 6-3　感染性肺炎治疗流程图

四、预后

新生儿肺炎目前根据临床实践，将其分为吸入性肺炎和感染性肺炎两大类，两类肺炎可独立存在，也可先后发生或同时并存。在吸入性肺炎中，以胎粪吸入性肺炎为重，预后差。其预后与出生时窒息程度、复苏措施是否得当、吸入胎粪的多少、有否发生大量气胸和纵隔气肿，以及炎症及肺不张范围的大小、治疗措施是否得当有力有关。国内报道胎粪吸入性肺炎发病率为 0.2% ~ 2.2%，病死率为 7% ~ 15.2%；国外报道发病率为 1% ~ 9.2%，病死率为 4.2% ~ 28%。感染性肺炎，其疾病严重程度与感染的时间有关，感染时间越早，预后越差。出生前感染性肺炎比较严重，有的出生时即为死胎。出生后感染性肺炎发生率在新生儿肺炎中却最高，亦是新生儿死亡的重要原因。据统计，围生期感染性肺炎病死率为 5% ~ 20%。

第三节　新生儿胎粪吸入综合征

胎粪吸入综合征（meconium aspiration syndrome，MAS）据统计占活产新生儿的 1.2% ～ 1.6%，本病发生于足月儿、小于胎龄儿及过期产儿；早产儿（尤其胎龄＜ 34 周者）虽有严重窒息，在宫内也不排胎粪。此类婴儿病史中，常有围生期窒息史，母亲常有产科并发症，分娩时常有产程延长及羊水胎粪污染史，如在妊娠末期或产时能做好胎心监护，产房能做好吸引，常可避免大量胎粪吸入，急慢性缺氧（或）感染均可造成宫内排出胎粪，在应激状态下宫内产生喘气可吸入大量胎粪污染羊水。

一、病因及发病机制

急、慢性宫内缺氧可导致肠系膜血管收缩，肠道缺血，肠蠕动亢进，肛门括约肌松弛而引起宫内排胎粪，宫内缺氧胎儿呼吸时可吸入已被胎粪污染的羊水，婴儿前几次呼吸可将在上呼吸道含胎粪小颗粒的羊水吸入细支气管，产生小节段性肺不张，局限性阻塞性肺气肿及化学性肺炎，使肺的通气、血流比例失调，影响气体交换，造成严重呼吸窘迫，甚或并发气胸及持续肺动脉高压，胎粪吸入综合征患儿约有 1/3 并发肺动脉高压，在宫内脐带长时间受压可导致肺血管重构造成持续肺动脉高压（图 6-4）。

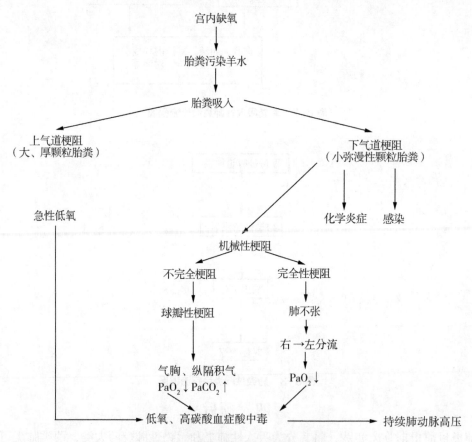

图 6-4　胎粪吸入综合征的病理生理

二、临床表现

婴儿出生时皮肤常覆盖胎粪，指、趾甲及脐带为胎粪污染呈黄、绿色，经复苏，建立自主呼吸后不久即出现呼吸困难、青紫。当气体滞留于肺部时，因肺部过度扩张可见胸廓前、后径增宽呈桶状，听诊可闻粗大啰音及细小捻发音；出生时有严重窒息者可有苍白和肌张力低下，由于严重缺氧可造成心功能不全、心率减慢，末梢循环灌注不足及休克表现。10% ～ 20% 可伴有气胸及纵隔积气，严重病例当并发持续胎儿循环时呈严重青紫。多数病例于 7 ～ 10 天恢复。

三、X 线表现

1. 轻型

肺纹理增粗，呈轻度肺气肿，横膈轻度下降，诊断需结合病史及临床，常仅需吸入低于 40% 氧，吸氧时间 < 48 h。

2. 中型

肺野有密度增加的粗颗粒或片状、团块状、云絮状阴影；或有节段肺不张及透亮充气区，心影常缩小，常需吸入 > 40% 氧，持续吸氧时间 > 48 h，但无气漏发生。

3. 重型

两肺有广泛粗颗粒阴影或斑片云絮状阴影及肺气肿现象，有时可见肺不张和炎症融合形成大片状阴影，常并发气胸或纵隔积气，需机械通气治疗，持续通气时间常超过 48 h，常伴肺动脉高压。

四、治疗

1. 清理呼吸道

见到胎粪污染羊水时，于婴儿胸部娩出前清理口、鼻、咽分泌物，用大口径吸管吸出含胎粪的黏液、羊水，窒息如无活力婴儿出生时立即在喉镜下用胎粪吸引管作气管内吸引，然后再按复苏步骤处理，必要时需再次气管插管吸引。如自主呼吸有力可拔除气管插管，继续观察呼吸症状，同时摄胸片了解肺部吸入情况。生后的头 2 h 内，每 30 min 行胸部物理治疗及吸引一次，如有呼吸道症状出现，胸部 X 线片有斑片阴影时，以后每隔 3 ~ 4 h 作胸部物理治疗及吸引一次。

2. 一般处理及监护

应注意保温，需将患儿置于合适的中性环境温度中；有呼吸系统症状者应进行血氧监测，可作血气或以经皮测氧仪或脉搏血氧饱和度仪监测氧合状态，及时处理低氧血症，如有严重低氧血症疑并发持续肺动脉高压时，如条件许可应作脐动脉插管。严重窒息者应每隔 2 h 监测血压 1 次，当有低血压，灌流不足及心搏出量不足表现时，可输入生理盐水，必要时可考虑血浆或 5% 白蛋白；对于严重窒息患儿尚需精确记录尿量，为防止脑水肿及肾衰竭，需限制液体，生后第 1 天给液量为 60 mL/kg，第 2 天根据尿量可增加至 60 ~ 80 mL/kg，有代谢性酸中毒者应以碳酸氢钠纠正。此外尚需监测血糖及血钙，发现异常均应及时纠正。

3. 氧疗

物理治疗过程中需同时供氧，证实有低氧血症时应给予头罩湿化、加湿吸氧，随时调整吸入氧浓度，使血氧分压保持在 6.65 kPa 以上，因持续低氧会造成肺血管痉挛并发持续肺动脉高压。

4. 机械通气

严重病例当吸入氧浓度增加至 60%，而 PaO_2 < 6.65 kPa 或 $PaCO_2$ > 7.98 kPa 时需机械通气治疗，呼吸机应用参数各家报道并不完全一致，但为防止空气进一步滞留于肺内不能用太高呼气末正压，推荐用 0.196 ~ 0.39 kPa（2 ~ 4 cmH_2O，1 cmH_2O=0.098 kPa），有人认为可用较高吸气峰压 2.94 ~ 3.43 kPa（30 ~ 35 cmH_2O），呼吸频率 20 ~ 25 次 /min，吸气时间 0.4 ~ 0.5 s，应有足够呼气时间；也有人认为开始呼吸机设置可为：吸入氧浓度 0.8，呼吸频率 60 次 /min，吸气峰压 2.45 kPa，呼气末正压 0.29 kPa。某些患儿对较快的通气频率及较短的吸气时间（每次 0.2 s）反应良好，常规呼吸机治疗失败或并发气漏时，改用高频振荡通气常能取得良好效果。呼吸机应用过程中如有躁动需同时用镇静剂或肌肉松弛剂，胎粪吸入综合征患儿在机械通气时，随时应警惕气胸之发生，需准备好抽气注射器及排气设备。

5. 药物治疗

胎粪会加速细菌生长，故当 X 线胸片显示肺部有浸润变化时应常规给予广谱抗生素治疗，必要时作气管分泌物细菌培养。

6. 严重低氧血症病例

经上述处理不能使低氧改善时，常并发持续肺动脉高压。

五、预防

对于有胎盘功能不良的孕妇如妊娠毒血症或高血压等，或已确诊为小于胎龄儿及过期产儿时，在妊娠末近分娩期应做胎心监护，发现胎粪污染羊水时，应做好吸引胎粪及复苏准备，力争建立第 1 次自主呼吸前，吸出咽喉部及气管内胎粪。

第四节　新生儿呼吸窘迫综合征

一、概述

新生儿呼吸窘迫综合征（neonatal respiratory distress syndrome，NRDS）又称为新生儿肺透明膜病（hyaline membrane disease，HMD），是由于肺表面活性物质不足而引起的新生儿疾病，在我国其发病率约为 1%，较欧美国家低。本病多发生在胎龄小于 35 周的早产儿，尤以胎龄小于 32 周、出生体重低于 1 500 g 者为多见，病死率可达 25%。胎龄越小发病率越高。近年来由于诊断技术的进步、表面活性物质替代物质的应用，病死率已逐年下降。其发病是由于早产、缺氧、低体重、孕妇患糖尿病等多种因素造成肺表面活性物质不足，加之低氧血症造成血管痉挛，使肺血液灌注量不足，血管通透性增加，最终促使肺透明膜形成所致。而低体重儿由于其肺的成熟度差，母亲糖尿病时其血中高浓度胰岛素能拮抗肾上腺皮质激素的，可延迟胎儿的肺成熟，造成表面活性物质不足而引起本病。其发病率比正常高 5 ~ 6 倍。

二、诊断思路

（一）病史要点

1. 出生史

肺表面活性物质在胎龄 20 ~ 24 周时初现，35 周后始迅速增加，故本病多见于早产儿，出生时胎龄越小，发病率越高。在围生期窒息，急性产科出血如前置胎盘、胎盘早剥、双胎第二婴和母亲低血压时，肺透明膜病的发生率均显著增高。糖尿病母亲，婴儿由于胰岛素拮抗肾上腺皮质激素对卵磷脂的合成作用，肺成熟延迟，其肺透明膜病的发生率可增加 5 ~ 6 倍。剖宫产婴儿因减除了正常分娩时子宫收缩使肾上腺皮质激素分泌增加而促进肺成熟的作用，故肺透明膜病的发生率亦明显高于正常产者。

2. 发病情况与症状

NRDS 患儿出生时或生后不久（4 ~ 6 h 内）即出现呼吸急促（呼吸频率 > 60 次 /min）、呼气呻吟声、鼻翼和吸气性三凹征等典型体征；由于低氧血症，表现为发绀，严重时面色青灰，并常伴有四肢松弛；心音由强转弱，有时在胸骨左缘可听到收缩期杂音；肝可增大；肺部听诊早期多无阳性发现，以后可闻及细湿啰音。

（二）查体要点

（1）出生时哭声正常，4 ~ 6 h 后出现呼吸频率增快（> 60 次 /min）、呼气性呻吟、吸气性三凹征、鼻翼扇动、青紫及呼吸不规则，并呈进行性加重。两肺呼吸音减低，四肢肌张力降低。

（2）常伴有四肢松弛。

（3）心音由强转弱，有时在胸骨左缘可听到收缩期杂音。

（4）肺部听诊早期多无阳性发现，以后可闻细湿啰音。

（5）肝脏可增大。

（三）辅助检查

1. 常规检查

（1）血常规检查。

（2）血气分析：PaO_2 下降，$PaCO_2$ 升高，酸中毒时碱剩余（BE）减少。

（3）X 线检查：两侧肺野普遍性透光度下降，呈毛玻璃状（称为"白肺"），有支气管充气征。

2．其他检查

胃液振荡试验：患儿检查结果为阴性，提示肺表面活性物质缺乏。

（四）诊断标准

根据生后 24 h 胸片特点即可诊断，必要时可做胃液振荡试验。还应注意可能有肺部感染同时存在。出生后 12 h 候开始出现呼吸困难者一般不考虑本病；但轻症患儿也可较晚起病，有迟至 24 ~ 48 h 者。

具有下述第（1）、（2）、（3）、（4）项，伴或不伴第（5）项，可诊断为新生儿呼吸窘迫综合征。

（1）多见于早产儿、剖宫产儿、窒息新生儿、低体重儿或母亲为糖尿病的新生儿。

（2）出生时正常，4 ~ 6 h 后出现呼吸频率增快（＞60次/min），出现呼气性呻吟、吸气性三凹征、鼻翼扇动、青紫及呼吸不规则，并呈进行性加重；两肺呼吸音减低，四肢肌张力降低。

（3）血气分析 PaO_2 下降，$PaCO_2$ 升高，酸中毒时碱剩余（BE）减少。胃液振荡试验阴性。

（4）X 线检查两侧肺野普遍性透光度下降，呈毛玻璃状，有支气管充气征。

（5）排除其他原因或疾病引起的新生儿呼吸增快或不规则，如新生儿湿肺、肺炎等。

（五）诊断步骤

诊断步骤见图 6-5。

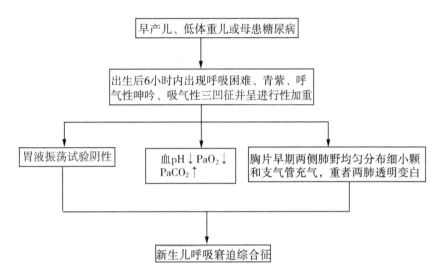

图 6-5　新生儿呼吸窘迫综合征诊断流程图

（六）鉴别诊断

1．湿肺

多见于足月儿或剖宫产儿，其症状轻、病程短、预后好，胃液振荡试验阳性，胸片无肺透明膜病的表现，肺淤血和叶间积液较常见。

2．颅内出血

缺氧引起者多见于早产儿，产伤引起者多见于足月儿，表现为呼吸抑制或不规则，神经系统症状抑制或兴奋。头颅 CT 检查可确诊。

3．B 族 β 溶血性链球菌感染

本病极似呼吸窘迫综合征，但本病患儿有胎膜早破或产程延长史，或妊娠后期母亲有感染史，母亲宫颈拭子培养示 B 族 β 溶血性链球菌阳性。只要及时做血培养、患儿胃液或气管分泌物镜检或培养，可发现链状排列的革兰阳性球菌。

4．胎粪吸入性肺炎

多见于足月儿和过期产儿，有窒息史和胎粪吸入史，胃液振荡试验阳性，胸片有不规则的斑片状阴影，肺气肿明显。

三、治疗措施

应及早治疗，进行呼吸支持以纠正低氧血症，同时纠正酸碱平衡紊乱，保证营养的供给，使用肺泡表面活性物质，保证患儿安全度过 72 h 危险阶段。

（一）经典治疗

1. 一般治疗

注意保暖与能量供应，应行静脉营养。

2. 基本治疗

（1）呼吸支持：患儿在出生后不久出现呼吸困难与呼吸性呻吟时，常可发展为呼吸衰竭，为此须进行呼吸支持。

①持续气道正压呼吸（CPAP）给氧：一旦发生呼吸性呻吟应给予 CPAP，CPAP 可使肺泡在呼气末保持一定的压力，以增加功能残气量，防止肺泡萎缩，增加肺泡气体交换面积，减少肺内分流，从而改善缺氧状态。

②机械通气：对反复性呼吸暂停、自主呼吸较表浅、CPAP 压力超过 7 cmH_2O 仍无效或 $PaCO_2$ 仍升高者，应及时使用机械通气。

（2）表面活性物质（PS）替代治疗：表面活性物质一般每次用 100 ~ 200 mg/kg，早期给药是治疗成功的关键，约需使用 2 次，间隔时间为 10 ~ 12 h。将表面活性物质经气管插管注入肺内，分仰卧、左侧位和右侧位等不同体位均等注入。

（3）抗生素治疗：若与肺部 B 族 β 溶血性链球菌感染不易鉴别时可加用青霉素治疗。

（4）保持内环境稳定：由于本病均存在严重缺氧、高碳酸血症等因素，可引起水、电解质紊乱和酸碱平衡失调，应及时纠正，纠正代谢性酸中毒可给予 5% 碳酸氢钠溶液，所需量（mL）=BE（负值）× 体重（kg）×0.5。

（5）并发症的治疗：

①动脉导管未闭：可用吲哚美辛（消炎痛），首剂 0.2 mg/kg，第 2 剂和第 3 剂则改为 0.1 mg/kg，每剂间隔 12 h，静脉滴注或栓剂塞肛。

②持续肺动脉高压：可用酚妥拉明、妥拉唑林、前列环素及吸入氧化亚氮（NO）等治疗。

③低血压、少尿：可静脉滴注多巴胺每分钟 3 ~ 5 μg/kg，或多巴酚丁胺每分钟 8 ~ 10 μg/kg 维持。

（二）治疗措施

治疗措施见图 6-6。

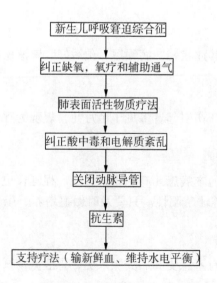

图 6-6 新生儿呼吸窘迫综合征治疗流程图

四、预后

新生儿呼吸窘迫综合征的病情重，病死率较高。近年来由于机械通气技术的改善，加上 PS、NO 吸入以及 ECMO、LV 等技术的应用，发达国家新生儿呼吸窘迫综合征的病死率已明显下降，一般为 20% ~ 30%，国内病死率较前也有所下降，但仍达 50% ~ 60%。如机械通气技术使用得当，使患儿能度过呼吸衰竭关，则病死率可明显下降。X 线胸片提示病变为 Ⅰ ~ Ⅱ 级即给予积极治疗，则预后较好，如果已发生严重的呼吸衰竭，且 X 线胸片提示为"白肺"方开始治疗，则病死率很高。

第七章

儿科呼吸系统疾病

第一节 急性上呼吸道感染

急性上呼吸道感染即普通感冒，是指喉部以上呼吸道的鼻和咽部的急性感染，国际上通称急性鼻咽炎，俗称伤风或感冒，是小儿时期最常见的疾病，有一定的传染性，主要是鼻咽部黏膜炎的局部症状及全身感染症状。婴幼儿患感冒后，往往全身症状重而局部症状轻，炎症易向邻近器官扩散而引起中耳炎、肺炎等并发症，故需及早诊治。

一、病因

1. 常见病原体

各种病毒和细菌均可引起，但90%以上为病毒，主要有鼻病毒、RSV、FluV、paraFluV、ADV等。病毒感染后易继发溶血性链球菌、肺炎链球菌、流感杆菌等细菌感染。近年来MP亦不少见。

2. 诱因

过敏体质、先天性免疫缺陷或后天性免疫功能低下及受凉、过度疲劳、居室拥挤、大气污染、直接或间接吸入烟雾、呼吸道黏膜的局部防御能力降低时容易发病。婴幼儿时期由于上呼吸道的解剖和免疫特点而易患本病。营养不良性疾病，如维生素D缺乏性佝偻病、亚临床维生素A、锌或铁缺乏症等，或护理不当，气候改变和环境不良等因素则易发生反复上呼吸道感染或使病程迁延。

二、临床表现

由于年龄大小、体质强弱及病变部位的不同，病情的缓急、轻重程度也不同。一般年长儿症状较轻，婴幼儿重症较多。轻者只有鼻部症状，如流涕、鼻塞、喷嚏等，也可有流泪、轻咳、咽部不适，可在3～4天内自然痊愈。如炎症涉及鼻咽部，常有发热（持续3～7天），咽部肿痛，扁桃体、颌下或颈部淋巴结肿大，恶心、呕吐、腹泻等。重者可突然高热达39～40 ℃或以上，发冷、头痛、全身乏力、精神不振、食欲减退、睡眠不安、咳嗽频繁、咽部红肿或有疱疹及溃疡。有的扁桃体肿大，出现滤泡和脓性渗出，咽痛和全身症状均加重，鼻咽分泌物由稀薄变黏稠。热重者可出现惊厥等。临床上可见两种特殊类型：①疱疹性咽峡炎：病原体为柯萨奇A组病毒，好发于夏秋季，起病急骤，临床表现为高热、咽痛、流涎、厌食、呕吐等。体检可发现咽部充血，在咽腭弓、软腭、腭垂的黏膜上可见数个至十数个2～4 mm大小灰白色的疱疹，周围有红晕，1～2天后破溃形成小溃疡。疱疹也可发生于口腔的其他部位。病程为1周左右。②结合膜热：以发热、咽炎、结膜炎为特征，病原体为腺病毒3、7型，好发于春夏季，散发或发生小流行，临床表现为高热、咽痛、流泪、眼部刺痛，有时伴消化道症状。体检发现咽部充血，可见白色点块状分泌物，周边无红晕，易于剥离。一侧或双侧滤泡性眼结合膜炎，可伴球结合膜出血，颈及耳后淋巴结增大。病程1～2周。

三、诊断与鉴别诊断

（一）实验室检查

病毒感染者白细胞计数正常或减少，中性粒细胞减少，淋巴细胞计数相对增多。病毒分离和血清学检查可明确病因，近年来免疫荧光、免疫酶学及分子生物学技术可做出早期诊断。细菌感染者白细胞总数、中性粒细胞增多，CRP阳性。在使用抗菌药物前行咽拭子培养可发现致病菌。链球菌引起者于2～3周后ASO效价可增高。

（二）鉴别诊断

根据临床表现一般不难诊断，但应尽量判明是病毒性或细菌性，以便指导治疗。常需与以下疾病鉴别。

1. 流行性感冒

由FluV、para FluV引起，有明显的流行病史，局部症状较轻，全身症状较重，常有高热、头痛、四肢肌肉酸痛等，病程较长，并发症较多。

2. 急性传染病早期

上感常为各种传染病的前驱表现，如麻疹、流脑、百日咳、猩红热等。应结合流行病史、临床表现及实验室资料等综合分析，并观察病情演变加以鉴别。

3. 消化道疾病

婴幼儿感冒往往有呕吐、腹痛、腹泻等消化系统症状，可误诊为胃肠道疾病，必须慎重鉴别。伴腹痛者应注意与急性阑尾炎鉴别。后者腹痛常先于发热，腹痛部位以右下腹为主，呈持续性，有固定压痛点、反跳痛及腹肌紧张、腰大肌试验阳性等，白细胞及中性粒细胞增多。

4. 过敏性鼻炎

常打喷嚏、流清涕，但不发热，咽常痒而不痛，鼻黏膜苍白水肿，鼻腔分泌物涂片示嗜酸性粒细胞增多，支持过敏性鼻炎的诊断。

四、治疗

1. 一般治疗

病毒性上感，应告诉患者该病的自限性和治疗的目的，防止交叉感染及并发症。注意休息，给予有营养而易消化的食物，多饮水和补充大量维生素C，保持室内空气新鲜和适当的温度与湿度等。

2. 抗感染治疗

①抗病毒药物：大多数上呼吸道感染由病毒引起，可试用利巴韦林（病毒唑）10～1.5 mg/（kg·d），口服或静脉滴注；或20 mg含服，每2 h/1次，3～5天为一疗程；亦可试用双嘧达莫5 mg/（kg·d），分2～3次口服，3天为一疗程，或用麻甘颗粒、金振口服液、清热解毒软胶囊、黄栀花口服液或正柴胡饮等治疗。②抗生素类药物：细菌性上感或病毒性上感继发细菌感染者可选用抗生素治疗，小婴儿、持续高热、中毒症状明显者指征可以放宽，常选用青霉素类、第1、第2代头孢，复方甲基异噁唑及大环内酯类抗生素等。咽拭子培养阳性结果有助于指导抗菌治疗。若证实为链球菌感染，或既往有风湿热、肾炎病史者，青霉素疗程应为10～14天。

3. 对症治疗

①发热：体温38 ℃以内，一般可不处理。高热或有热惊厥史者应积极降温。可以乙醇擦浴，头部冷敷，冷水灌肠，推拿按摩。高热时可口服泰诺、托恩、巴米尔或来比林等注射，安乃近滴鼻，小儿解热栓肛门塞入，均有良好的降温作用。一般不常规用激素类药物治疗。②镇静止痉：发生高热惊厥者可予以镇静、止惊等处理；烦躁时苯巴比妥每次2～3 mg/kg，口服，或异丙嗪每次0.5～1 mg/kg，口服或肌内注射；抽搐时可用10%水合氯醛每次40～60 mg/kg灌肠，或苯巴比妥钠每次5～8 mg/kg，肌内注射。③鼻塞：轻者不必处理，影响哺乳时，可于授乳前用稀释后0.5%麻黄碱1～2滴滴鼻。④止咳化痰：可用小儿伤风止咳糖浆、复方甘草合剂、金振口服液、消积止咳口服液、肺热咳喘口服液、强力枇杷露、百部止咳糖浆、止咳桃花散、蛇胆川贝液、急支糖浆、

鲜竹沥、枇杷露等口服，咽痛可含服银黄含片、含碘喉片等。⑤中药：辨证施治，疗效可靠。风寒感冒：多见于较大儿童的感冒初期。证见恶寒、发热、无汗、鼻流清涕、全身疼痛、咳嗽有痰、舌质淡红、舌苔薄白、脉浮紧等。宜辛温解表。用藿香9g、菊花9g、苏梗6g、荆芥穗6g、连翘9g、生石膏15g，水煎服，或用小青龙汤、清热解毒口服液、麻甘颗粒等。风热感冒：多见于婴幼儿，发热重，出汗而热不退、鼻塞、流黄涕、面红、咽肿、咳嗽有痰，舌苔薄白或黄白，脉浮数或滑数。宜辛凉解表、清热解毒。表热重者用双花9g、连翘9g、薄荷6g、板蓝根9g、牛蒡子9g、生石膏15g；里热重者用双花9g、连翘9g、菊花9g、青黛3g、地骨皮9g、白薇9g、生地9g、板蓝根9g、生石膏15g。水煎后分2～3次口服，服药困难者可鼻饲，亦可直肠灌注，每日3次，每次30～40mL。轻症可用银翘散，复方犀羚解毒片、维C银翘片、桑菊感冒片、板蓝根冲剂、金振口服液、肺热咳喘口服液、清热解毒口服液等中成药。

五、预防

①加强体育锻炼，多做户外活动，保持室内空气新鲜，增强身体抵抗力，防止病原体入侵；②根据气候适当增减衣服，加强护理，合理喂养，积极治疗佝偻病和营养不良；③感冒流行时不带孩子去公共场所，托儿所或家中，可用食醋5～10mL/m³加水1～2倍，加热熏蒸至全部气化，每日一次，连续5～7天；④药物：感冒流行期或接触感冒患者后可用病毒唑滴鼻或/和口服大青叶合剂、返魂草、犀羚解毒片等预防。平时应用免疫调节剂提高机体抗病能力。

第二节 急性感染性喉炎

一、概述

急性感染性喉炎（acute infectious laryngitis）为喉部黏膜急性弥漫性炎症，可发生于任何季节，以冬春季为多，常见于婴幼儿，多为急性上呼吸道病毒或细菌感染的一部分，或为麻疹、猩红热及肺炎等的前驱症或并发症。病原多为病毒感染，细菌感染常为继发感染。多见于6个月至4岁小儿。由于小儿喉腔狭小，软骨支架柔软，会厌软骨窄而卷曲，黏膜血管丰富，黏膜下组织疏松等解剖特点，因此炎症时局部易充血水肿，易引起不同程度的喉梗阻；部分患儿因神经敏感，可因喉炎刺激出现喉痉挛。严重喉梗阻如处理不当，可造成窒息死亡，故医生及家长必须对小儿喉炎引起重视。

二、诊断

（一）病史要点

有无发热，咳嗽是否有犬吠样声音，有无声音嘶哑，有无吸气性喉鸣、呼吸困难及青紫等。有无异物吸入。有无佝偻病史，有无反复咳喘病史，有无支气管异物史。有无先天性喉喘鸣（喉软骨软化病），询问生长发育情况，是否接种过白喉疫苗。父母有无急慢性传染病史，有无过敏性疾病家族史。

（二）查体要点

检查咽喉部是否有明显充血，有无白膜覆盖。注意呼吸情况，有无吸气性呼吸困难、三凹征、鼻翼扇动、发绀，有无心率加快。肺部听诊可闻及吸气性喉鸣声，但重度梗阻时呼吸音几乎消失。检查有无先天性喉喘鸣的表现，先天性喉喘鸣的患儿吸气时喉软骨下陷，导致吸气性呼吸困难及喉鸣声，在感染时症状加重，可伴有颅骨软化等佝偻病的表现。

（三）辅助检查

1. 常规检查

血常规中白细胞计数可正常或偏低，CRP正常。细菌感染者血白细胞升高，中性粒细胞比例升高，CRP升高。咽拭子或喉气管吸出物做细菌培养可阳性。

2．其他检查

间接喉镜检查可见声带肿胀，声门下黏膜呈梭形肿胀。

（四）诊断标准

（1）发热、声嘶、犬吠样咳嗽，重者可致失音和吸气时喉鸣。体检可见咽喉部充血，严重者有面色苍白、发绀、烦躁不安或嗜睡、鼻翼翕动、心率加快、三凹征，呈吸气性呼吸困难，咳出喉部分泌物后可稍见缓解。

（2）排除白喉、喉痉挛、急性喉气管支气管炎、支气管异物等所致的喉梗阻。

（3）间接喉镜下可见声带肿胀，声门下黏膜呈梭形肿胀。

（4）细菌感染者咽拭子或喉气管吸出物做细菌培养可阳性。

具有上述第（1）（2）项可临床诊断为急性感染性喉炎，如同时具有第（3）项可确诊，如同时具有第（4）项可做病原学诊断。

（5）喉梗阻分度诊断标准：

Ⅰ度：患者安静时无症状体征，仅于活动后才出现吸气性喉鸣及呼吸困难，肺呼吸音清晰，心率无改变。三凹征可不明显。

Ⅱ度：患儿在安静时出现喉鸣及吸气性呼吸困难，肺部听诊可闻喉传导音或管状呼吸音，心率较快120～140次/min。三凹征明显。

Ⅲ度：除Ⅱ度喉梗阻症状外，患儿因缺氧而出现阵发性烦躁不安、口周和指端发绀或苍白、双眼圆睁、惊恐万状、头面出汗。肺部听诊呼吸音明显降低或听不到，心音较钝，心率加快140～160次/min，三凹征显著。血气分析有低氧血症、二氧化碳潴留。

Ⅳ度：经过对呼吸困难的挣扎后，患儿极度衰弱，呈昏睡状或进入昏迷。由于无力呼吸，表现呼吸浅促、暂时安静、三凹征反而不明显，面色苍白或青灰，肺部听诊呼吸音几乎消失，仅有气管传导音。心音微弱、心率或快或慢或不规律。血气分析有低氧血症、二氧化碳潴留。

（五）诊断步骤

诊断步骤：犬吠样咳嗽等临床症状→询问病史：有无发热、声音嘶哑、异物吸入、哮喘史→体格检查：吸气性三凹征、表紫等症状→辅助检查：血常规、CRP、喉镜→确诊急性喉炎。

（六）鉴别诊断

根据病史、体征排除白喉、喉痉挛、急性喉气管支气管炎、支气管异物等所致的喉梗阻。

三、治疗

（一）经典治疗

1．一般治疗

保持安静及呼吸道通畅，轻者进半流质或流质饮食，严重者可暂停饮食。缺氧者吸氧。保证足量液体和营养，注意水电解质平衡，保护心功能，避免发生急性心力衰竭。

2．药物治疗

（1）对症治疗：每2～4 h做1次雾化吸入，雾化液中加入1%麻黄碱10 mL、庆大霉素4万U、地塞米松2～5 mg、盐酸氨溴索15 mg；也可雾化吸入布地奈德2～4 mg、肾上腺素4 mg。痰黏稠者可服用或静脉滴注化痰药物如沐舒坦，高热者予以降温，烦躁不安者宜用镇静剂如苯巴比妥、水合氯醛、地西泮、异丙嗪等。异丙嗪不仅有镇静作用，还有减轻喉头水肿的作用，氯丙嗪则使喉肌松弛，加重呼吸困难，不宜使用。

（2）控制感染：对起病急，病情进展快，难以判断系病毒感染或细菌感染者，一般给予全身抗生素治疗，如青霉素类、头孢菌素类、大环内酯类抗生素等。

（3）糖皮质激素：宜与抗生素联合使用。Ⅰ度喉梗阻可口服泼尼松，每次1～2 mg/kg，每4～6 h 1次，呼吸困难缓解即可停药。>Ⅱ度喉梗阻用地塞米松，起初每次2～5 mg，静脉推注，继之按每日1 mg/kg静脉滴注，2～3日后症状缓解即停用。也可用氢化可的松，每次5～10 mg/kg静脉滴注。

3. 手术治疗

对经上述处理仍有严重缺氧征象，有＞Ⅲ度喉梗阻者，应及时做气管切开术。

（二）治疗步骤

治疗步骤：保证呼吸道畅通→吸氧→激素吸入或静脉使用抗感染→气管切开。

四、预后评价

多数患儿预后良好，病情严重、抢救不及时者，可造成窒息死亡。

五、最新进展与展望

近年来，随着儿科气管插管机械通气技术的成熟，气管插管机械通气也渐成为治疗该病的一个手段。儿科气管术前准备简单，便于急诊室或病房操作，操作时间短、创伤小、不留瘢痕。

第三节　毛细支气管炎

毛细支气管炎是一种婴儿期常见的下呼吸道疾病，好发于 2 岁以内，尤其是 6 个月内的婴儿。致病原主要是呼吸道合胞病毒，其他为副流感病毒、腺病毒、呼肠病毒等，亦可由肺炎支原体引起。以喘憋为主要临床特征，好发于冬春两季。

一、诊断步骤

（一）病史采集要点

1. 起病情况

起病急，在 2 ~ 3 天内达高峰。在起病初期常有上呼吸道感染症状。

2. 主要临床表现

剧咳，轻中度发热，发作性呼吸困难，阵发性喘憋。

3. 既往病史

既往是否有喘息病史。此外，为判断以后是否会发展为哮喘，应询问患儿有无湿疹、过敏性鼻炎病史，家族中有无哮喘、过敏性鼻炎患者。

（二）体格检查要点

1. 一般情况

可有烦躁不安。

2. 呼吸困难情况

呼吸快而浅，有明显鼻翕及三凹征，严重病例出现苍白或发绀。

3. 肺部特征

叩诊呈过清音，听诊呼气延长，可闻及哮鸣音。喘憋时常听不到湿啰音，趋于缓解时可闻中、小水泡音、捻发音。严重时，毛细支气管接近完全梗阻，呼吸音明显减低甚至听不到。

4. 其他

由于过度换气引起不显性失水增加及液体摄入不足，可伴脱水、酸中毒。严重病例可并发心力衰竭、脑水肿、呼吸暂停及窒息。

（三）门诊资料分析

血常规：白细胞总数及分类大多在正常范围内。

（四）进一步检查项目

1. 病原学检查

采集鼻咽拭子或分泌物，使用免疫荧光技术、ELISA 等检测病毒抗原。肺炎支原体可通过检测血肺炎支原体 –IgM 确定。

2. CRP

通常在正常范围。

3. 胸部 X 线检查

可见不同程度肺气肿或肺不张，支气管周围炎及肺纹理增粗。

4. 血总 IgE 及特异性 IgE 检查

了解患儿是否为特应性体质。

5. 辅助检查

如 PPD 皮试、血生化检查等，以利于鉴别诊断和了解是否存在电解质、酸碱平衡紊乱。

6. 血气分析

对存在呼吸困难患儿应行血气分析以了解有无呼吸功能障碍及有无呼吸性/代谢性酸中毒等情况。

二、诊断对策

（一）诊断要点

根据患儿主要为小婴儿，冬春季节发病，具有典型的喘憋及呼气相哮鸣音，呼气延长，可考虑诊断。

（二）鉴别诊断要点

1. 支气管哮喘

哮喘患儿常有反复喘息发作，发作前可无前驱感染，对支气管扩张剂反应好，血嗜酸性粒细胞增高。此外，多有哮喘家族史。

2. 呼吸道异物

有异物吸入史及呛咳史。必要时经胸部 CT 及支气管纤维镜检查可确定。

3. 粟粒型肺结核

可有结核中毒症状，PPD 试验阳性，结合胸部 X 线检查可以鉴别。

4. 其他疾病

如充血性心力衰竭、心内膜弹力纤维增生症等，应结合病史、体征及必要的检查做出鉴别。

三、治疗对策

（一）治疗原则

①对症支持治疗；②控制喘憋；③控制感染。

（二）治疗计划

1. 一般治疗

（1）环境及体位：增加环境空气湿度极为重要，一般保持在 55%～60%。对喘憋较重者应抬高头部及胸部，以减轻呼吸困难。

（2）吸氧：轻症患儿可以不吸氧，有缺氧表现时，可采用鼻导管、面罩或氧帐等方式给氧。

（3）液体疗法：一般先予口服补液，不足时可以静脉补充 1/5 张液体。有代谢性酸中毒时，可以根据血气检查结果补碱。

2. 药物治疗

（1）镇静：由于镇静剂有呼吸抑制作用，是否使用有争议。

（2）平喘：可用异丙嗪，1 mg/（kg·次），肌内注射或口服，具有止喘、镇咳和镇静作用，但少数患儿可有烦躁、面部潮红等不良反应。沙丁胺醇加溴化异丙托品气雾吸入治疗也常常使用，对是否有效有不同看法，若试用后病情改善，则应继续使用。糖皮质激素用于严重的喘憋发作或其他治疗不能控制者，可采用甲基泼尼松龙 1～2 mg/（kg·d）或琥珀酸氢化可的松 5～10 mg/（kg·d），加入 10% GS 中静脉滴注。但有人认为激素对治疗毛细支气管炎无效。

（3）抗病毒治疗：较重者可用利巴韦林、阿昔洛韦等雾化吸入治疗，也有采用雾化吸入 α-干扰素，但疗效均不肯定。

（4）免疫治疗：对于重症病毒感染可考虑应用静脉注射免疫球蛋白（IVIG），400 mg/（kg·d），连用 3 ~ 5 d。静脉注射抗合胞病毒免疫球蛋白（RSV-IVIG），一般用于 RSV 感染的高危人群。预防方法为在 RSV 流行季节，每月 RSV-IVIG 750 mg/kg，3 ~ 5 次；治疗方法为每次 1 500 mg/kg。最近生产的抗 RSV 单克隆抗体（Palivizumab）多用于高危婴儿（早产儿、支气管肺发育不良、先天性心脏病、免疫缺陷），并对毛细支气管炎后反复喘息发作预防效果确切。用法是每月肌内注射 1 次，每次 15 mg/kg，用于 RSV 可能流行的季节。

3. 机械通气

对个别极严重病例，经以上方法处理仍不能纠正呼吸衰竭时，可行机械通气。

四、病程观察及处理

（一）病情观察要点

①密切观察呼吸、心率、鼻翼、三凹征及发绀情况；②观察双肺喘鸣音的变化；③记录经皮测血氧饱和度（TaO_2）的变化；④对病情危重者，应监测血气分析。

（二）疗效判断与处理

1. 疗效判断

（1）治愈：症状体征全部消失，胸部 X 线检查正常。

（2）好转：体温降低，咳嗽、肺部啰音减轻。

（3）未愈：症状体征及 X 线检查无好转或加重者。

2. 处理

（1）有效者应继续按原方案治疗，直至缓解或治愈。

（2）病情无变化或加重应调整治疗方案，必要时采用 IVIG 400 mg/（kg·d），连用 3 ~ 5 天。

五、预后

病程一般为 5 ~ 10 天，平均为 10 天。近期预后多数良好。但是，22.1% ~ 53.2% 毛细支气管炎患儿以后会发展为哮喘。影响因素包括婴儿早期严重 RSV 感染、母亲患哮喘、母亲吸烟。

六、随访

①出院时带药 LP、Meptin 等；②定期呼吸专科门诊随诊；③出院应当注意的问题：避免呼吸道感染，观察日后是否反复喘息发作。

附：闭塞性细支气管炎

闭塞性细支气管炎（BO）是临床上较少见的与小气道炎症性损伤相关的慢性气流阻塞综合征。其病理类型主要分为缩窄性细支气管炎和增殖性细支气管炎两种。

（一）病因与发病机制

BO 可由多种原因引起，包括感染、异体骨髓或心肺移植、吸入有毒气体、自身免疫性疾病和药物不良反应等，也有部分 BO 为特发性。目前认为致 BO 病原体的靶点为呼吸道纤毛细胞，由于免疫反应介导，上皮细胞在修复过程中发生炎症反应和纤维化，从而导致 BO。已有研究发现，BO 与患儿年龄、性别、被动吸烟等因素无关。

1. 感染

BO 通常继发于下呼吸道感染，病毒感染最多见。腺病毒是 BO 的主要病原，病毒（腺病毒 3、7、21 型，呼吸道合胞病毒，副流感染病毒 2 和 3 型，流感病毒 A 和 B 型及麻疹病毒等），细菌（如百日咳杆菌、B 族链球菌和流感嗜血杆菌），支原体均有报道，病毒感染多见，其中腺病毒最常见。

2. 组织器官移植

BO 的发生与异体骨髓、心肺移植有很强相关性。急性移植物抗宿主反应是移植后 BO 发生的高危因素。免疫抑制剂的应用也参与 BO 的形成。

3. 吸入因素

有毒气体（包括氨、氯、氟化氢、硫化氢、二氧化硫等）、异物、胃食管反流等均可损伤气道黏膜，导致慢性气道阻塞性损伤，发展成 BO。

4. 结缔组织疾病

类风湿性关节炎、渗出性多型性红斑（Stevens-Johnson 综合征，SJS）、系统性红斑狼疮、皮肌炎等也与 BO 有关。

有研究发现，1/3 的 SJS 患儿有气道上皮受损，可进一步发展成 BO。

（二）目前 BO 的诊断主要依赖于临床表现、肺功能和 HRCT 改变

1. 临床诊断 BO 的条件

（1）急性感染或急性肺损伤后 6 周以上的反复或持续气促，喘息或咳嗽、喘鸣，对支气管扩张剂无反应。

（2）临床表现与 X 线胸片轻重程度不符，临床症状重，X 线胸片多为过度通气。

（3）胸部 HRCT 显示支气管壁增厚、支气管扩张、肺不张、马赛克灌注征。

（4）肺功能示阻塞性通气功能障碍。

（5）X 线胸片为单侧透明肺。

（6）排除其他阻塞性疾病，如哮喘、先天纤毛运动功能障碍、囊性纤维化、异物吸入、先天发育异常、结核、艾滋病和其他免疫功能缺陷等。

2. 临床诊断 BO 条件

（1）急性感染或急性肺损伤后 6 周以上的反复或持续气促、喘息、咳嗽，喘鸣对支气管扩张剂无反应。

（2）肺内可闻及喘鸣音和（或）湿啰音。

（3）临床表现重，胸部 X 线仅表现为过度通气和（或）单侧透明肺，症状与影像表现不符。

（4）肺 CT 示双肺通气不均，支气管壁增厚，支气管扩张，肺不张，马赛克灌注征。

（5）肺 X 线片为单侧透明肺。

（6）肺功能示阻塞性通气功能障碍，可逆试验为阴性。

（7）排除其他阻塞性疾病如先天性纤毛运动不良、哮喘、免疫功能缺陷、胰腺纤维囊性变。

（三）临床表现

BO 为亚急性或慢性起病，进展可迅速，依据细支气管及肺损伤的严重度、广泛度和疾病病程表现各异，病情轻重不一，临床症状和体征呈非特异性，临床表现可从轻微哮喘样症状到快速进行性恶化、死亡。患儿常在急性感染后持续出现慢性咳嗽、喘息和运动不耐受，达数月或数年，逐渐进展，并可因其后的呼吸道感染而加重，重者可在 1～2 年内死于呼吸衰竭。

（四）影像学及其他实验室检查

1. 胸部 X 线 BO

X 线胸片表现无特异性，对诊断 BO 不敏感，40% BO 患儿 X 胸片正常。部分患儿 X 线胸片表现有肺透亮度增加，磨玻璃样改变，可有弥漫的结节状或网状结节状阴影，无浸润影。X 线胸片表现常与临床不符。

2. 高分辨率 CT（HRCT）

HRCT 的应用提高了儿童 BO 诊断的能力。HRCT 在各种原因引起的 BO 诊断中均有非常重要意义，具有特征性改变，可显示直接征象和间接征象。直接征象为外周细支气管壁增厚、细支气管扩张伴分泌物滞留，表现为小叶中心性支气管结节影；间接征象为外周细支气管扩张、肺膨胀不全、肺密度明显不均匀，高通气与低通气区混合（称马赛克灌注征）、气体滞留征。这些改变主要在双下肺和胸膜下。马赛克征（mosalc 征），即肺密度降低区与密度增高区镶嵌分布，是小气道损伤的最重要征象。马赛克征的出现高度提示 BO 的可能，但马赛克灌注并无特异性，在多种完全不同的弥漫肺部疾病中都是首要的异常征象。CT 呼气相上的气体滞留征诊断 BO 的敏感性及准确率最高，文献报道几乎 100% BO 患者

有此征象。有报道，儿童患者可采用侧卧等方式代替动态 CT 扫描。

3. 肺功能

特异性表现为不可逆的阻塞性通气功能障碍，即呼气流量明显降低。气流受限是早期变化，用力肺活量 25% ~ 75% 水平的平均呼气流量（FEF 25% ~ 75%）在检测早期气道阻塞方面比第一秒用力呼气容积（FEV_1）更敏感，在 BO 患儿显示明显降低，可小于 30% 预计值。

4. 支气管激发试验

BO 与哮喘一样存在气道高反应性，但二者对醋甲胆碱和腺苷－磷酸（AMP）支气管激发试验的反应不同。哮喘对直接刺激剂醋甲胆碱、间接刺激剂 AMP 均阳性，而 BO 对醋甲胆碱只有部分阳性，而且是短暂的，对 AMP 呈阴性反应。

5. 动脉血气

严重者出现低氧血症，血气可用来评估病情的严重程度。

6. 肺通气灌注扫描

BO 患儿肺通气灌注扫描显示斑块状分布的通气、血流灌注减少。王维等对 11 例患儿进行肺通气灌注扫描显示，双肺多发性通气血流灌注受限，以通气功能受限为著，其结果与患儿肺 CT 的马赛克灌注征相对应，且较 CT 敏感，认为该测定是一项对 BO 诊断及病情评估有帮助的检查。

7. 纤维支气管镜及肺泡灌洗液细胞学分析

可利用纤维支气管镜检查除外气道发育畸形，也可进行支气管黏膜活检。有研究提示，BO 与肺泡灌洗液中性粒细胞升高相关，也有学者认为灌洗液中性粒细胞的增加为 BO 的早期标志，但还不能用于诊断 BO。

8. 肺活检

肺活检是 BO 诊断金标准，但由于病变呈斑片状分布，肺活检不但有创而且不一定取到病变部位，故其儿科应用受到限制。

（五）鉴别诊断

1. 哮喘

BO 和哮喘均有喘息表现，且 BO 胸片多无明显异常，易误诊为哮喘。哮喘患儿胸部 HRCT 可出现轻微的磨玻璃样影或马赛克征，易误诊为 BO，故可根据喘息对支气管扩张剂和激素的治疗反应、过敏性疾病史或家族史、HRCT 的表现等对这两种疾病进行综合判断鉴别。

2. 弥漫性泛细支气管炎

绝大多数该病患儿有鼻窦炎，胸部 HRCT 显示双肺弥漫性小叶中心性结节状和支气管扩张，而非马赛克征和气体闭陷征。

3. 特发性肺纤维化

特发性肺纤维化又称 Hamman-Rich 综合征，起病隐匿，多呈慢性经过，临床以呼吸困难、发绀、干咳较为常见，多有杵状指（趾）。X 线胸片呈广泛的颗粒或网点状阴影改变，肺功能为限制性通气障碍伴肺容量减少。

（六）治疗

目前还没有公认的 BO 治疗准则，缺乏特效治疗，主要是对症支持。

1. 糖皮质激素

对激素应用剂量、疗程和方式仍然存在争议。未及时使用激素的 BO 病例几乎均遗留肺过度充气、肺膨胀不全和支气管扩张，并且肺功能逐渐恶化。吸入激素可降低气道高反应，避免全身用药的副反应，但实际上若出现了严重呼吸道阻塞，则气溶胶无法到达肺周围组织，故有人提议加大吸入剂量（二丙酸倍氯米松 > 1 500 g），但缺乏安全性依据。针对严重 BO 患儿，有研究静脉应用甲泼尼龙 30 mg/（kg·d），连用 3 天，每月 1 次，可减少长期全身用药的副反应。9 例骨髓移植后 BO 患儿接受大剂量甲泼尼龙冲击治疗 10 mg/（kg·d），连用 3 天，每月 1 次（平均 4 个月），辅以吸入激素治疗，临床症状消失，肺功能稳定。有学者建议口服泼尼松 1 ~ 2 mg/（kg·d），1 ~ 3 个月后逐渐减量，以最小有效量维持治疗；病情较重者在治疗初期予甲泼尼龙 1～2 mg/（kg·d）静脉滴注，3～5 天后改为口服；同时采用布地奈德雾化液 0.5～1.0 mg/ 次，每日 2 次，或布地奈德气雾剂 200～400 r/d 吸入治疗。

2. 支气管扩张剂

随 BO 病情进展，肺功能可由阻塞性通气功能障碍变为限制性或混合性通气功能障碍，对合并限制性通气功能障碍患儿，支气管扩张剂可部分减少阻塞症状，对肺功能试验有反应和（或）临床评估有反应患儿可应用。长效 β_2 受体激动剂可作为减少吸入或全身激素用量的联合用药，不单独使用。文献提出，对支气管扩张剂有反应是长期应用激素的指标。

3. 其他

（1）抗生素：BO 患儿易合并呼吸道细菌感染，应针对病原选择抗生素。对于伴广泛支气管扩张的 BO 患儿更需要抗生素治疗。大环内酯类抗生素，特别是阿奇霉素在抗菌活性之外，还有抗炎特性，对部分 BO 患者有效，可改善肺功能。

（2）氧疗：吸氧浓度要使氧饱和度维持在 0.94 以上（氧合指数 0.25～0.40）。

（3）纤支镜灌洗：有研究观察了 8 例 BO 患儿纤支镜灌洗效果，提出纤支镜灌洗对 BO 病情的恢复无帮助。

（4）肺部理疗：主要适应证是支气管扩张和肺不张，可降低支气管扩张相关问题的发生率，避免反复细菌感染。

（5）外科治疗：①肺或肺叶切除：对于伴局部支气管扩张或慢性肺叶萎陷的 BO 患儿，受累肺叶切除可避免肺部感染的频发和加重。文献报道 1 例累及单侧肺的 BO 患儿，在保守治疗无效后行单侧肺切除后效果较好。②肺移植：肺移植为处于终末阶段的 BO 患儿提供了长期存活的机会。持续存在的严重气流阻塞，伴有肺功能降低和越来越需要氧气支持的 BO 患儿可考虑肺移植。

（6）营养支持：提供足够热量和能量的支持疗法，尽可能让患儿身高、体重达到同年龄儿童的水平。

4. 纤支镜灌洗

有人观察了 8 例 130 患儿纤支镜灌洗的效果，提出纤支镜灌洗对 BO 病情的恢复没有帮助。

5. 肺部理疗

肺部理疗对于 BO 患儿主要的适应证是针对支气管扩张和肺不张的治疗，目的是为了减少支气管扩张相关问题的发生率和避免反复的细菌感染。

6. 外科治疗

（1）肺或肺叶切除：对于伴有局部支气管扩张或慢性肺叶萎陷的患儿，受累肺叶切除可避免肺部感染的频发和加重，减少理疗的需求。文献报道 1 例累及单侧肺的 BO，在保守治疗无效后行单侧肺切除后效果较好。

（2）肺移植：儿科肺移植的发展给一些处于终末阶段的肺疾病（包括 BO 在内）患儿提供了长期存活的机会。持续存在的严重的气流阻塞状态，伴有肺功能降低和越来越需要氧气支持的 BO 患儿可考虑肺移植。

第四节　支气管哮喘

支气管哮喘（简称哮喘）是一种常见的全球性小儿呼吸道变态反应性疾病，近年来对其病因、发病机制、病理改变及防治等方面的研究，都取得了较大进展，尤其 GINA 的制定和推广，使哮喘防治进一步规范化，并已见显著成效。但发病率仍呈上升趋势，全球已有 3 亿人患哮喘，死亡率徘徊不降，给儿童健康和社会造成严重危害和负担，成为全球威胁人类健康最常见的慢性肺部疾患之一，已引起社会各界关注。

哮喘是一种以嗜酸性粒细胞、肥大细胞等多种炎症细胞和细胞因子、炎性介质共同参与形成的气道慢性变应性炎症，对易感者，此类炎症使之对各种刺激物具有高度反应性，并可引起气道平滑肌功能障碍，从而出现广泛的不同程度的气流受限。临床表现为反复发作性喘息、呼吸困难、咳嗽、胸闷等，有的以咳嗽为主要或唯一表现，这些症状常在夜间或晨起发生或加剧。可经治疗缓解或自行缓解。

由于地区和年龄的不同及调查方法和诊断标准的差异，世界各地哮喘患病率相差甚大，如新几内亚高原几乎无哮喘，而特里斯坦－达库尼亚岛上的居民则高达50%。从总体患病率来看，发达国家（如欧、美、澳等）患病率高于发展中国家（如中国、印度等），一般在0.1%～14%。据美国心肺血液研究所报道，1987年哮喘的人群患病率较1980年上升了29%，该时期以哮喘为第一诊断的病死率增加了31%。国内20世纪50年代上海和北京的哮喘患病率分别为0.46%和4.59%，至80年代分别增至0.69%和5.29%。90年代初期全国27省市0～14岁儿童哮喘患病率情况抽样调查结果，患病率为0.11%～2.03%，平均1.0%。10年后累计患病率达1.96%（0.5%～3.33%）增加1倍。山东省调查不同地理环境中984 131名城乡人群，儿童患病率为0.80%，明显高于成人（0.49%），均为农村高于城市，丘陵地区＞内陆平原＞沿海地区，并绘出了山东省哮喘病地图。但10年后济南、青岛两市调查结果显示，患病率也升高1倍多。性别方面，儿童期男＞女，成人则相反。年龄患病率3岁内最高，随年龄增长逐渐降低。首次起病在3岁之内者达75.69%。呼吸道感染是首次发病和复发的第一位原因。

一、病因

哮喘的病因复杂，发病机制迄今未全阐明，不同病因引起哮喘的机制不尽一致，现介绍如下。

（一）内因

哮喘患者多属过敏性体质（旧称泥膏样或渗出性素质），即特应性体质，存在气道高反应性，其特点是：体态肥胖，易患湿疹、过敏性皮炎和药物、食物过敏，婴儿期IgA较低，易患呼吸道感染或顽固性腹泻。血清IgE升高，嗜酸性粒细胞等有较多IgE受体。机体免疫功能，尤其是细胞免疫障碍，Ts细胞减少，Th细胞增多，尤其Th_2类细胞因子亢进。抗体水平失衡。微量元素失调，主要是Zn降低，使免疫功能下降。A型血哮喘患儿明显高于其他型血者，乃由于其气道含较多ABH血型物质，易发生Ⅰ型变态反应。此外哮喘患儿内分泌失调，雌二醇升高，皮质醇、孕酮水平下降。有较高的阳性家族过敏史和过敏原皮试阳性率，迷走神经功能亢进，β_2受体反应性下降，数量减少，β/α比例紊乱等，这些内因是可以遗传的，其遗传因素在第6对染色体的HLA附近。近年研究发现尚与其他多种染色体有关。这是发生哮喘的先决条件。有人对985例哮喘儿童进行家系调查，64.68%的患儿有湿疹等变应性疾病史；42.15%有哮喘家族史，而且亲代愈近，患病率愈高，有家族聚集现象，属于多基因遗传病，遗传度80%。此外早期喘息与肺发育较小、肺功能差等有关。

（二）外因

外因也是哮喘发生的必备条件。

1. 变应原

变态反应学说认为，哮喘是由IgE介导的Ⅰ型变态反应性疾病。变应原作用于机体后，使机体致敏，并产生IgE，当再次接触相应抗原后，便与肥大细胞上的IgE结合，通过"桥联作用"，Ca^{2+}流入细胞内，激活细胞内的酶，溶酶体膜溶解，使其脱颗粒，释放出组胺等致敏介质，发生哮喘。引起哮喘的变应原种类繁多，大体可分为吸入性、食物性和药物性等三类，如屋尘、螨、花粉、真菌、垫料、羽毛等吸入性变应原和奶、鱼、肉、蛋、瓜果、蔬菜等食物性过敏源及阿司匹林类解热镇痛药、青霉素类等药物，此外SO_2、DDV、油漆、烟雾、环氧树脂等亦可诱发哮喘。近年房屋装修，甲醛、油漆等有害物质致空气污染，已成为哮喘发生的又一常见原因。饮食结构的变化、工业污染、汽车废气及生态环境的变化等与哮喘患病率增加也均有关系。

2. 呼吸道感染

呼吸道感染是哮喘的又一重要原因，其发病机制复杂，病原体本身就是一种变应原，并且感染可以因为气道黏膜损伤，免疫功能低下，气道反复感染，形成恶性循环，导致气道反应性增高。据有学者对2 534例哮喘的调查，91.91%的首次病因和74.29%的复发诱因是感染，尤其是呼吸道病毒感染。近年研究业已证明RSV毛支炎患儿，鼻咽部RSV-IgE和组胺水平及嗜碱性粒细胞脱颗粒阳性率均增高，其他如腺病毒、hMPV、麻疹病毒、副流感病毒、百日咳杆菌、肺炎支原体、衣原体、曲菌等真菌感染均可引起哮喘，鼻窦炎与哮喘关系也非常密切。

3. 其他

约90%的哮喘患儿由运动而激发，这可能系气道冷却或纤毛周围呈现暂时性高渗状态，促使炎症细胞产生并释放过敏性介质所致。大哭、大笑等剧烈情绪波动，精神过度紧张（如考试）或创伤及冷空气刺激、气候骤变、气压降低等及咸、甜饮食均可诱发哮喘。胃－食管反流是夜间哮喘发作的主要原因之一。

二、临床表现

轻重悬殊。夜间或晨起发作较多或加重。轻者仅咳嗽、喷嚏、流涕，年长儿可诉胸闷。重者则喘息，严重呼气性呼吸困难（婴幼儿呼气相延长可不明显）和哮鸣音。有的只有顽固性咳嗽，久治不愈。并发感染时可有发热，肺部水泡音（但咳黄痰不一定都是细菌感染）。喘息程度与气道梗阻程度并不平行，当严重气道狭窄时，因气流量减少，喘鸣及呼吸音反减弱，此乃危笃征兆，有时易被误认为减轻。哮喘可分为急性发作期、慢性持续期（指虽无急性发作，但在较长时间内总是不同频度和程度地反复出现喘息、咳嗽、胸闷等症状的状态）和缓解期（即症状体征消失，肺功能正常并维持4周以上）。

1. 典型哮喘

典型哮喘可分为三期，第一期为发作性刺激性干咳，颇似异物所致的咳嗽，但气道内已有黏液分泌物，可闻少量哮鸣音；第二期可见咳出白色胶状黏痰（亦可略稀带泡沫），患儿烦躁不安，面色苍白，大汗淋漓，可有发绀，气喘加重，呼气延长，哮鸣音多，可掩盖心音，远处可闻，三凹征（＋），婴儿喜伏于家长肩头，儿童多喜端坐，胸廓膨满，叩诊过清音，膈肌下降，心浊音界不清；第三期呼吸困难更严重，呼吸运动弱，有奇脉、肝大、水肿，终致急性呼吸衰竭或窒息，甚至猝死，但绝大多数患儿上述三期表现是可逆的。

2. 病情严重程度分级

我们将国内标准略加补充更切实可行，即轻症：仅有哮鸣音且呼吸困难轻，每月发作＜1次，摒除变应原或其他激发因素后，喘息可被一般支扩剂控制，不影响正常生活；中症：呼吸困难较重，一月发作1次左右，或轻度发作，但次数较频（几乎每天发作），排除变应原及其他激发因素后，用一般支扩剂喘息部分缓解，活动受限，有时需用激素改善症状；重症：呼吸困难严重，每月发作1次以上，或反复频繁的中度呼吸困难，排除变应原和其他激发因素后，哮喘无明显改善，一般支扩剂无效，严重影响正常生活，需经常住院或使用激素控制症状；危急：哮鸣音明显减少或消失，血压降低，奇脉，意识模糊，精神错乱，体力明显耗竭，有呼酸并代酸，心电图示电轴右偏或P波高尖，需要进行急救治疗。此外，无论发作次数多少，凡依赖激素改善症状者，均为中、重度，每日需泼尼松10mg以上的激素依赖者或发作时有意识障碍者均为重症。

三、诊断与鉴别诊断

（一）诊断

详尽的病史及典型症状不难诊断。轻症及不典型病例，可借助辅助检查确诊。

1. 病史采集

①询问是否有过典型哮喘表现，并除外其他喘息性疾患；问明首次发病的年龄、病情、持续时间、每次复发的诱因和居住环境是否阴暗、潮湿、空气污浊及生活习惯；家中是否养猫、狗、鸟等；发病先兆、起病缓急、持续时间、有无受凉、发热等上感表现；常用治疗措施及缓解方法。②特应症病史及Ⅰ、Ⅱ级亲属中过敏史：如湿疹、皮炎、过敏性鼻炎、咽炎、结膜炎，药物、食物过敏，反复呼吸道感染及慢性腹泻史；家族中有无上述疾病史和哮喘、气管炎史等。③发病诱因：何时、何种环境下发病，寻找环境中可疑变应原；与运动、情绪、劳累、冷空气、烟尘、DDV、油漆、食物及上感等的关系等。

2. 辅助检查

①血液：外源性哮喘血嗜酸性粒细胞数升高，常 $> 0.3 \times 10^9/L$，嗜碱性粒细胞 $> 0.033 \times 10^9/L$，嗜碱性粒细胞脱颗粒试验阳性，合并感染时可见中性粒细胞数升高。血电解质一般无异常。②痰液及鼻分泌物：多呈白色泡沫状稀黏痰或胶冻状痰，嗜酸性粒细胞明显增多，并发感染时痰成黄或绿色，中性粒细胞为主，大量嗜酸性粒细胞可使痰变棕黄色。显微镜下可见库什曼螺旋体和夏科一雷登晶体。③X 线胸片检查：少数可正常，多有肺纹理粗乱，肺门阴影紊乱、模糊，发作期可有肺不张、肺气肿、右心肥大等表现，并感染时可有点片状阴影。④肺功能：缓解期以小气道病变常见，发作期可见阻塞性通气功能障碍。肺活量降低，残气量增加等。峰流速仪测定 PEER 简单易行，实用价值大，可估计病情，判定疗效，自我监测，诊断轻型和不典型哮喘。正常或轻症的 PEF 应 > 预计值或本人最佳值的 80%，24 h 变异率 < 20%；其 PEF 为预计值的 60% ~ 80%，变异率为 20% ~ 30% 为中症；PEF 和 FEV_1 有高度相关性，可代替后者。⑤血气分析：对估计气道梗阻程度及病情、指导治疗均有重大意义。轻度哮喘：血气正常，每分通气量稍增加（Ⅰ级），或 $PaCO_2$ 轻度下降，血 pH 轻度升高，每分通气量增加（Ⅱ级）；中度哮喘（Ⅲ级）：V/Q 比例失调，PaO_2 下降，$PaCO_2$ 仍略低；严重哮喘（Ⅳ级）：PaO_2 进一步下降，$PaCO_2$ "正常或略升高"，提示气道阻塞严重，易误认为病情好转；晚期哮喘（Ⅴ级）：出现Ⅱ型呼衰的血气表现和酸中毒。pH < 7.25 表示病情危笃，预后不良。⑥支气管激发或扩张试验或运动激发试验的测定。⑦变应原测定。⑧免疫功能检查示总 IgE 升高或特异性 IgE 升高。⑨其他：还可根据条件及病情测 ECP 等炎性介质及 CKs、IL-4、IL-5、β_2 受体功能、内分泌功能、血清前列腺素水平、微量元素及 cAMP/cGMP 等。

3. 诊断标准

（1）儿童哮喘：①反复发作喘息、气促、胸闷或咳嗽，多与接触变应原、冷空气、物理或化学刺激、呼吸道感染、运动及甜、咸食物等有关；②发作时双肺闻及弥漫或散在哮鸣音，呼气多延长；③支气管扩张剂有显著疗效；④除外其他引起喘息、胸闷和咳嗽的疾病。

需要说明的是：①喘息是婴幼儿期的一个常见症状，故婴幼儿期是哮喘诊治的重点。但并非婴幼儿喘息都是哮喘。有特应质（如湿疹、过敏性鼻炎等）及家族过敏史阳性的高危喘息儿童，气道已出现变应性炎症，其喘息常持续至整个儿童期，甚至延续至成年后。但是无高危因素者其喘息多与 ARI 有关，且多在学龄前期消失。②不能确诊的可行：哮喘药物的试验性治疗，这是最可靠的方法；可用运动激发试验，如阳性，支持哮喘诊断；对于无其他健康方面问题的儿童出现夜间反复咳嗽或患儿感冒"反复发展到肺"或持续 10 天以上或按哮喘药物治疗有效者应考虑哮喘的诊断，而不用其他术语，这种可能的"过度"治疗远比反复或长期应用抗生素好；更要注意病史和 X 线排除其他原因的喘息，如异物、先天畸形、CHD、囊性纤维性变、先天免疫缺陷、反复牛奶吸入等。

（2）咳嗽变异性哮喘：即没有喘鸣的哮喘：①咳嗽持续或反复发作 > 1 月，常于夜间或清晨发作，运动、遇冷空气或特殊气味后加重，痰少；临床无感染征象或经较长期抗感染治疗无效；②平喘药可使咳嗽缓解；③有个人或家族过敏史或变应原试验阳性；④气道有高反应性（激发试验阳性）；⑤排除其他引起慢性咳嗽的疾病。

（二）鉴别诊断

1. 毛细支气管炎

毛细支气管炎又称喘憋性肺炎，是喘息常见病因，可散发或大流行，多见于 1 岁内尤其 2 ~ 6 个月小儿，系 RSV 等病毒引起的首次哮喘发作，中毒症状和喘憋重，易并发心衰、呼衰等，对支扩剂反应差，可资鉴别。但在特应质、病理改变及临床表现方面与哮喘相似，且有 30% 以上发展为哮喘。我们曾长期随访 RSV 毛支炎，约 70% 发展为喘支，25% ~ 50% 变为哮喘，其高危因素为：较强的过敏体质和家族过敏史，血清 IgE 升高，变应原皮试阳性，细胞免疫低下和反复呼吸道感染等。

2. 喘息性支气管炎

国外多认为喘支属于哮喘范围。其特点是：多见于 1 ~ 4 岁儿童，是有喘息表现的气道感染，有发热等表现，抗感染治疗有效，病情较轻，无明显呼吸困难，预后良好，多于 4 ~ 5 岁后发作减少，症状减轻而愈。因此与过敏性哮喘有显著区别。但在临床症状、气道高反应性、特应性及病理变化等多方面与哮喘，尤其感染性哮喘有共同之处，且有40%以上的患儿移行为哮喘。新近有人指出：3岁内小儿感染后喘息，排除其他原因的喘息后，就是哮喘，是同一疾病在不同年龄阶段的表现形式。

3. 心源性哮喘

小儿较少见。常有心脏病史，除哮鸣音外，双肺大量水泡音，咳出泡沫样血痰及心脏病体征，平喘药效果差，吗啡、哌替啶治疗有效。心电图、心脏彩色多普勒超声检查有的发现心脏异常。当鉴别困难时可试用氨茶碱治疗，禁用肾上腺素和吗啡等。

4. 支气管狭窄或软化

多为先天性，常为出生后出现症状，持续存在，每于感冒后加重，喘鸣为双相性。CT、气道造影或纤支镜检查有助诊断。

5. 异物吸入

好发于幼儿或学龄前儿童，无反复喘息史，有吸入史；呛咳重，亦可无，有持续或阵发性哮喘样呼吸困难，随体位而变化，以吸气困难和吸气性喘鸣为主。多为右侧，可听到拍击音，X线可见纵隔摆动或肺气肿、肺不张等，若阴性可行纤支镜检查确诊。

6. 先天性喉喘鸣

系喉软骨软化所致。生后7～14天出现症状，哭闹或呼吸道感染时加重，俯卧或抱起时可减轻或消失，随年龄增大而减轻，一般2岁左右消失。

7. 其他

凡由支气管内阻塞或气管外压迫致气道狭窄者，均可引起喘鸣，如支气管淋巴结核、支气管内膜结核、胃食管反流、囊性纤维性变、肺嗜酸细胞浸润症、嗜酸细胞性支气管炎、原发性纤毛运动障碍综合征、支气管肺曲菌病、肉芽肿性肺疾病、气管食管瘘、原发免疫缺陷病、纵隔或肺内肿瘤、肿大淋巴结、血管环等，可通过病史、X线、CT等检查予以鉴别。

四、治疗

（1）治疗目的：缓解症状，改善生活质量，保证儿童正常身心发育，防止并发症，避免治疗后的不良反应。

（2）防治原则：去除诱（病）因，控制急性发作，预防复发，防止并发症和药物不良反应以及早诊断和规范治疗等。

（3）治疗目标：①尽可能控制哮喘症状（包括夜间症状）；②使哮喘发作次数减少，甚至不发作；③维持肺功能正常或接近正常；④β_2受体激动剂用量减至最少，乃至不用；⑤药物不良反应减至最少，甚至没有；⑥能参加正常活动，包括体育锻炼；⑦预防发展为不可逆气道阻塞；⑧预防哮喘引起的死亡。因此，哮喘治疗必须坚持"长期、持续、规范和个体化"原则。

（一）急性发作期的治疗

其主要是抗感染治疗和控制症状。

1. 治疗目标

①尽快缓解气道阻塞；②纠正低氧血症；③合适的通气量；④恢复肺功能，达到完全缓解；⑤预防进一步恶化和再次发作；⑥防止并发症；⑦制定长期系统的治疗方案，达到长期控制。

2. 治疗措施

（1）一般措施：①保持气道通畅，湿化气道，吸氧使SaO_2达92%以上，纠正低氧血症；②补液：糖皮质激素和β_2受体激动剂均可致使低钾，不能进食可致酸中毒、脱水等，是哮喘发作不缓解的重要原因，必须及时补充和纠正。

（2）迅速缓解气道痉挛：①首选氧或压缩空气驱动的雾化吸入，0.5%万托林每次0.5～1 mL/kg（特布他林每次300 μg/kg），每次最高量可达5 mg和10 mg。加生理盐水至3 mL，初30 min～1 h 1次，病情改善后改为q6 h。无此条件的可用定量气雾剂加储雾罐代替，每次2喷，每日3～4次。亦可用呼吸机的雾化装置。无储雾罐时可用一次性纸杯代替。②当病情危重，呼吸浅慢，甚至昏迷，呼吸心跳微弱或骤停时或雾化吸入足量 β_2 受体激动剂＋抗胆碱能药物＋全身用皮质激素未控制喘息时，可静滴沙丁胺醇 $[0.1 \sim 0.2 \ \mu g/(kg \cdot min)]$，或用异丙肾 ivdrip 代替。③全身用激素：应用指征是中、重度哮喘发作，对吸入 β_2 激动剂反应欠佳；长期吸激素患者病情恶化或有因哮喘发作致呼衰或为口服激素者，应及时、足量、短期用，一般 3 ~ 4 天，不超过 7 天，至病情稳定后以吸入激素维持。④中重度哮喘：用 β_2 激动剂＋0.025% 的异丙托品（每次＜4 岁 0.5 mL，≥4 岁 1.0 mL），q4 ~ 6 h。⑤氨茶碱，3 ~ 4 mg/kg，≯每次 250 mg，加入 10% 葡萄糖中缓慢静脉注射（≮20 min），以 0.5 ~ 1 mg/(kg·h) 的速度维持，每天≯24 mg/kg，亦可将总量分 4 次，q6 h，静脉注射，应注意既往用药史，最好检测血药浓度，以策安全。⑥还可用 $MgSO_4$、维生素 K_1、雾化吸入呋塞米、利多卡因、普鲁卡因、硝普钠等治疗。

（3）人工通气。

（4）其他：①抗感染药仅在有感染证据时用；②及时发现和治疗呼衰、心衰等并发症；③慎用或禁用镇静剂；④抗组胺药及祛痰药无确切疗效。

（5）中医药：可配合中医辨证论治，如射干麻黄汤、麻地定喘汤等加减或用蛤蚧定喘汤、桂龙咳喘宁等。

（二）慢性持续期的治疗

按 GINA 治疗方案进行。①首先根据病情判定患者所处的级别，选用哪级治疗；②各级均应按需吸入速效 β_2 受体激动剂；③表中 ICS 量为每日 BDP 量，与其他 ICS 的等效剂量为：BDP 250 μg ≈ BUD 200 μg ≈ FP 125 μg；④起始 ICS 剂量宜偏大些；⑤每级、每期都要重视避免变应原等诱因。

（1）升级：如按某级治疗中遇变应原或呼吸道感染等原因，病情加重或恶化，经积极治疗病因，仍不见轻时，应立即升级至相应级别治疗。

（2）降级：如按某级治疗后病情减轻达到轻的一级时要经至少 3 个月维持并评估后（一般 4 ~ 6 个月），再降为轻一级的治疗。

（三）缓解期的防治（预防发作）

1. 避免接触变应原和刺激因素

对空气和食物中的变应原和刺激因素，一旦明确应尽力避免接触，如对屋尘过敏时可认真清理环境，避开有尘土的环境，忌食某些过敏的食物。对螨过敏者除注意卫生清扫外，可用杀螨剂、防螨床罩或威他霉素喷洒居室；阿司匹林等药物过敏者可用其他药物代替；对猫、狗、鸟等宠物或花草、家具过敏的，可将其移开或异地治疗。

2. 保护性措施

患儿应生活有规律，避免过劳、精神紧张和剧烈活动，进行三浴锻炼，尤其耐寒锻炼，积极防治呼吸道感染，游泳、哮喘体操、跳绳、散步等运动有利于增强体质和哮喘的康复，但运动量以不引起咳、喘为限，循序渐进，持之以恒。

3. 提高机体免疫力

根据免疫功能检查结果选用增强细胞，体液和非特异性免疫功能的药物，如普利莫（即万适宁）、斯奇康、乌体林斯、气管炎菌苗片、静注用丙种球蛋白、转移因子、胸腺肽、核酪、多抗甲素、复合蛋白锌等锌剂、胎盘脂多糖及玉屏风颗粒、黄芪颗粒、还尔金、儿康宁、固本咳喘片、组胺球蛋白（亦称抗过敏球蛋白）等。

4. 减敏疗法

（1）特异减敏疗法：旧称脱敏疗法，通过小剂量抗原反复注射而使机体对变应原的敏感性降低。需先进行皮试，根据阳性抗原种类及强度确定减敏液起始浓度。该疗法疗效肯定，但影响因素较多，且疗效长，痛苦大，有时难以坚持到底。目前已有进口皮试抗原和脱敏液，安全、有效可应用，但价格较贵。新近还从国外引进百康生物共振变应原检测治疗仪，对哮喘等过敏性疾病有良好疗效。

（2）非特异减敏疗法：所用方法不针对某些具体抗原，但起到抗炎和改善过敏体质作用，常用的如细胞膜稳定剂色甘酸钠、尼多酸钠、曲尼斯特及抗组胺药氯雷他定（开瑞坦）、西替利嗪（仙特明）、阿伐斯汀（新敏乐）等及酮替芬、赛庚啶、特非那定等。甲氨蝶呤、雷公藤多苷、环胞素 A 对防治哮喘亦有较好效果，但因不良反应大，不常规应用。最重要和最常用的药物当属肾上腺皮质激素。主要是吸入给药。

五、预后

多数患儿经正规合理治疗可完全控制，像健康儿童一样生活。大部分婴幼儿哮喘随年龄增长逐渐减轻，至 4～5 岁后不再发作，其他患儿在青春期前后随着内分泌的剧烈变化，呈现一种易愈倾向，尤以男孩为著，故至成人期，两性差异不大或女多于男，因此总的预后是好的，但仍有部分患儿治疗无效或死亡。其病死率在日本为 1.3%～6.5%，美国儿童哮喘的死亡率为 1.1/10 万（1972 年），国内 10 年住院儿童哮喘病死率为 0.13%～0.44%。山东省儿童哮喘死亡率为 0.33/10 万。治疗失败的原因为：①医生及家长对哮喘的严重性估计不足，缺乏有效的监测措施；②肾上腺皮质激素用量不足或应用过晚；③治疗不当，如滥用 β_2 受体激动剂等。因此，死亡中的多数是可避免的，总之不积极治疗、等待自愈和悲观失望、放弃治疗的想法都是不可取的。

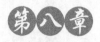

儿科循环系统疾病

第一节　先天性心脏病

一、概述

先天性心脏病（congenital heart disease，CHD）是胎儿时期心脏及大血管发育异常而致的先天畸形，是小儿最常见的心脏病，发病率为7‰～8‰。近半个世纪以来，由于心导管检查，无创性心脏诊断技术如超声心动图、磁共振等的应用，以及在低温麻醉、体外循环下心脏直视手术和心脏介入手术的发展及术后监护技术的提高，使临床上对先天性心脏病的诊断、治疗和预后都有了显著的进步。现在更可以在怀孕的早中期通过胎儿超声心动图及染色体、基因诊断等手段进行早期诊断和干预。

（一）病因

本病病因尚未彻底了解，但与遗传及环境均有一定关系。

1. 遗传因素

（1）染色体畸变占先心病的4%～5%。21-三体综合征患儿中约有半数有先心病，其中以房室间隔缺损、室间隔缺损（室缺）及房间隔缺损（房缺）多见。

（2）单基因病变占先心病的1%～2%，如马凡综合征，病变多累及全身纤维结缔组织，60%合并先心病，表现为升主动脉扩大、主动脉瓣及二尖瓣关闭不全。

（3）多基因病变多数先心病属此类，同时受遗传及环境的影响，常表现为单纯的先心病。

2. 环境因素

母亲妊娠初3个月内患病毒感染，尤其风疹感染，小儿出生后先心病的发病率高，其他病毒感染也有类似报道。其他有害因素有接触放射线、某些药物、高原缺氧、酗酒等。

（二）血流动力学及分型

先天性心脏病可一种或多种畸形并存。根据畸形所在的位置和左、右心腔及大血管之间有无直接分流分为以下三大类。

1. 左向右分流型（潜伏青紫型）

正常情况下，体循环压力高于肺循环压力，血液从左向右分流而不出现青紫。当屏气、剧烈哭闹或病理情况下，肺动脉或右心室压力超过左心压力，使氧含量低的血液自右向左分流而出现暂时性青紫，又称潜伏青紫。这是最常见的类型，约占先天性心脏病的50%，包括室间隔缺损（ventricular septal defect，VSD）、房间隔缺损（atrial septal defect，ASD）和动脉导管未闭（patent ductus arteriosus，PDA）等。

2. 右向左分流型（青紫型）

由于心脏构造的异常，致右心压力增高并超过左心，使血液经常自右向左分流，或大动脉起源异常，使大量静脉血流入体循环，出现持续性青紫。常见的有法洛四联症（tetralogy of fallot，TOF）、大动脉错位等。

3．无分流型（无青紫型）

无分流型指心脏左、右两侧或动、静脉之间无异常通路或分流，如肺动脉狭窄和主动脉缩窄等。

（三）临床表现

1．心脏杂音

由于婴儿保健工作在全国范围内广泛开展，目前绝大多数先心病患儿于婴幼儿期甚至新生儿期已被发现，表现为病理性心脏杂音，为诊断本病提供有力的依据。在多数无青紫型的先心病中心脏杂音为唯一的主诉。

2．呼吸道症状

心脏畸形造成的血流异常可使肺部血流增加或减少。肺血增多者肺组织弹性减低，呼吸频率增加，呼吸变浅，严重者反复呼吸道感染，迁延不愈。肺血减少者多有缺氧症状，呼吸加快加深，活动后更明显以致活动耐受性减低。阵发性缺氧发作是青紫型先心病缺氧表现的一种特殊类型，多见于法鲁四联症婴儿期，其发作与右室流出道肥厚肌束痉挛使血流骤然下降有关。

3．青紫（紫绀）

先心病青紫多因静脉血液未通过肺部氧合而直接流入动脉（右向左分流）引起，属中心性青紫。临床青紫在血流丰富部位容易见到，如口腔黏膜、舌、唇、眼结合膜及甲床等。青紫多提示复杂先心病，其中 1/2 患儿青紫为唯一症状，多见于新生儿期，病情常进展迅速，预后差。

4．心力衰竭

先心病心力衰竭多见于 1 岁以内大型室缺或动脉导管未闭的婴儿。大量分流增加左室负荷，早期左心衰竭，迅速发展为全心衰竭。临床表现呼吸急促、面色苍白、多汗、喂奶时呛奶、体重不增、肝脏肿大，严重时呼吸困难、肺部湿啰音，可伴四肢浮肿。除室缺及动脉导管未闭外，完全性大动脉转位及新生儿早期的左心发育不良综合征等复杂畸形也时有所见。预后严重，常需积极抗心衰治疗及早期手术干预。

5．生长发育落后

轻型患者生长发育多正常，分流量较大者，体格发育可轻度滞后，体重不足较身高所受影响为大。严重患儿伴心力衰竭或青紫者常有较明显的体格发育落后现象，其因素是多方面的，如慢性缺氧、反复呼吸道感染、摄入量不足及心衰所致代谢过盛状态等。偶见法洛四联症伴严重缺氧发作的患儿表现有神经精神发育落后状态。

（四）诊断

在目前具有各种先进的检查仪器设备和技术的条件下，体格检查仍是先心病诊断的重要基础。常见的左向右分流先心病，通过细致的体格检查即可得出初步诊断，但准确而全面的诊断还需辅以其他检查项目，包括心电图、胸部 X 线及超声心动图，复杂病例尚需心导管造影检查。

1．体格检查

体格检查包括一般检查及循环系统检查。一般检查重点是发育营养状况，有无其他畸形，有无紫绀及杵状指（趾）。完整的循环系统检查除心脏检查外必须包括四肢脉搏及血压测量。心脏检查应在患儿安静时胸部暴露良好情况下进行，重点检查如下：

（1）望诊：注意心前区有无膨隆、心尖搏动部位及强弱。正常心尖搏动范围不超过 2 ~ 3 cm^2，如心前区膨隆、心尖搏动扩大或增强提示心室扩大或肥厚，心尖搏动位于左乳线外下侧提示左室增大，位于胸骨左下缘提示右心室增大。

（2）触诊：触诊可辅助望诊所得，并检查有无震颤。震颤部位常提示病变所在部位。

（3）叩诊：叩诊仍是检查心脏增大的最简单的方法，但在婴幼儿尤其新生儿中准确性较差，目前已由 X 线检查代替。

（4）听诊：听诊应包括各瓣膜区、胸骨左右缘，必要时颈部及肩胛区，首先注意第一及第二心音的强弱或消失，有无病理性第三心音。肺动脉瓣区第二心音（P2）在先心病诊断中具有重要临床意义。先心病并发肺动脉高压时 P2 增强亢进，肺动脉瓣狭窄至闭锁时 P2 减低以至消失，房缺时 P2 固定分裂。收缩早期喷射音是紧接于第一心音后的高频率的短促附加音，多出现在心底部。肺动脉瓣区喷射音提示严重肺动脉高压或肺动脉瓣狭窄，主动脉瓣区喷射音（有时可放射至心尖部）提示主动脉瓣狭窄或升主动脉严重扩张。杂音是心脏听诊的重点，注意杂音的性质、强度、时限、部位、传导及与体位呼吸的关系，从而区别生理性或病理性及其病变的性质。

2. 心电图检查

在先心病中心电图主要反映心脏各房室的负荷状态以协助诊断及鉴别诊断，并估计其严重程度以作随访病情用。少数先心病有特征性的心电图改变，如房室间隔缺损表现有电轴显著左偏、不完全右束支传导阻滞、左室或双室肥厚，青紫的新生儿心电图如有电轴左偏、左室肥厚提示三尖瓣闭锁。

3. 胸部 X 线检查

胸部 X 线检查可显示心影大小及心脏形态，反映心脏增大程度并鉴别左房室或右房室增大。在诊断心脏增大时须结合患儿年龄及投照因素。正常新生儿心胸比例可达 0.60，至 1 岁左右逐渐缩小至 0.50。除心脏情况外须注意肺部血流状态。左向右分流先心病肺血增多，表现为肺纹理粗而多、肺门影重。肺血减少则表现为肺门影小，肺血管纤细、稀少，肺野清晰，提示右室流出道或肺动脉瓣狭窄病变。

4. 超声心动图

近年来随着超声诊断仪器性能不断提高及检查技术经验不断积累，超声心动图已成为准确诊断先心病的必要手段，改变着过去依赖心导管检查确诊的状态，并可预见其将发挥更重要的作用。

常规检查包括二维超声检查及多普勒超声检查。前者可形象地观察心内结构，后者可反映功能状态及血流动力学改变，如瓣膜功能、关闭不全或狭窄程度、压力测定等，两者结合可较全面地反映病变的全貌，如室间隔缺损的部位、大小、两室的压差等。为了提高检查质量，检查时须强调从不同平面、不同透声窗口全面检查病变部位，同时对小婴儿及复杂先心病人须采用有步骤的节段性检查方法。一般分为心房、心室及大动脉三个节段，辨认其有无、位置，互相之间连接关系，再系统地检查间隔、瓣膜、腔静脉、肺静脉及冠状动脉，最后综合得出全面诊断。

5. 心导管造影检查

随着超声心动图诊断的准确性日益提高，多数常见先心病在应用上述无创性检查后已能肯定诊断，心导管造影检查已不再是诊断的必要步骤，但在以下情况时仍有其适应证。

（1）复杂先心病，或常见先心病临床表现不典型者，或合并肺气肿影响超声检查等原因，在无创性检查后仍不能确诊者。

（2）先心病并发严重肺动脉高压，须准确测量肺小动脉阻力以决定是否为手术适应证。

（3）外科手术需病变部位的细致解剖情况，而超声观察不够满意者。

决定心导管造影检查应全面考虑检查对解决问题的必要性、可能性以及最终有无治疗措施。心导管造影术前须全面了解患儿情况，包括体格检查及各项无创性检查的资料，必要时重复超声检查以明确导管检查的目的，然后制订检查方案，包括造影部位等。术前须积极控制心衰，纠正可能存在的酸碱失衡及低血糖，并备血以便急用。术中操作要轻柔，避免不必要的探查以缩短检查时间，加强监护，注意输液速度避免过量。术后监护至患儿清醒，并注意穿刺部位出血及血管损伤等合并症。

诊断先天性心脏病并不困难，但要明确其类型，全面地了解其病变情况并非容易。提高诊断准确性的要点是：①了解各种先心病的血流动力学改变是首要关键；②掌握好心脏检查的基本功，包括体格检查、心电图、胸部 X 线、超声心动图及心导管造影检查。

（4）善于综合分析各项检查资料，切忌单凭一项检查结果即做诊断。尤其在婴幼儿，心内畸形常多发，要得出全面而准确的诊断须养成遵循一定检查步骤的良好习惯，即病史、体检、心电图、胸部 X 线、超声心动图，必要时做心导管造影检查，认真综合分析各项资料，分清各畸形的主次关系，正确评价其严重程度，在此基础上方可制订出科学的治疗方案。

（五）鉴别诊断

除根据临床特点和各种检查对先心病做出诊断外，还须与以下情况鉴别。

1．生理性（功能性）杂音

常见的生理性杂音有两种：

（1）位于胸骨左缘三、四肋间（L3、4）或偏外，弹弦乐音杂音；

（2）位于 L2 喷射性杂音。

两者均属收缩早期杂音，强度Ⅱ/Ⅳ级以下，柔和，不传导，并随体位变动、运动或发热杂音强度有改变，且患儿无心脏病症状，各项检查均正常。

2．后天性心脏病

后天性心脏病有病理性杂音，须与先心病鉴别者有：

（1）风湿性心脏病起病于学龄期，多有急性风湿热活动性表现，血沉抗"O"增高、心脏为全心炎表现，单纯慢性瓣膜病变少见。

（2）感染性心内膜炎临床有明显感染及栓塞现象，病程中杂音强度可有变化，血培养阳性，超声心动图见心内膜上附有赘生物可确诊。但本病常继发于先心病的基础上，常规超声心动图检查可确诊。

（3）其他青紫性疾病：

青紫性先心病多属心脏复杂畸形，常见于新生儿期及婴幼儿期，心脏异常体征有时不明显，须与心脏外疾患引起青紫者鉴别，常见者有：

①呼吸系统疾患：如新生儿肺不张、肺炎、胎粪吸入、肺透明膜病等疾患均可表现有青紫。其鉴别点有：呼吸困难严重而青紫相对较轻，青紫在吸入 100% 氧气后可缓解，胸部 X 线检查可发现肺部病变而心脏正常，超声心动图可帮助确诊。

②持续性胎儿循环（新生儿持续性肺动脉高压）：临床常明显青紫而呼吸困难相对较轻，须与青紫先心病鉴别。鉴别要点为右上肢或颞动脉血氧分压明显高于下肢或脐动脉血氧分压。最重要的是超声心动图检查，未见心内畸形的改变，却有明显肺动脉高压表现。

③脑部疾患：如颅内出血、脑水肿或脑膜炎等疾患，因中枢性呼吸不规则及暂停引起青紫者，临床均有脑功能异常表现，不难鉴别。

其他少见疾患如新生儿红细胞增多症、异常血红蛋白血症，各有其临床特征。超声心动图可提供最后诊断。

（六）治疗

合理的内科治疗可增强患儿体质，改善心功能，预防和治疗合并症，尽量使患儿存活到手术较安全年龄再进行选择性手术。病情严重需即刻紧急手术者，要做好术前充分准备，使病儿能最大限度地耐受手术创伤，以取得较满意的手术效果。

1．一般治疗

先心病患儿一般多能根据自身心功能状态控制活动量，除剧烈活动外不必过多加以限制。安排合理的生活制度，给富于营养的饮食，注意维生素的摄入。有青紫的患儿保证充分水分摄入量，注意预防呼吸道感染疾病。除病情严重者外应按照常规进行计划免疫接种。强调定期随访检查，观察病情进展情况，选择最佳手术时机。

2．并发症的治疗

（1）充血性心力衰竭：充血性心力衰竭是有大量左向右分流的先心病的常见并发症，是死亡的主要原因，多见于婴儿。预防呼吸道感染可减少心衰发作。心衰治疗见有关内容。内科治疗可减轻症状，根本的治疗方法是手术纠治畸形。

（2）感染性心内膜炎：任何类型先心病均可并发感染性心内膜炎，尤其多见于室间隔缺损、动脉导管未闭及法鲁四联症。本病也是引起死亡的常见原因。凡先心病患儿发热原因不明超过 1 周者须警惕本病。如能做到早诊断、早治疗，则预后明显优于晚期病例。治疗方法见本章有关内容。预防感染性心内膜炎是治疗先心病的重要环节，积极防治急性感染性疾病，清除慢性感染病灶，凡需拔牙、扁桃体摘除、任何化脓病灶切开引流时，须预防性应用青霉素，术前 0.5 ~ 1 h 给药 1 次，术后用药 2 ~ 3 天。对青霉素过敏者，可口服红霉素。如需进行肠道或泌尿道手术，须加用庆大霉素。

（3）艾森曼格综合征（eisenmenger sydrome）：凡具有大量左向右分流的先心病晚期均可并发本病。由于肺动脉压力增高，左向右分流逐渐减少。晚期当肺小血管阻力达到体循环阻力水平，分流以右向左为主时，称为艾森曼格综合征。临床表现有青紫，疲乏易累，气急及右心衰竭表现，可发生猝死。本病应以预防为主，对肺动脉压力进行性增高病例应及时手术矫治原发病变。如已发生本症，则只能内科对症治疗，禁忌手术。

二、室间隔缺损

单纯室间隔缺损（室缺 ventricular septal defect）是儿童中最常见的一种先心病，约占总发病数的一半。缺损可位于：①膜部或膜周部，最多见，约占室缺的80%；②漏斗部（包括嵴上型及干下型），约占10%；③流入道，三尖瓣隔瓣下方；④小梁部。本病有20%～50%患者缺损可自行闭合，尤其是小缺损。本病产生左向右分流，分流量大小决定于缺损大小及肺循环阻力的高低。分流量大者因严重增加左室容量负荷，多于婴儿期并发心衰。同时因异常血流冲击肺血管床，部分患儿于疾病晚期可发生进行性肺血管梗阻性病变，即艾森曼格综合征。

（一）临床表现

1. 症状

缺损小，患儿可长期无症状或有轻微症状。缺损大者可影响生长发育，体重增加迟缓，喂养困难。患儿活动后气急、心慌、气喘、咳嗽、乏力，易患呼吸道感染。肺动脉高压出现右至左分流者可有发绀。本病合并症常有支气管肺炎、充血性心力衰竭、感染性心内膜炎等。

2. 体征

典型的体征是于胸骨左缘第3～4肋间的响亮而粗糙的全收缩期吹风样反流性杂音，杂音响度可达Ⅳ～Ⅴ级，可扪及收缩期震颤，在心前区广泛传播，杂音的响度与血流量不成正比。缺损大的患儿发育较差，可有心脏增大，心尖搏动增强，肺动脉瓣区第二心音亢进与分裂，在心尖区有舒张期隆隆样杂音（相对性二尖瓣狭窄）。肺动脉显著高压的病人胸前左缘第3～4肋间的收缩期杂音减轻，肺动脉瓣区可有舒张期吹风样杂音（相对肺动脉瓣关闭不全）。由左向右分流时，有发绀和杵状指。

（二）实验室及其他检查

1. 心电图

小型缺损患者心电图正常或呈左室高电压。大型缺损者呈双室肥厚图形，V3导R＋S常超过6mV。随着肺动脉压力增高，右室肥厚逐渐突出，电轴右偏，左室肥厚消失。症状严重、出现心力衰竭者，多伴有心肌劳损。

2. X线检查

小型缺损胸片显示心影丰满或轻度肿大，肺血管纹理稍粗，大型缺损者左右心室均增大以左室大为主，肺动脉段膨隆，肺血管影粗，左心房往往也增大，主动脉弓影较小。合并严重肺动脉高压时，肺动脉段明显突出，透视下搏动强烈，而肺野血管变细，心影较前缩小。

3. 超声心动图

M型超声显示左室容量负荷增加，表现为左室内径增大，室间隔及左室后壁运动幅度增强，二尖瓣开放幅度增大。二维超声见室间隔回声中断，显示缺损大小、部位及数目。多普勒超声于缺损部位右侧面可探及收缩期湍流。彩色多普勒见有以红色为底，五色相间的异常血流，从左室通过缺损至右室。伴肺动脉高压者有相应改变。全面系统超声检查可帮助发现有无其他合并畸形。

4. 心导管造影检查

经以上非侵入性检查后诊断仍不明确，或并发明显肺动脉高压，或不能除外其他合并畸形时应做心导管造影检查。阳性发现为右室血氧含量高于右房血氧含量1 vol%以上，右室及肺动脉压力可增高，计算肺小动脉阻力可增高。左室造影显示缺损部位、大小、有无多发缺损，并可探查有无其他合并畸形。

（三）诊断与鉴别诊断

根据临床特点和辅助检查一般可做出诊断，但须与以下病变相鉴别：

1. 肺动脉瓣狭窄干下型室缺

于体检时发现有 L2 收缩期杂音伴震颤可与肺动脉瓣狭窄相混淆。前者心电图左室肥厚，胸片肺血增多，而后者右室肥厚，肺血减少可资鉴别，超声心动图可帮助确诊。

2. 法洛四联症

少数法洛四联症患儿于婴儿期无青紫，常被误诊为室缺，但心电图多有明显右室肥厚改变。超声检查可帮助确诊。

3. 完全性房室间隔缺损

本症为左向右分流类先心病中较复杂的一种，室缺是其病理改变中的一部分。临床具有肺血增多、双室负荷增加及早期发展肺动脉高压的特点，且体格检查具有类似室缺的杂音，故诊断大型室缺时，须除外本症。鉴别要点，为本症具有特有的心电图改变，电轴显著左偏，不完全右束支传导阻滞，一度房室传导阻滞。超声心动图可帮助确诊。

4. 其他室缺

可合并其他畸形，如右室流出道狭窄、右室双腔、主动脉瓣脱垂、主动脉瓣下狭窄、房缺、动脉导管未闭或其他复杂畸形。当临床表现与其他检查项目互相有不符合或矛盾时，必须引起重视，须排除其他合并畸形。重复超声心动图检查，必要时心导管检查多能帮助确诊。

（四）治疗

小型缺损临床无症状，心电图及胸片改变不明显，肺循环与体循环血流量之比（Qp/Qs）＜ 1.5，肺功脉压力正常者，尤其缺损位于膜部或小梁肌部，闭合机会较多者，不需手术治疗，可等待其自然闭合，但必须定期随访检查，并注意感染性心内膜炎的预防。

手术适应证为临床有症状，血流动力学改变明显，Qp/Qs ＞ 1.5，或肺功脉压力增高而分流仍以左向右为主的患儿，选择性手术年龄为 2 ～ 6 岁。大缺损婴儿并发心力衰竭，内科治疗无效，应早做手术。肺动脉压力中度以上增高者，须于 2 岁以前手术。肺小动脉阻力重度增高，以右向左分流为主的艾森曼格综合征因手术死亡率高，术后远期效果不好，属手术禁忌。单纯室缺手术目前均用低温麻醉，体外循环下心内直视修补术。手术死亡率近年来已下降至 1% 以下。术后症状多能明显改善，杂音消失，心脏逐渐缩小。有 40% ～ 75% 患儿心电图上遗留有右束支传导阻滞图形，但无临床意义。

随着介入治疗技术的发展，部分室缺患儿可通过介入性心导管如蘑菇伞（amplazer）关闭缺损。

（五）预后

自行愈合及早期手术者，大多预后良好。术后可能存在的后遗症：

1. 残余分流

术后仍有Ⅲ级以上粗糙全收缩期杂音，超声心动图可确诊。如心影不缩小，有心功能不全表现，心导管检查 Qp/Qs ＞ 1.5 者，有再次手术适应证。

2. 完全性房室传导阻滞

由于目前手术技术的提高已很少见，治疗上于术后早期应用体外人工起搏，维持 1 个月仍不恢复者应安永久起搏器。

3. 肺动脉高压

术前严重肺动脉高压及肺小动脉阻力重度增高患者，术后肺血管病变不易好转，常遗留有肺动脉高压症，活动后仍有气急等症状，其中约有25%患者肺血管病变继续恶化，于术后 5 年内死亡。一般说来，手术时年龄越小术前肺小动脉阻力越低，术后肺动脉压力恢复正常的机会越大。

三、房间隔缺损

房间隔缺损（房缺 atrial septal defect）也是常见先心病之一，发病率占先心病的 20% ～ 30%，女性较多见。由于小儿时期症状多较轻，不少患者到成年时才被发现。单纯原发孔缺损按胚胎发育观点属于房室间隔缺损，但其诊断治疗与继发孔相似，故于本节内一并叙述。本症在心房水平血液左向右分流，右房室除接受腔静脉回流外，还接受左房分流血液，故容量负荷过重。小儿时期少见心衰及肺动脉高压。

（一）病因和病理解剖

心房间隔缺损可分为原发孔房缺和继发孔房缺，通常所指的房缺即为继发孔房缺。原发孔房缺实际上是心内膜垫发育不良所致，与房室共同通常同属一类，比较少见。继发性房缺根据其缺损部位的不同分为中央型、上腔型、下腔型、混合型。由于房缺的存在，导致了心房水平血液左向右分流，分流量大小取决于缺损大小及两心房间的压力阶差大小。分流的方向也取决于左右心房的顺应性和肺动脉的阻力。

（二）分型

1. 继发孔（二孔型）房缺

缺损位于卵圆孔，一般直径为 1 ~ 3 cm。

2. 原发孔（一孔型）房缺缺损

位于房间隔下部，多伴有二、三尖瓣裂缺并出现关闭不全。该型较为少见，但病情也比较严重。

3. 高位房缺

在房间隔上部，少见。

4. 巨大房间隔缺损

可形成单心房。房间隔缺损合并二尖瓣狭窄者，称为鲁登巴格综合征。

（三）病理生理

出生时及新生儿早期，右心房的压力可略高于左心房，血流自右向左，因而发生暂时性青紫。随着肺循环量的增加，左心房的压力高于右心房，故左心房的血液分流入右心房。分流量的大小随缺损和肺循环阻力的大小、右心室的顺应性及两侧心房的压力差而不同。此时右心室不但接受由上下腔静脉流入右心房的血液，同时还接受由左心房流入右心房的血液，故右心室的工作负担增加，排血量增大。但大量血液在从右心房到右心室、肺血管、左心房，最后又回到右心房这一途径中进行的循环是无效循环。肺循环的血流量增加，常达到体循环的 2 ~ 4 倍，体循环的血流量则正常或略降低。肺动脉压与右心室压可正常或增高，右心室与肺动脉收缩压间可有差别（相对性的肺动脉口狭窄）。长期的肺血流量增加，可导致肺小动脉内膜增生、管腔狭窄，肺动脉阻力明显增高而出现显著的肺动脉高压，当右心房压力高于左心房时，便出现右向左分流而引起持久的青紫。第一孔未闭伴有二尖瓣关闭不全时，左心室亦有增大。

（四）临床表现

1. 症状

轻者分流量小可无症状，仅在体检时发现。缺损大、分流量大的患儿，主要症状有初生婴儿由于胎儿期的肺循环高阻力状态尚存在，偶有暂时性青紫，年龄稍大症状渐明显，发育迟缓，活动后气喘，易咳，因右心肥大左胸常隆起，频发呼吸道感染，偶有声音嘶哑（扩大的肺动脉压迫喉返神经）。

2. 体征

心前区隆起，心尖搏动弥散，心浊音界扩大，胸骨左缘第 2 ~ 3 肋间可闻及 II ~ III 级有时达 IV 级收缩期吹风样杂音。肺动脉瓣区第二音亢进、分裂，分流量大，三尖瓣听诊区可闻及由于三尖瓣相对狭窄引起的隆隆样舒张期杂音。肺动脉高压时肺循环与体肺循环压力差减少，杂音常减轻或消失。

（五）实验室及其他检查

1. X 线检查

缺损小者可无明显改变。缺损较大时可见右心房、右心室增大，肺动脉段突出，肺门血管影增粗，搏动增强，可有"肺门舞蹈"、肺野充血，主动脉影较小。

2. 心电图检查

心电图表现电轴右偏，可有不完全性右束支传导阻滞，右心室和右心房肥大。第一孔未闭病例，电轴左偏，左心室肥大。

3. 超声心动图

右房增大，右室流出道增宽，室间隔与左室后壁呈矛盾运动，主动脉内径较小。扇形切面可直接显示房间隔缺损的位置及大小。多普勒彩色血流显像可直接观察到分流的位置、方向，且能估测分流量的大小。

4. 心导管检查

右心导管检查可发现右心房血氧含量高于上、下腔静脉平均血氧含量，能计算出肺动脉阻力及分流量大小。导管可通过缺损而由右心房进入左心房。

（六）诊断

根据典型 X 线及彩色多普勒血流显像大多可以确诊，临床需与室间隔缺损相鉴别，心室间隔缺损的杂音位置较低，常在胸骨左缘第 3 ~ 4 肋间，多伴有震颤，左心室常有增大。超声心动图及右心导管可以确诊。

（七）治疗

1. 内科治疗

发生左室或右室衰竭可给予洋地黄和（或）利尿剂，心律失常者按心律失常治疗。

2. 外科治疗

主要进行手术修补，最好手术年龄为 5 ~ 7 岁。一般需应用人工心肺机作体外循环，暂时中断心脏血流后切开心房，在直视下施行。有显著肺动脉高压时，尤其是已有右至左分流的病例不宜手术治疗。

3. 内科

心导管房缺堵塞法近些年来，开展了应用心导管技术行房缺堵塞治疗，如伞堵法、纽扣堵塞法等。

四、动脉导管未闭

动脉导管未闭（patent ductus arteriosus，PDA）是指主动脉和肺动脉之间的一种先天性异常通道，亦为小儿先心病的常见类型，占小儿先心病总数的 15% ~ 20%，女性较多见。未闭的动脉导管有管型、窗型、漏斗型三种，其长度 20 ~ 30 mm，直径 5 ~ 10 mm 不等，窗型几乎没有长度，漏斗型肺动脉端较窄。本病与其他先天性心血管畸形可合并存在。

（一）病因和病理解剖

动脉导管是位于主动脉峡部和左肺动脉根部之间的主动脉 – 肺动脉通道，是胎儿期间生理状态所必须有的通道，但绝大多数动脉导管在出生后两个月内逐渐闭合成为动脉韧带。如果出生后持续开放会构成主动脉和肺动脉之间的异常通道，在肺动脉水平产生左向右分流而发生一系列病理生理变化。

（二）分型

1. 管型

为管样，长度一般为 10 mm，也有长达 30 mm 者，直径 5 ~ 10 mm 不等。

2. 窗型

主、肺动脉紧贴呈窗样，直径略大。

3. 漏斗型

主动脉端粗大，肺动脉端细小。

由于左向右分流，血流自左心室→主动脉→肺动脉→肺→左心房→左心室→主动脉，形成肺循环大量血流，左心室舒张期负荷加重，脉压差加大。在分流量加大伴有肺动脉高压时，开始为动力型，进而成为阻力型改变，引起双向或右向左分流，表现青紫等症状。

（三）病理生理

在无并发症的动脉导管未闭，由于主动脉压高于肺动脉压，故不论在心脏收缩期或舒张期中，血液分流均由左至右，即由主动脉连续地流入肺动脉。于是肺循环的血流量增多，常达体循环血流量的 2 ~ 4 倍，使肺动脉及其分支扩大。回流至左心房与左心室的血液亦相应增加，使左心室的负荷加重，因而左心室增大。由于在心脏舒张期中，主动脉血液仍分流入肺动脉，故周围动脉舒张压下降、脉压增宽。

未闭的动脉导管较粗，分流至肺动脉血量大者可引起肺动脉压力轻度增高。少数病人可伴有肺血管阻力增高，而引起显著肺动脉高压，导致右心室肥大和衰竭，当肺动脉压力超过主动脉时，即发生右至左分流，造成下半身青紫，称差异性紫绀。

（四）临床表现

1. 症状

轻症者无症状，重症病例常有乏力，活动后心慌、心悸、气喘、胸闷、咳嗽等，体循环血量减少可引起生长发育迟缓。晚期患儿可出现心力衰竭，肺动脉显著高压，伴差异性发绀（下半身发绀较上半身更为明显）。扩张的肺动脉压迫喉返神经引起声音嘶哑。

2. 体征

最典型的体征是在胸骨左缘第二肋间有响亮的连续性机器样杂音，占据整个收缩期与舒张期，在收缩期末最响并伴有震颤，杂音可向左锁骨下、颈部和背部传导。婴儿期伴肺动脉高压或发生充血性心力衰竭者多只有收缩期杂音。分流量大的患儿可有右心浊音界增大、心尖搏动增强。由于相对性二尖瓣狭窄，在心尖部可出现舒张期杂音。由于动脉舒张压低，可出现周围血管征，包括脉压增宽、水冲脉、毛细血管搏动、股动脉枪击音。

（五）实验室及其他检查

1. X线检查

分流量小者，心影正常，分流量大者，多见左心室增大（左心房亦可增大），主动脉结增宽，可有漏斗征，肺动脉段突出，肺门血管充盈。双侧肺野有轻度至中度充血。透视下搏动强烈，有"肺门舞蹈征"，严重病例呈左右心室均肥大。婴儿期可无主动脉结增宽的特征。

2. 心电图检查

分流量小者心电图可正常，分流量中度者可示电轴正常，左房大，左心室高压或左心室肥厚，RV5、6高大，QV5、6增深，TV5、6高尖，对称。分流量大或肺动脉压力较高时，电轴可正常或左偏，双室肥大，V3、V4 的 R 与 S 波电压均增大。肺动脉压力与体循环压力相等时，电轴可右偏，右心室显示收缩期负荷加重。

3. 超声心动图检查

左房、左室内径增加。二维超声心动图可直接显示未闭动脉导管，确定诊断。

4. 右心导管检查

当有肺动脉高压或合并其他畸形致诊断不能明确者，应作导管检查，可出现肺动脉血氧含量高于右心室血氧含量 0.5 vol/dL 以上，以及压力超过右心室。部分病例导管还可通过未闭的动脉导管到降主动脉，则诊断无疑。

（六）诊断

根据典型的杂音、X线、心电图表现和超声心动图改变可做出正确诊断，右心导管检查可进一步确诊，对 PDA 合并其他先天性心血管复合畸形则需做心血管造影或其他进一步检查。本病需与其他引起心脏连续杂音的疾病相鉴别。

（七）治疗

手术结扎或切断未闭的动脉导管，是根治本病的方法。未闭动脉导管被结扎后，约有 10% 的病人可重新畅通，故现多用切断缝合的方法。在目前条件下，本病手术治疗的危险性很小，手术死亡率接近于 0，故多数意见认为，除非病人年龄已超过 50 岁，凡已确诊的动脉导管未闭均应早期手术治疗；有心力衰竭或感染性动脉内膜炎的，在两者得到控制后亦可施行手术；合并肺动脉高压者，更应积极采取手术治疗。

五、肺动脉狭窄

肺动脉狭窄（pulmonary stenosis），按狭窄的部位不同分为肺动脉瓣狭窄、漏斗部狭窄及肺动脉分支狭窄。单纯肺动脉瓣狭窄（pulmonary valvular stenosis）也是常见先心病之一，发病率约占先心病的 10%。

（一）临床表现

1. 症状

取决于狭窄的严重程度。轻中度狭窄患儿大多无症状或仅于活动后出现轻度气急。重症患儿多有活动后气急、乏力、胸闷、心悸，儿童期可诉心前区疼痛甚至晕厥。严重狭窄使右室继而右房压力增高，如同时存在未闭卵圆孔或房缺可产生右向左分流，临床出现不同程度紫绀。最严重患者婴儿期即有明显紫绀及右心衰竭，需紧急手术治疗。

2. 体征

患儿生长发育多正常，重症可见紫绀。听诊于 L2 闻Ⅲ～Ⅳ/Ⅵ级收缩期喷射性杂音，伴震颤。狭窄越重，杂音越响，杂音响度的高峰越晚，P2 减低。轻中度狭窄患儿可闻收缩早期喷射音，重症患儿常无喷射音，偶见右心衰竭体征。

（二）实验室及其他检查

1. 心电图

心电图可用以判断狭窄严重程度，主要表现为电轴右偏、右室收缩期负荷过重。轻症心电图常正常或可疑右室肥厚。随着狭窄加重右胸导联 R 波逐渐增高，波型由 Rs 型→ R 型→ qR 型，并逐渐出现 ST 段下降，T 波倒置。凡 V_1 导联 R > 2.5 mV，或呈 qR 型，或有明显 ST-T 波改变者均属重症。

2. X 线检查

对本症具有诊断意义的 X 线变化是肺动脉段直立性突出，是由于肺动脉瓣狭窄后主肺动脉及左肺动脉扩张引起的。除少数婴幼儿或肺动脉瓣发育不良型的患儿外，绝大多数患儿均有此表现。轻中型患儿心影不大，肺血正常或稍少。重型患儿心影增大，肺血管纤细，少数心衰患儿则心影显著扩大有肺淤血表现。

3. 超声心动图

超声心动图已成为无创性确诊并评价肺动脉瓣狭窄严重程度的最灵敏可靠的手段。二维超声可见肺动脉瓣增厚、僵硬，收缩期呈圆顶状突出于肺动脉内，右室壁及室间隔增厚多普勒超声于肺动脉内可检出收缩期湍流，并可较准确地测出其最大流速，按改良 Bernoulli 公式：压差 kPa=4× 流速 2（m/s）计算出跨瓣压差。

4. 右心导管造影检查

右室收缩压增高，肺动脉收缩压正常或降低。根据跨瓣压差可将本症分为：①轻度狭窄：压差 < 5.33 kPa（40 mmHg）；②中度狭窄：压差 =5.47–10.7 kPa（41～80 mmHg）；③重度狭窄：压差 > 10.8 kPa（81 mmHg）。右室造影可显示狭窄部位、程度、瓣叶形态、瓣环大小，瓣后扩张，有无右室漏斗部狭窄，并可估计右室功能状态。在发育不良型可见：①肺动脉瓣增厚：呈不规则或结节状，不呈幕顶状运动；②瓣环发育不良：小于正常平均值；③瓣后主肺动脉轻度扩张或无。

（三）诊断

根据临床特点和检查可做出诊断。

（四）治疗

轻度无症状者，经多年随访狭窄也不加重，可正常生活，每 1～2 年复查心电图及超声心动图，以观察病情变化，必须注意预防心内膜炎。中度狭窄患儿应及时手术治疗，严重患儿或有症状的新生儿应紧急手术治疗，手术效果一般良好。50%～90% 患儿术后发生轻度肺动脉瓣关闭不全。

近年来经皮球囊肺动脉瓣成形术已成功地应用于临床，并已逐渐替代外科开胸手术。与外科手术相比，本手术简便、安全，现已成为本症的首选治疗方法。

本法对发育不良型瓣膜狭窄效果差，但近期也有报道，应用超大球囊法扩张取得较好疗效，但尚待进一步研究以明确适应证。

六、法洛四联症

法洛四联症（tetralogy of Fallot）是一种常见的联合的先天性心脏血管畸形，包括肺动脉狭窄、心室间隔缺损、主动脉右位（骑跨于缺损的心室间隔上）、右心室肥大四种畸形，为最常见的青紫型（右向左分流型）先心病，占小儿先心病总数的 15% 左右。

（一）病理解剖

法洛四联症的病理改变包括肺动脉狭窄、室间隔缺损、主动脉右跨及右心室肥大。肺动脉狭窄部位包括漏斗部、瓣、瓣环。肺动脉总干及分支，其中以漏斗部或漏斗部伴瓣狭窄常见，单独肺动脉瓣狭窄少见。狭窄的严重程度差异颇大。严重者肺动脉闭锁，可同时伴动脉导管未闭或主动脉与肺动脉间侧支循环血管。由于圆锥间隔向前上移位，均有不同程度的漏斗部狭窄，有的在漏斗部呈环形隆起形成狭窄，在狭窄与肺动脉瓣环间构成第三心室。室间隔缺损为大型，对位不良型。约25%法洛四联症患儿伴右位主动脉弓。

（二）病理生理

由于肺动脉口狭窄，血液进入肺循环受阻，引起右心室的代偿性肥厚，右心室排出的血液大部分经由心室间隔缺损进入骑跨的主动脉，肺部血流减少，而动静脉血在主动脉处混合被送达身体各部，造成动脉血氧饱和度显著降低，出现紫绀并继发红细胞增多症。肺动脉口狭窄程度轻的病人，在心室水平可有双向性的分流。右心室压力增高，其收缩压与左心室和主动脉的收缩压相等，右心房压亦增高，肺动脉压则降低。

（三）临床表现

1．症状

典型病例出生时可无症状，生后数月当动脉导管闭合时逐渐出现青紫。少数肺动脉闭锁或严重狭窄患儿出生时即显青紫。青紫于哭闹后加剧并气急。于婴儿期多有缺氧发作，表现为青紫逐渐加重，呼吸变急而深长，烦躁不安，意识模糊，每次发作持续数分钟至数小时，可自行缓解，严重者可昏迷、惊厥甚至死亡。活动、哭闹或感染均可为诱发因素。缺氧发作于患儿1～2岁以后逐渐减少最后停止。年长后则表现为活动后气促、乏力，喜作蹲踞位以提高血氧饱和度。本症患儿很少有心衰表现。

2．体征

生长发育较差，缺氧发作严重者智力发育也稍落后，明显青紫，杵状指（趾）。心前区稍饱满，L2～4有III/VI级左右喷射性收缩期杂音，部分病人可伴震颤，肺动脉口狭窄越严重，杂音越轻，有时在IA可闻室缺引起的收缩期杂音。P2常单一。

（四）实验室及其他检查

1．心电图

心电图常见电轴右偏，右室肥厚，部分重症右房肥大。

2．X线检查

典型表现为心影轻度增大或不大，肺动脉段略下陷或平直，心尖上翘，可呈靴形。肺纹理较细少，肺门周围常见网状侧枝循环血管影。

3．超声心动图

超声心动图对本症可做出明确诊断。阳性所见为右室流出道有肥厚肌束变窄，也可伴有肺动脉瓣增厚、瓣口狭窄或肺动脉狭窄改变，主动脉内径增宽并骑跨于室间隔之上，主动脉前壁与室间隔连续中断形成大室缺，主动脉后壁与二尖瓣前叶连续存在，大动脉关系正常。

4．心导管造影检查

本检查除确定诊断外尚可清楚显示肺动脉口狭窄的详细解剖情况，以及周围肺动脉的发育情况，为手术方案提供重要依据。检查阳性所见有右室压力增高与左室相等，右室与肺动脉之间有压差，动脉血氧饱和度降低，导管可自右室至左室或直接入升主动脉。除右室造形显示肺动脉口狭窄及周围肺血管发育情况外，必要时做左室或升主动脉造影观察室缺情况，有无动脉导管未闭及冠状动脉前降支起源于右冠状动脉。

（五）并发症

1．脑血管意外

本症患儿由于心内有右向左分流，静脉系统血液可直接到达体动脉血管，故容易引起脑血管栓塞，同时因缺氧继发红细胞增生症使血液黏稠淤滞，是引起脑血栓的常见原因，多见于夏季多汗、高烧及腹泻等水分补充不足时发生，也可无任何诱因发作，临床表现为突发头痛、偏瘫。若血球压积＞70%，应考虑放血治疗，同时补充等量血浆或白蛋白液，以免发生循环衰竭。

2. 脑脓肿

由于脑缺氧、组织坏死继发感染或感染性栓子引起，多见于 2 岁以上儿童，起病多急，有发热、头痛、呕吐、嗜睡、惊厥及局部神经系统阳性体征，CT 可确诊。治疗应用大剂量抗生素，常需外科手术引流或切除，预后差。

3. 感染性心内膜炎

感染性心内膜炎也是本症常见的并发症。

（六）诊断

根据临床特点和检查可以做出诊断。

（七）治疗

1. 内科治疗

（1）合理喂养：1 岁以内必须注意铁剂的补充，防止因贫血加剧缺氧发作；保证足够的液体入量，尤其夏天多汗、高烧、腹泻入量减少时，以免血液过于黏稠发生血栓。

（2）缺氧发作的防治：

预防发作可口服心得安，剂量为每次 0.5 ~ 1 mg/kg，每日 3 ~ 4 次，发作控制后可减量维持。贫血可使缺氧发作频繁。紫绀病儿血红蛋白虽在正常范围，仍可能有贫血存在。检查血涂片，如红细胞少而浅染，或血红蛋白＜ 140 g/L 者，应予以铁剂口服，提高血球压积至 60%。经以上处理而发作仍频繁者是即刻手术的指征。

治疗缺氧发作主要是镇静、缓解痉挛、改善缺氧，常用方法有：①膝胸位，双腿卷曲于胸前，以增加体循环阻力，有利于增加肺血流量；②吸氧；③发作较重者给吗啡 0.1 ~ 0.2 mg/kg 皮下注射；④缺氧迅速加剧酸中毒，进一步刺激流出道肌肉痉挛，形成恶性循环，故给 5% 碳酸氢钠 2 ~ 5 mL/kg 稀释后静注；⑤以上措施无效时可用心得安 0.1 mg/kg 稀释 10 mL 后 10 min 内静脉缓慢注入，症状缓解后即停止注射，同时监护心率及血压。

2. 手术治疗

手术治疗包括姑息手术和根治手术两种。

（1）姑息手术：对于肺动脉狭窄较重患儿在体循环与肺循环之间造成分流，增加肺循环的血流量，使氧合血流增加。本手术不改变心脏本身畸形，可为以后根治手术创造条件。具体有主动脉与肺动脉吻合，锁骨下动脉与肺动脉吻合等方法。

（2）根治手术：在体外循环下，切开心脏直视修补心室间隔缺损，切开狭窄的肺动脉瓣或肺动脉，切除右心室漏斗部的狭窄。根治手术疗效好，但手术死亡率高。近十余年来随着小儿外科技术的发展，死亡率显著下降，手术年龄已将过去 5 ~ 8 岁后施行的惯例打破，有年龄愈来愈小的趋势。

七、完全性大动脉错位

完全性大动脉错位（complete transposition of the arteries）是青紫型先天性心脏病中较常见的一种，发病率为先天性心脏病的 10% 左右，男性多见。

（一）病理生理

完全性大动脉错位是主动脉与肺动脉的位置相互转换，主动脉出自右心室，肺动脉出自左心室，形成两个隔绝的循环系统，如能存活，需有动脉导管未闭或房、室间隔缺损使体、肺循环中建立交通。

血流动力学变化：不论体、肺循环的交通在何处分流，血的堆积总偏于一侧，向左分流的血回左心，右向分流的血回右心。当一侧压力增高大于对侧时，血液又分流至对侧并堆积，出现两心室周期性扩大与缩小，引起两心室的扩张及肥厚，最后因缺氧及心力衰竭而死亡。

（二）临床表现

症状：完全性大动脉错位不伴其他畸形者，出生后很快死亡；合并有其他畸形者，1 个月内均有青紫、气急、进行性心脏扩大、早期心力衰竭等症状。体征：①发育不良，杵状指（趾）出现早；②心脏扩大，心尖搏动在剑突下较强烈；③心脏杂音可有可无，伴动脉导管未闭者可闻及连续性杂音，伴大型室间隔缺损者在生后 10 天内可有全收缩期杂音，伴肺动脉狭窄者可听到收缩期喷射样杂音。

（三）辅助检查

1. 心电图

典型病例表现电轴右偏，右室肥厚，合并室缺者常双室肥厚。

2. X 线检查

心影出生时多正常，以后日益增大，呈斜卵形，上纵隔影窄，肺血管影正常或稍粗。如合并室缺心影常增大，肺血多，伴心衰时心影明显增大有肺瘀血表现。如合并肺动脉狭窄则心影不大，肺血正常或减少。

3. 超声心动图

应用系统的节段性的检查方法可以明确本病诊断并避免遗漏其他异常情况。胸骨旁左室长轴切面可见前后平行的大动脉。前方主动脉与右室相连，后方肺动脉与左室相连，二尖瓣前叶与肺动脉后壁相连而主动脉不相连，在胸骨旁大动脉短轴则见两个呈圆形结构的大动脉切面，主动脉多在右前，肺动脉在左后，但主动脉也可在肺动脉的正前方、左前方或左右并列。除以上主要改变外应注意其他合并症。多普勒超声测量心室功能，有助于手术方法的选择。

4. 心导管造影检查

如超声心动图不能确诊时应即刻进行心导管检查。心导管检查适应证是进行球囊导管房隔撕裂术。导管检查阳性所见是肺动脉血氧含量明显高于主动脉血氧含量，压力测定在新生儿初期两心室及两大动脉压力相似，数天后左室及肺动脉压力明显低于右室及主动脉压力，左室造影见造影剂全部流入肺动脉有诊断意义。

（四）诊断

根据临床特点和检查可以做出诊断。

（五）治疗

1. 内科治疗

本症缺氧是由于体循环与肺循环分开成两个并行循环引起，故增加体循环血液交流是治疗缺氧的最有效办法，方法有以下两种。

（1）应用前列腺素 E_1：

扩大动脉导管，静滴起始剂量为 0.1 μg/（kg·min），有效后减半量，副作用有发热、低血压、呼吸抑制等。发热在继续治疗过程中常能自行下降，低血压在减慢滴速后也能恢复。呼吸停止是最严重的副作用，在给药过程中必须随时准备气管插管辅助呼吸改善通气。

（2）球囊导管房隔撕裂术：

此手术一般于心导管室 X 线透视下进行，也可在超声心动图的监视下进行。在撕裂房隔之前一定要肯定球囊导管头在左房内以免损伤房室瓣及心房，最好的办法是将导管头先送至左肺静脉（此时在透视下导管头已伸至左心缘外，侧位时指向后方，且活动度小），然后拉回至左房，在左心缘及脊柱之间，缓慢注入造影剂至球囊能承受的最大容量，再拉回充盈的球囊至房隔口边缘，然后用快速急促的动作拉回球囊至右房，撕裂房隔扩大卵圆孔，然后以同样的动作重复几次以期能再稍扩大撕裂口。一般于扩大卵圆孔后婴儿面色即刻好转，动脉血氧分压可上升 1.33 kPa（10 mmHg）以上，缺氧状态明显好转，为日后进一步手术创造条件。

2. 外科治疗

（1）房内血流改道术（mustard 或 sennling 术）：

一般在患儿 6 个月至 1 岁时行此手术。手术是在心房内利用房间隔或置入的心包片作为血流改道的障板，其目的是使上下腔静脉回流血改道经二尖瓣至左室，然后入肺循环，而肺静脉回流血改道经三尖瓣至右室入体循环，达到生理性矫治。手术死亡率较低（10% 以下），但后遗症较多，如腔静脉及肺静脉回流梗阻、心律失常及体循环心功能不良。

（2）大动脉解剖矫正术（switch operation）：

手术是切断升主动脉及主肺动脉的近心端，互换位置后再端端吻合上，达到解剖学上矫正。本手术成功的必要条件是左室功能可经受住体循环的阻力及压力。在无合并症的患儿出生后1周左右，左室压力就已下降至体循环压力的一半以下，故此手术必须于生后2周内进行。对合并大型室缺病例，手术可推迟至生后数月，但须在发生艾氏综合征之前进行。近年来手术死亡率已逐渐下降，存活者合并症少，左室功能良好。

（3）Rastelli手术：

适应证为合并室缺及严重肺动脉狭窄的患儿。手术为切开右室用补片作内通道，使左室血经过室缺引导至主动脉口，然后置一外通道于右室及肺动脉之间，使右室血经过肺动脉至肺循环。

第二节　心律失常

心律失常（cardiac arrhythmia）是指心脏冲动的频率、节律、起源部位、传导速度与激动次序的异常。小儿心律失常除可见于各类心脏病外，还可见于正常心脏和心脏手术后。精神因素、自主神经功能失调、代谢障碍、药物中毒、电解质紊乱、某些感染及药物等均可引起心律失常。许多心律失常如期前收缩找不到病因，多不需治疗。有些婴幼儿心律失常是由于心脏传导组织未成熟。随着小儿的成长，这种心律失常有自然消失的可能。小儿心律失常以窦性心动过速最常见，其次为室性期前收缩、Ⅰ度房室传导阻滞、房性期前收缩、窦性心动过缓、不完全性右束支传导阻滞、窦房结游走心律及阵发性室上性心动过速。

一、窦性心动过速

窦房结发放冲动的频率加快，超过各年龄组正常最高范围称为窦性心动过速，是最常见的心律失常，多数属于生理性，因激动哭闹运动等引起。窦性心动过速也是心脏病、贫血、感染、甲状腺功能亢进等疾病的常见症状；不引起血流动力学障碍，随病因消除而恢复。

（一）病因

（1）生理性：紧张、恐惧、哭闹、活动、高温环境等。

（2）病理性：见于心脏病、心力衰竭、休克、贫血、感染、甲状腺功能亢进等疾病。

（3）药物作用：阿托品、肾上腺素、多巴胺及酊剂（酒精）等。

（二）临床表现

（1）心率逐渐加快，自觉心悸不适。

（2）心率快而规则，婴儿＞140次/min，1~6岁＞120次/min，6岁以上＞100次/min。

（3）原有疾病的特异症状和体征。

（三）诊断与鉴别诊断

（1）根据临床特点和原发病因考虑诊断为本症。

（2）根据心电图改变确定诊断。心电图有以下特点：①窦性P波：Ⅰ、Ⅱ、aVF、V5导联直立，aVR倒置；②P-R间期不短于正常低限；③心率加快，超出正常窦性心律高限；④心率过快时，P波可与T波重叠，P-R段及ST段可下降，T波低平。

（3）鉴别诊断：婴儿窦性心动过速心率可高达200次/min以上，应与阵发性室上性心动过速鉴别。

（四）治疗

1. 病因治疗

窦性心动过速因药物作用、心脏病、心力衰竭、贫血、甲状腺功能亢进等引起，必须针对以上病因分别治疗。

2. 对症治疗

选用下列药物减慢心率：①安定，每日 0.2 ~ 0.3 mg/kg，分 3 次口服；②苯巴比妥，每日 2 ~ 3 mg/kg，分 3 次口服；③心得安，每日 1 ~ 2 mg/kg，分 3 次口服；④无心力衰竭者，不宜用洋地黄类药物。

二、窦性心动过缓

窦房结发放冲动的频率减慢，低于各年龄组最低值（婴儿 < 100 次 /min，1 ~ 6 岁 < 80 次 /min，6 岁以上 < 60 次 /min）称为窦性心动过缓，见于长期锻炼的运动员。窦性心动过缓为病态窦房结综合征、颅压增高、阻塞性黄疸及甲状腺功能低下的常见症状，通常不引起血流动力学障碍。

（一）病因

（1）生理性见于久经体育锻炼的运动员。

（2）病理性窦房结功能低下，颅压增高，呆小病及急性传染病的恢复期。

（3）药物作用利血平、β – 阻滞剂、洋地黄过量等。

（二）临床表现

（1）可无症状，心率低于 50 次 /min 者，可有心悸、胸闷、头晕、乏力等。

（2）心率过缓，在运动、情绪激动或用阿托品后心率明显增加。

（3）伴有引起窦性心动过缓的病因所见。

（三）诊断与鉴别诊断

（1）根据临床特点可以考虑诊断。

（2）根据心电图改变确定诊断。心电图有以下改变：①窦性 P 波：Ⅰ、Ⅱ、aVF、V5 导联直立，aVR 倒置；②心率婴儿 < 100 次 /min，1 ~ 6 岁 < 80 次 /min，6 岁以上 < 60 次 /min；③ P–R 间期在正常范围；④常伴有窦性心律不齐，P–R 间期有不同程度差异；⑤严重窦性过缓，心率低于 50 次 /min，可出现交接性逸搏。

（3）应与病态窦房结综合征及完全性房室传导阻滞鉴别。

（四）治疗

1. 病因治疗

窦性心动过缓因颅压增高、阻塞性黄疸、呆小病等原因引起者，需要根据不同病因分别治疗。

2. 对症治疗

如心率低于 50 次 /min，伴有症状者，可选用下列药物增快心率：①阿托品，每次 0.01 ~ 0.03 mg/kg，每日 3 次；②麻黄素，每次 0.5 ~ 1 mg/kg，每日 3 次；③异丙基肾上腺素 5 ~ 10 mg/ 次，舌下含服，每日 3 ~ 4 次。

三、过早搏动

异位起搏点于正常窦房结冲动到达之前抢先发出冲动称过早搏动（早搏），分为房性、室性及房室交界性，其中以室性最多见。房性和交界性早搏统称室上性早搏。早搏 ≤ 5 次 /min 为偶发，6 次 /min 以上者为频发。早搏如每隔 1、2、3 个正常窦性搏动出现者为二联律、三联律、四联律等。如 2 个早搏连续出现称为成对早搏，早搏连续 3 个则为心动过速。同一导联上早搏联律间期不同，形态各异者称多形性早搏；联律间期相等，形态相同者为单形性早搏。无器质性心脏病的患者，早搏虽可持续多年，远期预后良好。

（一）病因

常见于无器质性心脏病的小儿，可由疲劳、精神紧张、植物神经功能不稳定等引起，但也可发生于心肌炎、先天性心脏病或风湿性心脏病。另外，药物如拟交感胺类、洋地黄、奎尼丁中毒及缺氧、酸碱平衡失常、电解质紊乱（低血钾）、心导管检查、心脏手术等均可引起过早搏动。健康学龄儿童中 1% ~ 2% 有过早搏动。

（二）临床表现

小儿症状较成人为轻，常缺乏主诉。个别年长儿可述心悸、胸闷、不适。早搏次数因人而异，同一患儿在不同时间亦可有较大出入。某些患儿于运动后心率增快时早搏减少，但也有反而增多者。后者提示可能同时有器质性心脏病存在的可能。为了明确诊断，了解早搏的性质，必须作心电图检查。根据心电图有无 P' 波的存在、P' 波的形态、P-R 间期长短以及 QRS 波的形态来判断早搏属于何种类型。

（三）诊断与鉴别诊断

根据临床特点可以考虑诊断，根据心电图改变可确定诊断。

心电图有以下改变：

（1）房性早搏：①期前出现的 P 波，其形态与窦性 P 波不同；② P-R 间期在正常范围，或有干扰性 P-R 间期延长；③ QRS 波与窦性 QRS 波相同，如房性早搏发生过早，则有室内差异性传导，或早搏之后无 QRS 波（未下传房性早搏）；④代偿间歇多为不完全性。

（2）室性早搏：①期前出现的 QRS 波，其形态异常，时间增宽，T 波方向与之相反；②期前 QRS 波之前无 P 波；③代偿间歇为完全性。

（3）交界性早搏：①期前出现的 QRS 波，其形态与窦性者相同；②期前的 QRS 波之前或后可有逆传 P 波，若逆传 P 波在 QRS 波之前，则 P-R 间期＜ 0.10 s 在 QRS 波之后，则 R-P 间＜ 0.20 s；③代偿间歇多为完全性。早搏心电图有下列特点为复杂性，易发生心动过速，应予重视：①多形性、成对和连续 3 个以上；②室性早搏 QRS 波时间明显增宽，婴幼儿达 0.12 s，年长儿达 0.14 s；③室性早搏发生过早，R 波落在 T 波上。

病因诊断需进行有关病史、X 线胸片、超声心动图、运动心电图及 24 h 动态心电图检查，以明确早搏的原因及性质。

（四）治疗

必须针对基本病因治疗原发病。一般认为，若早搏次数不多，无自觉症状，或早搏虽频发呈联律性，但形态一致，活动后减少或消失则不需无特需用药治疗。有些病人早搏可持续多年，但不少病人最终自行消退。对在器质性心脏病基础上出现的早搏或有自觉症状、心电图上呈多源性者，应予以抗心律失常药物治疗。根据早搏的不同类型选用药物，可服用心律平或心得安等 β 受体阻滞剂，房性早搏若用之无效可改用洋地黄类，室性早搏必要时可选用利多卡因、慢心律和乙吗噻嗪等。

四、阵发性室上性心动过速

阵发性室上性心动过速（简称室上速）是儿科常见的严重心律失常。患者常并发心力衰竭和（或）心源性休克，为儿科急症。近年来，应用心脏电生理检查提高了对室上性心动过速发生机制的了解，以折返机制最为常见，自律性增高及触发活动较少见。不同病因和机制引起的室上性心动过速，应选用不同的治疗方法。

（一）病因

约 50% 患儿心脏正常，多见于婴儿患者。预激综合征约占 25%，其中 1/3 为隐性旁路。其余患者可有先天性心脏病（如爱勃斯坦畸形、大动脉转位等）、心肌炎、病窦综合征、洋地黄中毒、甲状腺功能亢进、心导管检查及心内手术等。部分患儿因情绪激动或呼吸道感染而诱发。

（二）临床表现

为阵发性，突然发作和突然终止。每次发作持续数秒至 1 ~ 2 天。发作时心率加快，儿童 180 ~ 220 次 /min，婴儿达 250 ~ 300 次 /min。婴儿多出现烦躁不安、面色苍白、拒食、呼吸急促等；年长儿可有心悸、头痛、心前区不适，少数有心绞痛。发作如持续 1 ~ 2 天，常发生心衰、休克。

（三）心电图表现

R-R 间隔绝对均齐，心室率婴儿 200 ~ 300 次 /min，儿童 180 ~ 220 次 /min，QRS 波群形态正常，如有差异性传导则 QRS 波群可有变异。多数可见 P 波，但 P 波与窦性 P 波不同，多为逆行 P 波，紧随 QRS 波之后。ST-T 可呈缺血性改变。本病需与窦性心动过速、心房扑动及室性心动过速鉴别。

（四）治疗

治疗原则：视病因、发病机制、持续时间及心功能状态而异。

1. 兴奋迷走神经，使发作中止

具体方法如下：

（1）屏气法：深吸气后屏气，但一般成功率较低。

（2）压迫颈动脉窦：每次只压迫一侧，不超过 2 s，成功率较屏气法高，但需警惕心脏停搏的危险，适用于 4 岁以上的较大儿童。

（3）刺激咽喉部：用压舌板或手指刺激咽喉部引起恶心、呕吐。

（4）冰水袋敷面：用 5 ℃左右的冰水袋敷整个面部，每次 10 ~ 15 s，1 次无效时每隔 3 ~ 5 min 可再用两次。

2. 药物复律

静脉用药应监测心电图，转复后改为静滴或口服维持。

（1）心律平：为钠通道阻滞剂，对自律性增高的心律失常，小儿可作为首选。剂量：0.5 ~ 2 mg/kg 加入 10% 葡萄糖液 20 mL 中，缓慢静脉注射，如无效 20 min 后可重复使用 1 次。严重心功能不全时禁用。

（2）毛花甙丙（西地兰）：兴奋迷走神经，减慢房室结传导使室上速转为窦性心律，且能增加心肌收缩力，婴幼儿及伴心衰者应作为首选。一般采用快速饱和法（即饱和量，< 2 岁 0.03 ~ 0.04 mg/kg，> 2 岁 0.02 ~ 0.03 mg/kg），首次用总量的 1/2，加入 50% 葡萄糖液 20 mL 中缓慢静注，余量分 2 次，4 h1 次。若因低钾、心肌炎、室上速伴房室传导阻滞应慎用。

（3）异搏定：抑制钙离子进入细胞内，减慢房室内传导，延长不应期，中断折返途径，终止室上速发作。剂量每次 0.1 ~ 0.2 mg/kg（1 次量不超过 5 mg），选用 5 mL 生理盐水水稀释，在心电图监测下，以每分钟 1 mL 的速度静推。副作用为急性血管扩张、血压降低和心肌收缩力减弱，心衰者禁用。

（4）新福林：可用于年长儿，通过升高血压，兴奋迷走神经，尤适宜于血压偏低者。剂量：0.05 mg/kg 加入 10% 葡萄糖液 10 mL 中缓慢静注。用药时密切监测血压及心率，收缩压不宜超过 17 ~ 20 kPa（130 ~ 150 mmHg）。对反复发作的患者，发作终止后应继续口服地高辛或心得安维持 2 ~ 3 个月或更长。

3. 电学治疗

（1）同步电流电击复律：除洋地黄中毒引起的室上速外，同步电流电击复律为紧急治疗方法，尤其伴有心力衰竭、心源性休克者。对宽大畸形 QRS 波的心动过速，难以鉴别室上性伴室内差异性传导与室性心动过速，病情危重者也首选电击复律。术前应排除窦房结功能不全，必要时在临时心脏起搏条件下进行。

（2）心房起搏：经食管心房起搏或右房内起搏终止室上速，多用于药物及电击治疗无效者。

4. 预防复发

室上速反复发作，症状严重者，需服药 6 个月至 1 年以预防复发。常口服地高辛维持量或心得安，或两者合用。房室旁路折返室上速可服用心律平或乙吗噻嗪。

5. 射频消融术

药物治疗无效，发作频繁影响正常生活，以及逆传型房室旁路折返室上速，可考虑射频消融旁路或慢径根治。

6. 外科治疗

先天性心脏病并发室上速，在心内纠治手术中，同时行旁路或异位灶切除术。

五、阵发性室性心动过速

阵发性室性心动过速（简称室速）为起源于希氏束分叉以下的心动过速，是一种严重快速性心律失常，多伴有血流动力学改变，易发展为心室颤动，可致猝死，应紧急处理。依据病因、基础心脏情况、心电图特点和治疗的不同，临床可分为单形性室速、特发性室速和多形性室速。

（一）单形性室性心动过速

单形性室速，QRS 形态一致，可持续 30 s 以上或短暂发作。其发生机制为心室内局部折返，少数可为触发活动晚期后除极引起，多出现严重临床症状，应及时治疗。

1. 病因

多见于重症心肌炎、各型心肌病，尤其是扩张型心肌病，致心律失常性右室发育不良、心肌梗死、心脏肿瘤、冠状动脉起源异常、法洛四联症术后及心力衰竭等，偶因药物副作用及电解质紊乱引起。

2. 临床表现

急性起病，有突发突止的特点，多呈持续发作，每次发作持续数秒、数分钟以至数小时。患者在原有心脏病的基础上突然感到心悸、气促、胸闷、头晕，重者发生心力衰竭、心源性休克、阿 - 斯综合征，甚至猝死。心脏检查：心率一般 160 ~ 250 次 /min，稍有不齐，第一心音强弱不等，血压下降。

3. 诊断

（1）根据临床特点可初步做出诊断。

（2）结合心电图检查以进一步确诊。心电图有以下改变：① QRS 波畸形，呈单一形态，时间增宽，婴幼儿＞ 0.10 s，儿童＞ 0.12 s，心电轴左偏或右偏；②室率 160 ~ 250 次 /min，R-R 间隔基本匀齐；③心率稍慢时，可见房室脱节、心室夺获及室性融合波。

4. 鉴别诊断

（1）阵发性室上性心动过速伴 QRS 波增宽：见于室上速伴室内差异性传导、原有速支传导阻滞或逆传型房室折返性室上速 QRS 波具有以下特点有助于室速的诊断：① QRS 波时间＞ 0.14 s；②电轴左偏 -30° ~ -90°；③ QRS 波呈右束支阻滞型，V1 导呈 qR、QR、Rs，如为 RSR ' 应 R＞R '，V6 导主波向下或双向波；④ QRS 波呈左束支阻滞型，V1 导 R＞ 30ms；V6 导为 QR 或 Qs 型；⑤心前导联 QRS 波全部向上或全部向下。

（2）非阵发性室上性心动过速：非阵发性发作，心室率 60 ~ 130 次 /min，接近窦性心律，常与窦性心律交替出现，呈不完全性房室脱节。因心室率慢，多不发生血流动力学改变或转为心室颤动。本病见于心肌炎、完全性房室传导阻滞及洋地黄过量等。

5. 治疗

（1）终止发作：

①消除病因因药物副作用或电解质紊乱引起者，应立即停药或纠正电解质紊乱，并可首选利多卡因静脉注射。婴儿室速因心肌内错构瘤引起者，应手术切除肿瘤。

②伴有血流动力学障碍、血压下降、晕厥或心力衰竭者，首选同步直流电击复律，电能量 1 ~ 2 W·s/kg，转复后静脉滴注利多卡因维护疗效。洋地黄中毒者禁忌电击治疗。

③心功能代偿者，选用静脉注射利多卡因、慢心律或心律平终止发作。

（2）预防复发：

①先天性心脏术后发生室速服用苯妥英钠，肥厚型心肌病采用异搏停或心得安口服。

②致心律失常右室发育不良患者，如药物治疗无效，可行手术切除病灶区。

③药物不能有效防治，有心室颤动倾向者，宜植入自动复律除颤器。

（二）特发性室性心动过速

特发性室性心动过速，室速呈单一形态。无器质性心脏病，好发于青年，不引起血流动力学改变，预后较好。

1. 病因

病因不明，患儿通过 X 线、超声心动图及心脏核素检查无器质性心脏病依据。部分患者经心内膜心肌活检可见局灶心肌炎改变，认为可能为亚临床性心肌炎。

2. 临床表现

多见于青年及学龄儿童，有复发倾向，运动或情绪激动可诱发。自觉症状轻，当室速发作持久，心室率较快时，可有心功能不全表现。预后良好，不发生猝死。

3. 诊断与鉴别诊断

临床特征对诊断帮助不大，主要靠心电图检查确诊。心电图有以下改变：① QRS 波宽大畸形，单一形态。根据 QRS 波形态可分为 2 型：一为 V1 导 QRS 波呈右束支阻滞型，心电轴左偏；异位激动起源于左后分支的浦肯野纤维，较多见；少数呈心电轴右偏，激动起源于左前分支的浦肯野纤维。其产生机制可能与浦肯野纤维折返或触发活动有关。另有因运动或于静脉注射异丙肾上腺素诱发，又称运动诱发性或儿茶酚胺敏感性室速，此性较少见。②心室率 150 ~ 200 次 /min，节律基本匀齐。③心室率慢者，易见房室脱节，心室夺获及室性融合波。

4. 鉴别诊断

（1）单形性室速：特发性室速见于学龄儿童及青年，心脏检查正常，症状不著，预后好；心电图多呈右束支阻滞型，心电轴左偏。以上特点与单形性室速不同。

（2）非阵发性室速：心室率较慢，无阵发特点，与阵发性室速不同。

（3）其他：运动或情绪激动诱发室速患儿中，少数可引起晕厥，可误诊为癫痫，后者心电图正常，而脑电图异常。

5. 治疗

（1）终止发作：

①非持续发作，无临床症状，无须用抗心律失常药，应定期随访。

②持续性发作，有复发倾向，或症状明显者，应用抗心律失常药终止发作，异搏定及心律平效果较好，运动诱发性特发室速可用心得安或氨酰心安。利多卡因多无效。

（2）预防复发：

①抗心律失常药对反复发作有症状者，可选用异搏停、心律平或心得安口服以预防复发。

②射频销蚀发作频繁，症状明显，药物治疗无效者，可选用射频销蚀根治。

（三）多形性室性心动过速

多形性室速指心电图显示室速伴连续变化的 QRS 波形态，节律不规则，室律 > 200 次 /min，可进展为心室颤动。按室速发作前基础 Q-T 间期、长度，可分为两类：①多形性室速伴发于 Q-T 间期延长；②多形性室速伴发于正常 Q-T 间期。

关于多形性室速的分类与尖端扭转形态问题，目前认识尚不统一。有些作者根据室速的多变形态，不论其 Q-T 间期长度，将多形性室速统称为尖端扭转室速；多数学者认为，Q-T 间期是否延长，反映了心肌复极化过程状态，在发病机制和治疗上均有区别，故将尖端扭转室速作为多形性室速的一种类型。有的作者认为心电图中"尖端扭转"的形态学表现并不具备特殊意义：①很多室速的心电图记录无法明确有无 QRS 波尖端围绕等电位线扭转现象；②正常 Q-T 间期的室速可有典型扭转现象；③ Q-T 间期延长伴发室速可无尖端扭转形态。总之，认为以多形性室速伴发于 Q-T 间期延长名称较妥，本节即采用这一分类。

1. 多形性室速伴发于 Q-T 间期延长：

即尖端扭转型室速。临床常见，分为先天性与获得性两种，以后者多见。

（1）先天性多形性室速伴发于 Q-T 间期延长

本症与基因遗传有关，包括以下三种：a. Jervell-Lange-Nielsen 综合征：系常染色体隐性遗传，伴先天性神经性耳聋；b. Romano-Ward 综合征：系常染色体显性遗传，听力正常；c. 散发型：无家族史，听力正常。本类室速的发生与心室交感神经张力不平衡或触发活动有关。室速发作与儿茶酚胺水平升高有关，如情绪激动、体力运动、应激反应或使用 β 受体兴奋药，心率增快至一定水平而诱发，符合儿茶酚胺依赖型特征。

①临床表现：反复晕厥发作，可致心脏性猝死；发作于婴幼儿期开始，最早见于新生儿期，但多数发作在儿童或少年期，随年龄增长，发作逐渐减少；常因哭闹、紧张或运动而诱发；可有家族史先天性耳聋。

②诊断：对本病的诊断主要根据心电图的改变。心电图特征有：a. 室速伴连续变化的 QRS 波形态，

或 QRS 极性及振幅呈进行性改变，使 QRS 波呈围绕等电位线扭转形态；b. 室率 200 ～ 250 次 /min，节律不规则，可进展为心室颤动；c. 基础心律时 Q-T 间期延长，T 波或 U 波增宽、增大。

③治疗：治疗上采取以下措施：a. 首选 β 受体阻滞剂、心得氨酰心安等；b. 提高基础心率以达 110 次 /min 以上，可静注阿托品或心房、心室早搏；c. 持续发作采用同步直流电击复律；d. 禁忌 Ⅰ A、Ⅰ C 及Ⅲ类抗心律失常药和异丙肾上腺素；e. 可试用抗癫痫药卡马西平，每天 5 mg/kg，分 3 次服；f. 药物无效可植入自动复律除颤器；g. 药物无效可做左侧交感神经节切除。

（2）获得性多形性室速伴发于 Q-T 间期延长：

①病因：a. 电解质紊乱；b. 药物反应，c. 中枢神经系统病变；d. 心动过缓；e. 自主神经不平衡等。

②临床表现：以反复发作性晕厥为特征，可进展为阿 – 斯综合征而死亡，伴随相应病因的临床表现。

③诊断与鉴别诊断：主要依据心电图表现：a. 室速伴连续变化的 QRS 波，节律不规整，室率＞200 次 /min；b. QRS 波可呈扭转型；c. 基础心律时 Q-T 间期延长，T 波或 u 波增宽、增大；d. 可进展为室颤；e. 室速由一长一短间歇诱发，即长间歇后的提早心搏引起发作；f. 长间歇后心电显示 Q-T 间期进一步延长，T 波或 u 波增宽，随后室速发作。

治疗上采取以下措施：a. 纠正及消除病因；b. 提高基础心率达 110 次 /min 以上，可用异丙基肾上腺素、阿托品或心房、心室起搏；静注阿托品或心房、心室早搏；c. 静脉补钾及镁：钾离子与复极过程关系密切，镁可辅助细胞内外钾的转移，使复极趋于一致；d. 禁忌 IA IC 及Ⅲ类抗心律失常药，可试用 IB 类药；e. 持续发作采用同步直流电击终止。

2. 多形性室速伴发正常 Q-T 间期

多形性室速基础心律时无 Q-T 间期延长，或 T 波、U 波变化，交感神经兴奋药物可加重室速发作。依据临床和心电图特点分为两种：

（1）多发于冠状动脉病变：

发病机制多数与折返激动有关。临床与心电图特点有：①室速发作可伴发或不伴发急性心梗；②发作短暂，猝死率高；③室速呈多形性，基础心律时，Q-T 间期，T 波，u 波均正常；④异丙基肾上腺素可使病情恶化。治疗措施有：①用Ⅰ、Ⅲ类抗心律失常药可终止发作；②必要时植入自动复律除颤器；③用抗心肌缺血药物治疗，如 β 受体阻滞剂、硝酸脂类、钙通道阻滞剂或经皮冠状动脉成形术对预防发作有效。

（2）多形性室速伴发于极短的联律间期：

发生机制与触发活动有关。

临床与心电图特点有：①表现为心悸、眩晕、晕厥，反复发作可致死亡；②反复发作多形性室速，但并无器质性心脏病证据；③单一或诱发室速的室性早搏均显示有极短的联律间期，通常在280 ～ 320 ms；④基础心律时，Q-T 间期，T 波，u 波均正常；⑤交感神经兴奋药物可加重发作。治疗措施有以下两点：①静脉或口服异搏定对终止及预防发作十分有效；②Ⅰ、Ⅱ、Ⅲ类抗心律失常药通常疗效不佳。

六、心房扑动与心房颤动

心房扑动（atrial flutter）是规则而快速的房性心律失常，其心房率为 300 ～ 450 次 /min。心房颤动（atrial fibrillation）是心房各部分心肌纤维不协调地、无规则的乱颤，400 ～ 700 次 /min，心室率通常也显著增快且节律极不规则。

（一）病因

房扑可发生在心脏正常患者，多数病儿有器质性心脏病伴心房扩大者，如爱勃斯坦畸形、三尖瓣闭锁、风湿性二尖瓣病变，偶见于病态窦综合征、预激综合征、洋地黄中毒及甲状腺功能亢进患者。

（二）临床表现

视心脏病的轻重及心室率的快慢而定。重者可发生心衰、晕厥、抽搐、心源性休克。心脏检查，如心房扑动房室按比例传导，则听诊心律规则。心房颤动患者，心律完全不规则，心音强弱不等，有心搏脱落。

（三）心电图表现

1. 心房扑动

P波消失，代之以连续、快速、均齐、振幅相同的心房扑动波（F波），F波在Ⅱ、Ⅲ、aVF、V3R导联最明显，心房率300次/min以上，婴儿可达450次/min；QRS波形态正常；心室率视房室传导比例而不同，常为2：1、3：1或4：1传导。

2. 心房颤动

P波消失，代之以连续、快速、纤细、零乱、形态不同的心房颤动波（f波），在V3R、V1导联中明显，频率400～700次/min；QRS波形态正常，心室律极不规则，R-R间隔不等。

（四）治疗

1. 病因治疗

可酌情采用手术纠治心脏畸形。此外，洋地黄中毒及甲状腺功能亢进也可导致本病。故须针对病因进行治疗。大血管易位Mustard手术后常发生病态窦房结综合征，引起心房扑动或颤动，应改进手术操作，防止损伤心脏传导系统。

2. 电学治疗

（1）电击复律：

同步直流电击复律对房扑及房颤效果好，用于新生儿、小婴儿，无明显心脏病者更佳。接受洋地黄治疗的病人，进行电击复律可引起严重心律失常。术前应停用洋地黄1～4天，视洋地黄制剂作用时间而定。地高辛停用24小对，洋地黄甙停药2～3天。采用电能量为每次1～2 W·s/kg，新生儿5～10 W·s/kg，最大不超过20 W·s/kg；婴幼儿10～20 W·s/kg，最大不超过50 W·s/kg；儿童20～50 W·s/kg，最大不超过100 W·s/kg。多数1次电击成功，每回治疗电击不宜超过3次。复律后，用地高辛或（及）奎尼丁维持量6～12个月，以防复发。

（2）电起搏：

超速起搏抑制异位节律点，从而恢复为窦性心律。采用经皮电极导管进入大隐静脉，送至右房，电极至于心内膜。连接体外起搏器，或经食管心房起搏。起搏频率较原有房率或室率提高10～20次/min，进行超速起搏夺获心房或心室，终止起搏即可转为窦性心律。

3. 药物治疗

选用地高辛，可减慢心室率，加强心肌收缩力，使症状减轻并可控制心力衰竭，其中少数病例可转复为窦性心律。为转复者可加用奎尼丁。转复后仍需用地高辛或（及）奎尼丁维持量，以防复发。其他抗心律失常药，如心律平、心得安、双异丙吡胺、胺碘酮亦可酌情选用。预激综合征并发房扑或房颤忌用洋地黄，因可导致快速性室性心律失常而发生猝死，故易采用胺碘酮或心律平。病态窦房结综合征患儿发生房扑、房颤，用电击复律或药物治疗易发生心脏停搏，故易应用电起搏治疗。

婴儿原发生性房扑、房颤患者，无器质性心脏病，用地高辛减慢心室率，改善心功能。往往持续数月，自行缓解。

七、房室传导阻滞

房室传导阻滞是冲动自心房到心室通过房室结区时传导速度减慢或发生阻滞。根据阻滞的程度不同，心电图上分三度：一度，全部冲动能下传到心室，但速度减慢；二度，部分冲动不能下传到心室又可分为两型，莫氏Ⅰ型（即文氏型）、莫氏Ⅱ型；三度，全部冲动不能下传到心室。一、二度为不完全性房室传导阻滞，三度为完全性房室传导阻滞。房室传导阻滞可为暂时性、间歇性或永久性。一度及二度Ⅰ型房室传导阻滞较常见，但多无重要性；二度Ⅱ型及Ⅲ型房室传导阻滞较少见，为严重心律失常。

房室传导阻滞的预后和治疗，不仅取决于阻滞的程度，更重要的是阻滞的部位。记录心内希氏束电图能确定阻滞部位，分为希氏束上、希氏束内及希氏束下阻滞预后差，易发生心力衰竭、阿－斯综合征、严重室性心律失常，导致心脏性猝死。但希氏束电图系创伤性方法，不能普遍开展，目前房室传导阻滞所沿用传统的心电图分类。

（一）病因

1．不完全性房室传导阻滞

一度及二度Ⅰ型房室传导阻滞偶见于健康儿童，因房室结双径路或迷走神经张力过高引起，每于卧位或睡眠时发生。急性感染（如流感、伤寒、猩红热等）、风湿热、病毒性心肌炎、洋地黄性反应、低血钾等可发生暂时性二度Ⅰ型房室传导阻滞。二度Ⅱ型房室传导阻滞多发生于器质性心脏病，如扩张型心肌病、病毒性心肌炎原发性心内膜弹力纤维增生症、克山病及先天性心脏病。

2．完全性房室传导阻滞

其分为先天性及后天性两类。先天性完全性房室传导阻滞于宫内发病，约70%患儿为孤立型，30%合并先天性心脏病，常见的有大动脉易位、单心室等。患系统性红斑狼疮孕妇，血清有抗SS-A或抗SS-B自身抗体者，分娩的新生儿可患完全性房室传导阻滞。后天性多因心内手术创伤、心肌病、洋地黄中毒或其他抗心律失常药副作用引起。

（二）临床表现

1．一度房室传导阻滞

本身无症状，听诊第一心音减弱。

2．二度房室传导阻滞

症状与心室率快慢有关。如偶有心室漏搏，常无症状。漏搏较多，心室率缓慢时，有心悸、胸闷、乏力及头晕等不适。听诊心律不齐，在规律的搏动后有一长间歇，第一心音强弱不等。如房室传导规律，为2∶1或3∶1传导，则心率慢而规律。

3．三度房室传导阻滞

因心率很慢，患儿感心悸、头晕、乏力、胸闷、活动耐力下降，严重者发生心力衰竭。当严重心动过缓、心室停搏或发生室性心动过速、心室颤动时则可引起阿－斯综合征，甚至猝死。先天性完全性房室传导阻滞，生前发病，胎心缓慢，可发生死胎，有的出生时即有全身水肿、心力衰竭。听诊心律规则，心率一般40～60次/min，少数可慢到20～30次/min，婴幼儿略快，第一心音强弱不等，可听到"大炮音"。血压收缩压可升高，脉压增大，出现外周血管征。

（三）诊断与鉴别诊断

根据临床特点可初步做出诊断，结合心电图检查可以确诊。

心电图表现为：

（1）一度房室传导阻滞①按年龄及心率，P-R间期超过正常高值；②P-R间期虽未超过正常高限，但心率未变或增快时，P-R间期较原先延长0.04 s以上。

（2）二度房室传导阻滞莫氏Ⅰ型P-R间期逐次延长，至少有一次P波不能下传到心室，发生心室脱漏，如此周而复始形成3∶2或4∶3等不同程度的房室传导阻滞。心电图呈：①P-R间期逐次延长的同时，R-R间隔逐次缩短，直至发生心室漏搏；②伴有漏搏的R-R间隔小于2个R-R间隔；③心室漏搏后的第一个R-R间隔较漏搏前的任何一个R-R间隔短。

（3）二度房室传导阻滞莫氏Ⅱ型心电图呈：①P-R间期恒定、正常或延长，在几个P波之后发生心室漏搏；②伴有漏搏的R-R间隔为R-R间隔的简单倍数；③房室传导比例为2∶1或3∶1，严重时可为4∶1或5∶1。

（4）三度房室传导阻滞心电图呈：①P-P间隔R-R间隔各有其固定规律，P波与QSR波无关，没有固定的P-R间期；②心房率比心室率快，心房节律多为窦性；③心室节律来自房室交界区或心室，交界性逸波心律，心室率在40次/min以上，室性逸波心律则在40次/min以下；④QRS波形态：心室节律点在房室交界区，QRS波正常，如在房室束分支以下，QRS波畸形，时间超过0.10 s，激动来自左束支者，QRS 波呈右束支阻滞型；来自右束支者，QRS 波呈左束支阻滞型。

完全性房室传导阻滞病例 24 h 动态心电图：可观察心室率减慢程度，是否并发室性心律失常。

希氏束心电图检查：可了解房室阻滞的部位，在希氏束以上、希氏束内或希氏束以下。

胎儿超声心动图：可观察胎儿房室收缩关系，可提前确诊先天性三度阻滞。

（四）治疗

1. 病因治疗

积极消除引起房室传导阻滞的病因。暂时性房室传导阻滞多见于急性感染、风湿热、病毒性心肌炎、洋地黄中毒、高钾血症和心内手术等，应针对原发病治疗。心脏手术，应防止损伤房室传导系统，避免发生严重房室传导阻滞。一度及二度 I 型房室传导阻滞偶见于健康儿童有房室结双径路或迷走神经张力过高者，每于卧位或睡眠时发生，无须治疗。

2. 药物治疗

（1）一度及二度 I 型房室传导阻滞：无须特殊治疗，二度 II 型房室传导阻滞心室率较慢者及三度房室传导阻滞应积极治疗。选用下列药物提高心室率：①异丙基肾上腺素 5 ~ 10 mg 舌下含化，每 4 h 1 次；②皮下或静脉注射阿托品，每次 0.01 ~ 0.03 mg/kg，4 ~ 6 h 1 次；③必要时静脉滴注异丙基肾上腺素 0.1 ~ 0.2 μg/（kg·min），提高心率改善心功能，为安置起搏器做准备。

（2）急性发生的三度房室传导阻滞：可用氢化可的松每日 5 ~ 10 mg/kg，或氟美松 0.25 ~ 0.5 mg/kg，加入 5% 葡萄糖液 250 mL 中静脉滴注，以消除传导组织周围水肿及炎症反应。对急性心肌炎引起的完全性房室传导阻滞更为适宜。

3. 植入起搏器

对完全性房室传导阻滞病儿可根据病情采用永久性或暂时性心脏起搏。其适应证如下：①阿 - 斯综合征；②心力衰竭；③频发或多源性室性早搏；④房室传导阻滞在房室束以下，QRS 波畸形，时间增宽；⑤中度或重度活动受限；⑥婴儿心室率持续低于 55 次，儿童低于 50 次。合并先天性心脏病者，易发生心力衰竭，心率在 60 次 /min 以下者，即应采用起搏器治疗。急性心肌炎或心内手术后发生完全性房室传导阻滞，采用暂时性起搏治疗。经静脉送入电极导管，电极置于右心室内膜，1 ~ 2 周后带传导组织炎症、水肿或出血好转，房室传导阻滞改善，即可停用。有潜在发生完全性房室传导阻滞危险的心内手术，如心内膜垫缺损及法鲁四联症矫治术，术中应安置电极导管，如术后发生完全性房室传导阻滞，即可连接体外起搏器暂时起搏。如病情进展或传导阻滞持续 2 周以上，则应植入永久性按需起搏器。

八、病态窦房结综合征

病态窦房结综合征（简称病窦综合征）是由于窦房结及其周围组织病变，使起搏冲动的形成和（或）冲动的传出发生障碍，产生的一系列心律失常，并伴有心、脑、肾供血不足的临床症状。

（一）病因

先天性心脏病、心肌炎、心包炎及心脏手术创伤等均可引起本病，大血管异位 Mustard 手术及房间隔缺损修补术，术后数日或延缓数年仍可发生本病。术中损伤窦房结及其周围组织，造成出血、坏死及窦房结动脉梗死，终致窦房结脂肪变性及广泛纤维化。国内报道，病态窦房结综合征 41 例中，心肌炎及心肌病共 31 例，青紫型先天性心脏病 2 例，先天性病态窦房结综合征 2 例，原因不明 6 例。国外报道以心内术后为主。

（二）临床表现

起病缓慢，病程迁延。患儿有乏力、头晕、心悸、胸闷等，严重者发生阿 - 斯综合征或心力衰竭。

（三）诊断

（1）根据临床特点可初步做出诊断。

（2）结合心电图和辅助检查可进一步明确诊断。

具有下列三项中的一项或几项即可诊断为本病：①长期的窦性心动过缓，婴儿心率＜90 次 /min，1 ~ 6

岁低于 70 次 /min，6 岁以上低于 50 次 /min；②2：1 或 3：2 窦房传导阻滞或窦性停搏，房室交界性逸搏或逸搏心律；③阵发性心房颤动、心房扑动或室上性心动过速与心动过缓交替性出现，亦称心动过缓 – 心动过速综合征。

（3）24 h 动态心电图检测较准确。

（4）采用下列检查了解窦房结功能。

①阿托品试验：试验前取卧位，描 Ⅱ 导联心电图做对照，然后静脉迅速注射阿托品 0.02 mg/kg 溶于 2 mL 生理盐水，注射后即刻、1、3、5、7、10、15、20 min 分别描记 Ⅱ 导联心电图，或同时连续检测心电图改变。出现以下情况之一，提示窦房结功能不全：a. 心率未达到 90 ~ 100 次 /min；b. 窦房阻滞、房室交界性逸搏心律；c. 室上性心动过速。

②运动试验：最简单方法是令病儿 1 min 内蹲立 30 ~ 50 次，较精确者为踏车或活动平板运动试验。运动后即刻心率不能达到预计最大心率的 M–25D（均值 –2 个标准差），或出现窦房阻滞、交接区逸搏心律或室上性心动过速，应考虑本病。

③食管心房起搏检查：测定窦房结恢复时间，校正窦房结恢复时间及窦房传导时间，正常值分别为 913 ± 193.7 ms、247.1 ± 51.3 ms 及 102 ± 18.6 ms。超过正常上限，提示窦房结功能不全。

(四) 治疗

1. 病因治疗

针对病因治疗，包括改进手术操作、避免损伤窦房结。

2. 药物治疗

严重心动过缓可选用阿托品、麻黄素和异丙基肾上腺素等提高心率，但有引起心动过速的危险。心动过速需用抗心律失常药治疗，但这些药物又能抑制窦房结功能，特别是心得安，故严重心律失常需植入起搏器。

3. 起搏器治疗

下述情况可采用起搏器治疗：①反复发生阿 – 斯综合征；②心动过缓 – 心动过速综合征，药物治疗无效；③心力衰竭不能控制。一般需植入永久起搏器。

第三节　心源性休克

休克是急性心排血量不足所致的全身微循环障碍，组织不能获得足够的氧和营养物质以维持生理需要，又不能将代谢产物及时移走，造成细胞代谢紊乱和功能衰竭。心源性休克（cardiogenic shock）是指心脏作为血泵的功能衰竭，使循环失去有效的驱动。

(一) 病因

1. 先天及后天性心脏病

左室发育不良综合征是出生 1 周内最常见的病因，先天性冠状动脉起源异常或川崎病有冠状动脉并发症者可致心肌严重缺血，发生心肌坏死而致休克。

2. 心脏手术

直接损伤心肌或心脏传导组织、围手术期发生的缺氧、电解质紊乱（如低钾、低钙、低镁血症）或严重心律失常，原患先心病有左室发育不良者，纠正术后易发生低排综合征。

3. 心肌疾病

各类心肌病、病毒或细菌感染引起的心肌炎，可因心肌收缩力减弱而致心排量下降。

4. 心包填塞症

急性化脓性或结核性心包炎、心包积血等使心室舒张充盈受限，心排量下降。

5. 心律失常

严重心律失常如室性或室上性心动过速时，心室舒张充盈不足而致心排量下降。

6. 急性肺梗塞

静脉或右心的流栓至肺动脉干或肺动脉分支而发生栓塞时，由于迷走神经的反射作用使肺小动脉痉挛，致使肺动脉压突然升高，流入左室的血量减少，心排量下降。

7. 其他

心肌创伤、低温、代谢障碍（低血糖、高血钾、酸中毒等）亦可损伤心肌致心肌收缩力下降而形成泵衰竭。

（二）临床表现

与其病理生理过程有关。心排血量下降导致血压下降为心源性休克的主要血流动力学改变。正常心脏排血指数为 3.0 ~ 3.5 L/（min·m²），当减少到 2.2 L/（min·m²）时即有心衰发生，小于 2.0 L/（min·m²）出现心源性休克，小于 1.5 L（min·m²）心源性休克严重，濒于死亡。除原发病表现外，休克的临床过程分为 3 期：

1 期：休克早期（代偿机制保持血压）心排血量减低后主要依靠颈动脉窦和血管压力感受器的反射作用，使周围血管阻力增加而保持血压在正常低限，以尽量保证重要脏器如心脏、大脑的血液灌注。此时临床表现为面色苍白、烦躁不安、心率增快，抢救易予成功。

2 期：休克中期（组织灌流不足）上述机制不能维持正常血压，重要脏器血液灌注亦不足，脑、心、肾等脏器发生缺血、缺氧、出现休克恶化的症状如皮肤湿冷、发绀、少尿（每小时婴儿少于 5 mL，儿童少于 10 mL）、脉搏细速、反应迟钝、神志模糊等。

3 期：休克晚期（微循环衰竭及细胞膜损伤）长期严重低血压引致各脏器缺血、缺氧，功能衰退，细胞坏死。心肌缺血致心肌收缩力减弱，又加无氧代谢造成乳酸增多而致代谢性酸中毒，亦可致心肌收缩力减弱及血管扩张，加重休克。肾缺血可致急性肾小管坏死。微血管内皮细胞损害可增加毛细血管通透性，致液体及蛋白渗出细胞外，致使血容量减低及休克恶化，最终发生溶酶体酶外溢，导致血管内皮细胞损伤、坏死，逐渐形成不可逆性休克。患儿垂危、昏迷、四肢厥冷、紫绀、脉搏极弱或摸不到、肠麻痹、腹胀、无尿、心率变缓、血压进一步下降或消失，甚至死亡。

（三）诊断

存在有致心源性休克的病因及休克的不同期症状。

休克的监测是诊治的重要措施，一方面可持续观察休克状态的演变，另一方面可判断治疗效果，有助于选择治疗措施。

无创伤性检查：

（1）反复体格检查：观察神志、呼吸、心率、体温及周围组织血液灌注情况。

（2）连续心电图监测：了解心率、心律及心肌缺血状况。

（3）定期作多普勒超声心动图检查，了解病因，检查心功能、心排血量及射血分数。

（4）经皮测氧分压（PO_2）及血氧饱和度：组织 PO_2 能正确反映有无缺氧和组织血液灌流状况。即使无明显低血压，如经皮监测 PO_2 < 8.0 kPa（60 mmHg），意味着循环状态不稳定，组织血流灌注不足。此为休克监测最有意义的指标，且其降低早于血压下降。

创伤性检查：

（1）动脉压：一般选用桡动脉穿刺插管直接测量动脉压，比用袖带式血压计测量准确。亦可反复测量血气。正常婴儿平均动脉压维持在 7.8 ~ 10.4 kPa（60 ~ 80 mmHg），儿童 10.0 ~ 12.0 kPa（75 ~ 90 mmHg）。血压及脉压减低程度为休克程度的主要指标。

（2）中心静脉压：反映右室前负荷。在无肺循环障碍及瓣膜病变时可反映左室舒张压。用于与血管容量不足性休克的鉴别，并为指导输液或利尿治疗的参数，正常值为 0.57 ~ 1.09 kPa（6 ~ 12 cm H_2O）。心源性休克时，此检查值正常或接近正常。

（3）肺毛细血管楔压：反映左心房压，在无肺血管及二尖瓣病变时，反映左心室舒张末压，正常值为 1.04 ~ 1.56 kPa（8 ~ 12 mmHg）。升高时提示肺瘀血、肺水肿。

（4）尿量：插导管记录尿量。正常小儿尿量为 2 ~ 3 mL/（kg·hr），如尿量少于 2.3 mL/（kg·hr），提示肾血流灌注减少。亦需记录尿比重，尿少时尿比重增高。

（四）鉴别诊断

1. 低血容量性休克

有大量出血史（注意内出血），或有腹泻、呕吐、瘘管分泌液、糖尿病酸中毒、烧伤等病史。因静脉血容量减低、中心静脉压减低而致回心血量减少，造成心排血量下降。

2. 感染性休克

感染性休克又称中毒性休克，见于各种严重感染所致，儿科常见有败血症、菌痢、重症肺炎、腹膜炎、脑膜炎等。因此时毛细血管扩张，血容量相对不足，回心血量减少致休克。

3. 过敏性休克

外界某种抗原性物质所致，常见有青霉素、链霉素、破伤风抗毒素、蜂毒等。发病急骤，半数病人在接受抗原物质后数分钟出现症状，引起周围血管扩张、血浆渗出、血容量减低，并可喉头水肿、呼吸困难、皮疹等，与原发性疾病无关。

（五）治疗

治疗目的在于提高心排出量，改善组织的血流灌注。

1. 病因治疗

及早明确病因，并予治疗。如急性病毒性心肌炎、急性克山病患儿，可静脉注射高浓度大剂量维生素 C，对促进心肌病变恢复、改善心功能及纠正休克有一定作用，剂量为每次 200 mg/kg，每 1～2 h 重复 1 次，血压恢复后每 4～6 h 1 次。同时静脉滴注氢化可的松每日 5～10 mg/kg，或氟美松每日 0.2～0.5 mg/kg，以减轻心肌炎症水肿，改善心脏传导系统功能，减轻症状，至休克恢复后减量，持续 1～2 周改为口服。严重心律失常者，如室性心动过速、多形性或尖端扭转性室性心动过速、心室扑动或颤动、心房纤颤等，积极转复心律。紧急情况下采用同步直流电击复律（洋地黄中毒除外），功量为每次 0.5～1（W·s）/kg，不成功可反复 2～3 次，此方法简单易行，可在门诊急救室施行，或用药物转复，常用的有利多卡因 1～2 mg/kg 稀释后静脉注射，无效时为 20 min 后重复应用，共 5 次。本药负性肌力作用小，常首选使用。苯妥英钠 3～6 mg/kg 静脉滴注，对洋地黄中毒所致室性心动过速的效果好。在完全性房室传导阻滞或病态窦房结综合征患儿，心室律低于 40 次/min 者，应尽快安装心脏临时起搏器，以提高室率并升高血压，待窦房结和（或）房室结的自律性和传导性改善或恢复后，逐渐减低起搏器频率至停止使用，一般需 1～5 天。在起搏器安置前可先用药物提高心室率，如异丙肾上腺素 0.05～2 μg/（mg·min）静脉滴注，控制滴速或用输液泵，维持心率 80～100 次/min 为宜。也可选用阿托品 0.02 mg/kg。次静脉或肌肉注射提高心率。在心脏起搏器控制下，快速心脏起搏，可抑制异位起搏点的自律性或切断折返激动而终止心动过速，并且起搏适宜的心室率可改善血流动力学状态。在急性心包填塞及张力性气胸时，应及时行心包或胸腔穿刺，必要时行持续引流，以减轻血流回流的阻力而增加回心血量。冠状动脉畸形或冠状动脉瘤及狭窄所致缺血性心脏病严重者应行冠状动脉搭桥术或重建手术。先天性心脏病患儿在必要时应行心脏畸形的矫治手术。心内膜炎者应用病原敏感的抗生素治疗。总之，在休克抢救治疗同时应尽快予以病因治疗，以利于防止休克的恶化。

2. 一般治疗

（1）绝对卧床休息，保持安静，以减少氧消耗量必要时用镇静剂，如 10% 水合氯醛 50 mg/kg 保留灌肠，或安定 0.1～0.2 mg/kg 静脉或肌肉注射，或鲁米那钠 5～10 mg/kg 肌肉注射。肺水肿有极度烦躁者，可肌肉注射盐酸吗啡 0.1～0.2 mg/kg。

（2）畅通气道，吸入较高浓度的氧气或加压给氧有气道阻塞的重度低氧血症及高二氧化碳分压者可气管插管或气管切开，应用人工呼吸机呼气末正压给氧。

（3）输液通道尽快建立，如周围静脉穿刺有困难者，可行静脉切开术，或行锁骨上、下静脉及颈内静脉穿刺插管，小婴儿可用脐静脉插管，以便于静脉给药及纠正水、电解质及酸碱失衡。心源性休克时，血容量不减少，中心静脉压正常，但由于微循环障碍、毛细血管血流淤滞及血浆向组织间隙渗出，造成循环血量相对不足，如输液量过多或速度过快，可导致心衰加重及肺水肿，故输液易在强心及血管活性药物治疗的基础上，在监测中心静脉压及动脉压下进行。首次输液可给 10% 葡萄糖生理盐水，或林格液，或低分子右旋糖酐 10 ～ 20 mL/kg。如尿量增加、神志好转、血压回升、末梢循环改善时可重复 1 次。每日总液体量（包括静脉及口服）100 ～ 120 mL/kg。如有额外丢失（腹泻、呕吐、大量出汗等）可适当增加液量，液体多用 10% 葡萄糖维持。有代谢性酸中毒时，可用 1.4% 碳酸氢钠。注意纠正电解质紊乱，在低血钾者如肾功能正常可静滴 0.3% 氯化钾 2 mmol/（kg·d）。

第四节　心力衰竭

心力衰竭简称心衰（heart fila），又称心功能不全，是指由于不同病因所致心功能受损，心脏收缩和（或）舒张功能减退，使机体产生一系列代偿反应而出现的一组临床症状和体征，为儿科常见的复杂的综合征之一。

小儿心衰的发生率较成人高，特别是在未成熟儿、新生儿及小婴儿。这与其解剖生理特点有关。与成人相比其心肌的顺应性较差，同样的舒张容量需要较高的舒张末压才能达到。心肌纤维束细且数量较少，心肌收缩性较差，心肌内儿茶酚胺含量少，心率较高等造成心脏储备功能差，是小儿易发生心衰的原因。

正常心脏泵血功能主要受前、后负荷、心肌收缩性及心率四个因素调节。离体心肌研究表明，心肌收缩力或心肌收缩时缩短的程度取决于心脏前、后负荷大小和心肌收缩性。当后负荷不变时，增加前负荷（即心肌肌节的长度），可使心肌收缩力增加，射血分数增加（Frank-Starling 定律）。当前负荷不变时，减少后负荷，即心肌射血时面临的阻抗减少，可使心肌收缩程度增加。反之，后负荷增加，心室射血等容收缩期延长，射血分数减低。在前、后负荷一定的情况下，心肌收缩力愈强，心室射血速度、射血量及射血分数愈高。心率在一定范围内（儿童 40 ～ 150 次 /min），心率增快，心输出量及心脏指数（CI）（正常值 3.1+0.4 L/min）增加。

心衰时机体发挥自身代偿机制，以维持心输出量及动脉血压。交感神经兴奋，血浆中去甲肾上腺素水平增高并激活心脏的 α 受体及 β 受体，加快心率，增加心肌收缩力，同时亦增加外周血管阻力。慢性心衰时常有心肌间质纤维增生，出现心室扩张及心室肌增厚，以增加心肌收缩力和室壁张力。心衰时肾素 - 血管紧张素 - 醛固酮分泌增加，抗利尿激素分泌增加，可导致细胞外液及循环血量增加。这些代偿反应是通过增加前负荷、心率及心肌收缩力，达到改善心泵功能作用，但也导致静脉压及肺毛细血管楔压升高、血管阻力（后负荷）增加、水钠潴留等不良反应。

（一）病因

心衰可发生在原发心脏病基础上，也可为其他系统疾病的并发症。根据病理生理改变，将心衰病因大致分三类。

1. 心肌收缩性减低

心肌收缩性减低，心室射血速度减慢，射血量及射血分数减低，多由原发性心肌病变所致。心内膜弹力纤维增生症为婴儿心衰的常见病因，心脏扩大及心衰为其突出的临床表现。扩张型心肌病多见于 3 岁以上的小儿，起病缓慢，常为慢性心衰过程，也可急性加重。感染性心肌炎可由病毒、细菌、白喉杆菌、伤寒杆菌等引起，其症状及病情差异较大。病毒性心肌炎暴发型来势凶险，起病急骤，常伴发严重心律失常、急性心衰和心源性休克，而心肌炎慢性期可逐渐演变为扩张型心肌病。感染性心内膜炎多发生在先天性心脏患儿及风湿性瓣膜病患儿，常可使原有心衰加重。川崎病（又称皮肤黏膜淋巴结综合征）多见于 5 岁以下小儿（约 80%），为不明原因的血管炎，在严重心肌受累者可发生心肌梗死及心衰，也是川崎病死亡的最常见原因。克山病急型、亚急型及慢性型均可合并急或慢性心衰。此外，任何原因的缺氧及窒息，如气管异物吸入、呼吸窘迫综合征、重症肺炎、哮喘、溺水等均可使心肌受损，特别是新生儿及婴幼儿，常合并心衰。

2. 心脏负荷过重

（1）前负荷过重：最多见于左向右分流的先天性心脏病，如室间隔缺损、动脉导管未闭、房间隔缺损（大型）、肺静脉异位回流等。医源性输液或输血量过多、过快可导致心衰，特别多见于新生儿及婴儿。

（2）后负荷过重：先天性主动脉口狭窄者，如合并心内畸形或主动脉弓发育不良，新生儿即可发生左心衰，甚至死亡。先天性主动脉口狭长伴主动脉二叶畸形者，左室射血阻力增加伴舒张期反流的容量负荷增加，心衰发生也较早。先天性或后天性二尖瓣狭窄者，左房后负荷加重肺静脉压及肺动脉压增加，严重者可发生肺水肿。严重的和长期的高血压致高血压性心脏病的心衰，常见于肾疾患及血管性疾病所致。重度肺动脉狭窄及肺动脉瓣狭窄，右室收缩压增加甚至于高于左室压，而易于发生右心衰。特发性肥厚型心肌病患者，除心肌肥厚心室舒张顺应性减低，晚期多有心衰发生。

3. 心脏负荷不足

由于心肌舒张障碍导致心室充盈不足而致心排血量减少。正常心室舒张过程包括等容舒张期和心室充盈期，心室充盈期的血量占每搏量的60%，缓慢充盈期约占10%，心房收缩期约占30%。舒张功能障碍时等容舒张期延长，快速充盈期缩短，心脏负荷不足，见于限制性心肌病、肥厚性心肌病、高血压性心脏病等。缩窄性心包炎及心包填塞时，心室被动性舒张受限也属心负荷不足。阵发性室性或室上性心动过速时，心室舒张期缩短，心室充盈不足并减少冠状动脉的灌注而减弱心肌收缩力，均可造成心衰，持续发作时间愈长，心室率愈快，则心衰发生率愈高。房性心律失常，如心房颤动、心房扑动、紊乱性房性心律及持久性房性心动过速或第三度房室传导阻滞时心室收缩频率过慢而使心排血量下降均可合并心衰。

此外，在甲状腺功能亢进、贫血性心脏病、维生素B_1缺乏性心脏病、体循环的动静脉瘘及肾小球肾炎等，由于心脏长期处于高排血量状态而致心泵功能减退，此种心衰称为高排血量型心衰。

不同的疾病所致心衰因素不同，但可同时存在两种或两种以上的因素。小儿呼吸道感染、感染性心内膜炎、心律失常、严重电解质紊乱及酸碱失衡、洋地黄等药物中毒及过度劳累等常为心衰的诱因。

（二）临床表现

小儿心衰的临床表现依病因不同、心衰发生的部位、心功能减退的程度、心衰发生的速度及代偿机制不同等因素而有差异。临床表现除原发病症状及体征外，同时有心衰表现。

1. 心功能减退的表现

尿少、可凹性水肿（足背部、胫前、踝部等）、上腹部胀痛、食欲不振、精神萎靡或烦躁不安、多汗、心慌气短、咳嗽。体检有心动过速、心脏扩大、舒张期奔马律、末梢循环障碍（脉搏无力、血压偏低、肢端发凉、皮肤发花等）及生长发育障碍等。

2. 右心衰竭的表现

肝脏肿大伴叩触痛，颈静脉怒张，肝颈静脉回流征阳性。浮肿严重者可有腹水、胸水、心包积液，也可出现轻度黄疸。

3. 左心衰竭的表现

呼吸急促浅表，重者可有呼吸困难，夜间阵发性呼吸困难，咳泡沫血痰与紫绀，严重者呈端坐体位（婴儿常表现为直立抱起或半卧位时呼吸困难减轻），肺部可闻喘鸣音及湿性啰音。小儿多见左右心衰同时存在，临床常发生左心衰，继发于左心衰后肺动脉压增高，则致右室负荷增加出现右心衰，右心衰出现后则肺动、静脉压开始下降，肺水肿减轻，即左心衰症状减轻。

（三）诊断与鉴别诊断

1. 诊断

1985年小儿心力衰竭专题座谈会制订的"小儿心力衰竭的诊断治疗方案（试行）"诊断标准：

（1）具备以下四点考虑心力衰竭：①呼吸急促：婴儿＞60次/min，幼儿＞50次/min，儿童＞40次/min；②心动过速：婴儿＞160次/min，幼儿＞140次/min，儿童＞120次/min；③心脏扩大（体征、X线或超声心动图证实）；④烦躁、哺喂困难、体重增加、尿少、水肿、多汗、青紫、呛咳、阵发性呼吸困难（2项以上）。

（2）具备以上四点加以下一点或以上两点加以下两点即可确诊心力衰竭：①肝脏肿大：婴幼儿在

肋下≥3 cm，儿童≥10 cm，有进行性肝肿大或触痛者更有意义；②肺水肿；③奔马律。

（3）周围循环衰竭：严重心衰可出现周围循环衰竭，血压下降，肢端厥冷。关于小儿肺炎并发心力衰竭的诊断标准参照1984年10月制订的修正草案如下：

诊断时注意肺炎合并心力衰竭前期（肺动脉高压）的临床表现，如发绀、呼吸困难、心率增快、鼻翼扇动、三凹征明显、烦躁不安、肺部啰音增多，可有呼吸性或（及）代谢性酸中毒。此期应密切注意观察。另外：①心率突然超过180次/min；②突然呼吸加快，超过60次/min（不能用发烧、呼吸困难解释者）；③突然烦躁不安加重；④明显发绀，及末梢循环衰竭征象和尿少或无尿；⑤有奔马律，心音低钝，颈静脉怒张，心脏扩大，指纹延至命关或气关，并有红色转蓝紫色者，应反复检查，系统观察；⑥肝脏迅速增大；⑦足背及下肢胫骨前下1/2处，颜面、眼睑出现水肿。

如出现①～④项，作为可疑心力衰竭，第⑤项供参考。可先用氧及镇静剂（复方氯丙嗪或安定），20～30 min后如仍不好转，或出现肝脏增大或（和）水肿者，即可确诊为合并心力衰竭。

此标准不包括新生儿和毛细支气管炎患儿。

心衰的实验室诊断包括：

（1）胸部X线检查：对心衰的严重程度及心脏原发病诊断提供依据。心衰时心脏扩大，心胸比率增加。由于肺静脉压增高，肺血管增粗，肺部淤血。随肺毛细血管楔压（PWP）升高，液体由血管移向肺间质［正常时PWP为0.8～1.6 kPa（6～12 mmHg）］，当PWP＞2 067 kPa（20 mmHg）时出现轻度肺淤血，PWP为2.7～3.3 kPa（20～30 mmHg）时，中度至重度肺淤血，＞4.0 kPa（30 mmHg）则急性肺水肿。晚期心衰肺门充血，可呈絮状渗出，严重时可有片状影及Kedey B线。可有单侧或双侧胸腔积液。透视下心搏动幅度减低。

（2）超声心动图：对心衰的病因及心功能检测有重要价值。泵功能测定可有射血分数减低（正常值＞50%），短轴缩短率下降（正常值35±2.7%），左室每搏出量减少，心排血量及心脏指数减低，等容收缩及等容舒张期延长，心室射血时间及充盈时间缩短，心室内径增大等。此外，二尖瓣EF斜率降低，左室舒张末压和肺毛细血管楔压增高提示左室舒张功能减低。此外观察心脏内部结构，有助于病因诊断。

（3）心电图：对心衰诊断无特异性。心衰时由于心室容量负荷增加可引起右束支传导阻滞或左束支传导阻滞，尤以前者多见。偶见心室肥厚及心律失常（如早搏、短阵室性心动过速、心房纤颤等）。

（4）血流动力学监测：为有创性心功能检测，肺毛细血管楔压增高（正常0.80～1.60 kPa（6～12 mmHg）］，中心静脉压升高（正常0.081～1.18 kPa（10～12 cmH$_2$O）］。动脉血压下降，表明心泵功能明显减低。

（5）放射性核素技术检查：可计算心室容量、左室射血分数及心脏贮备功能，对诊断有参考价值。

（6）其他：可见血清胆红素轻度升高［正常＜34 μmmol/L（2 mg/dL）］，尿蛋白+～++。循环时间延长、静脉压升高等。

左室舒张功能不全诊断的试行标准（成人）：

诊断依据：

（1）临床表现：有高血压性心脏病、冠心病、肥厚型心肌病及主动脉瓣狭窄等原发心脏病病史，左心功能不全的临床表现，而查体未见心脏扩大。

（2）X线胸片：有肺瘀血表现而心影正常或稍大。

（3）超声心动图检查：M型和二维超声心动图检查可有左室舒张末期内径不扩大，室壁厚度正常或增厚，内径缩短率＞25%，左室充盈速率减慢。多普勒超声心动图检查可有快速充盈期于心房收缩期二尖瓣口血流速度之比，即E/A≤1.0，二尖瓣前叶舒张中期关闭速度（EF斜率）降低。

（4）心电机械图：左室等容舒张期（IRP）＞100 ms，快速充盈期（RFP）＜110 ms，缓慢充盈期（SFP）＞250 ms，收缩功能指标正常。

（5）放射性核素：心血管造影检查可测出反映左室舒张功能的左室舒张末期容量（LVEDV1）、峰值射血率（PER）、峰值充盈率（PER）、至高峰充盈时间（TPER）和舒张末期前1/3的充盈分数（1/3FF）

等参数异常。

（6）心导管检查和心血管造影：肺毛细血管楔压（PCWP）＞2.39 kPa（18 mmHg），而无左室舒张末期容量增加。

（7）有创或无创方法测得的左室射血分数（LVEF）正常。符合前三项者，可临床诊断；符合前三项加其他各项中任何两项者，可确定诊断。E/A 受多种因素影响，必须结合临床表现、左室前后负荷、二尖瓣血流频谱及其他左室充盈参数等综合判断。

2. 鉴别诊断

心衰为一临床综合征，症状非特异性，常见临床鉴别诊断有：

（1）呼吸困难者又称心源性哮喘，注意与肺炎、婴儿哮喘、毛细支气管炎、呼吸道梗阻（气管异物、喉支气管炎等）鉴别。应详细询问病史、症状，仔细体格检查，注意各种病的诊断要点，如肺炎时肺部啰音在病灶侧，与体位无关。哮喘者既往有发作史，多于夜间发作伴肺部哮鸣音。气管异物者，追问异物吸入史，并借助胸部检查有肺不张、肺气肿及纵隔摆动等表现诊断。

（2）皮下水肿为右心衰的症状，应注意与肾病综合征、低蛋白血症等相鉴别。胸水者应与胸膜炎鉴别，心源性胸水特点多为两侧性，伴有劳力性气短，胸水蛋白含量高而细胞数不多，心脏多扩大，抗心衰治疗有效。

（3）胃肠道症状严重者，在有消化不良、食欲不振、轻度黄疸、腹胀、腹痛等时，应与胃肠炎、肝炎、腹膜炎等鉴别。

（4）重度心衰伴心源性休克者应注意与感染性休克鉴别。

（四）治疗

重视病因治疗。如心衰由甲状腺功能亢进、重度贫血或维生素 B_1 缺乏、病毒性或中毒性心肌炎等引起者须及时治疗原发疾病；如为先天性心脏病所致，则内科治疗往往是术前的准备，而且手术后亦需继续治疗一个时期。心力衰竭的内科治疗包括：

1. 一般治疗

（1）休息与镇静：应卧床休息，保持病儿安静，避免一切不必要的刺激及情绪激动。休息可减轻心脏负担，是极重要的治疗措施。应采取各种办法避免患儿烦躁、哭闹，可应用苯巴比妥钠及安定等。必要时可用吗啡，每次 0.1 ～ 0.2 mg/kg，作皮下注射，最大量不超过 10 mg，但需防止抑制呼吸。护理操作尽可能集中完成。

（2）体位：心功能不全时肺换气面积受限，可将床头抬高，角度呈 15° ～ 30°，呈头高倾斜位。左心功能不全时取半坐位，应勤翻身，减轻肺瘀血。

（3）吸氧：气急、紫绀者给予吸氧。

（4）饮食：给予易消化而富有营养的食物，宜少量多餐，避免饮食过度。水肿严重的患儿应限制钠盐，每日应不超过 0.5 ～ 1 g。水肿消退后可逐渐恢复正常饮食。必要时进行鼻饲或静脉营养，但静脉输液应控制速度和总量。每日入液量（包括口服量）不应超过患儿基础需要量。

（5）防治感染及其他并发症：呼吸道感染为小儿心功能不全的重要诱因，亦为常见的并发症，注意预防和及时治疗。由于长期进食量减少、限制钠盐及应用利尿剂等，病程中易出现电解质紊乱和酸碱失衡，须注意防治。

2. 强心药的应用

（1）洋地黄类药物：

视症状轻重缓急而选用不同类型的洋地黄类药物，洋地黄能增强心肌收缩力，减慢心率，从而增加心搏出量，改善体、肺循环。洋地黄的制剂不同，其作用分为快速、中速和慢速三种。急性心衰应选用快速洋地黄制剂，使之迅速洋地黄化。洋地黄的剂量有明显个体差异，如婴幼儿因心肌细胞膜上（Na^+＋K^+）-ATP 酶的活力较成人大，需要较大剂量的洋地黄来抑制（Na^+＋K^+）-ATP 酶。故小儿洋地黄的用量相对较成人大。新生儿、早产儿因肝、肾功能尚不完善，剂量宜偏小（每公斤体重所需量按婴儿剂量减少 1/3 ～ 1/2）；心肌炎、低血钾、肾功能不全、贫血、甲状腺功能减退等对洋地黄较敏感，易中毒，剂量应偏小；慢性克山病对洋地黄耐受性较大，需较大剂量方能显效。故在实际应用中应根据病儿具体情况适当增减。

①快速类：作用快，维持间短，蓄积作用小。急性心力衰竭病情危重时，可用西地兰（饱和量）：小于2岁者0.04 mg/kg，大于2岁者0.03 mg/kg，新生儿0.02 mg/kg，首次先给总量1/2，余量分2次，每隔4～6h1次，肌注或酌加葡萄糖液缓慢静注，12～18 h达饱和；或用毒毛旋花子甙K每次0.007～0.01 mg/kg，静脉注射，必要时可间隔6～8 h后用半量重复1次，不宜长期使用。静脉注射钙剂后，6～8 h不宜应用快速洋地黄类药物，以免发生洋地黄中毒。

②中速类：地高辛：小儿最常用，急性心衰宜于18～24 h内服洋地黄。洋地黄化剂量：口服法，新生儿、早产儿25～30μg/kg，1月～2岁40～60μg/kg，2～10岁20～40μg/kg，首剂为洋地黄的化量1/3～1/2，余量分2～3次（6～8h1次）服完，24 h后每日给予化量的1/4作为维持量，分2次服。如用静脉给药，其剂量为口服量的3/4。国内亦有用β-甲基地高辛口服治疗心衰，认为该药毒性低，起效快，口服吸收率100%，可推广使用。

③慢速类：毛地黄毒甙适用于慢性充血性心力衰竭，饱和量2岁以内0.035 mg/kg，2岁以上0.025 mg/kg，维持量为其1/10～1/5，口服、肌注或静注。

洋地黄类制剂的毒性反应：小儿洋地黄类制剂毒性反应主要为心律失常。也是药物中毒引起死亡的主要原因。常见多种心律失常，如早搏、房性心律失常、快速性室性心律失常以及不同程度的房室传导阻滞。亦可有胃肠道反应，如恶心、厌食、呕吐及腹泻。

洋地黄类制剂中毒的处理：①立即停用洋地黄制剂及排钾利尿剂。②对低钾血症或快速型心律失常而无传导阻滞者，应补充钾盐。重症用0.3%氯化钾静脉滴注，含钾总量为每分钟2 mmol/kg。③快速性室性心律失常，常选用苯妥英钠，剂量为2～4 mg/kg（缓慢注射＞5 min），必要时20 min后重复；亦可用利多卡因，每次1 mg/kg，静脉注射，每间隔5 min可重复1次，可用3次，然后静滴每分钟20～50μg/kg。④严重地高辛中毒，可用F（ab）地高辛特异性抗体断片治疗，急性中毒可按下式计算：F（ab）断片剂量=总负荷量×60［总负荷量可按已知摄入地高辛剂量×0.87，或按过量＞6 h后的血浆地高辛浓度（ng/mL）X体重（kg）×0.005 6]。

多种药物可影响地高辛的血浓度及其疗效。如奎尼丁、胺碘酮、心律平、异搏定、硝苯啶和抗生素等均可使血浓度升高（影响分布容积或肾清除）。地高辛不适用于原发性舒张功能障碍，不仅不改善心脏功能，反而可加重恶化，如肥厚性心肌病、高血压性心脏病。

（2）非洋地黄类正性肌力药物：

常用者有多巴胺和多巴酚丁胺。

①多巴胺：开始速度宜慢，按每分钟0.5～1μg/kg，其有效剂量为每分钟1～10μg～kg。

②多巴酚丁胺：作用出现迅速，但持续时间短，用药后10～15 min达高峰，停药后10～15 min其药效即完全消失。从小剂量每分钟0.5～2μg/kg开始，逐渐加量，有效剂量为每分钟2～10μg/kg。β-肾上腺素能受体兴奋剂应用于伴有体循环减少的难治性心衰及洋地黄中毒患儿。

3．血管扩张药

近年来应用血管扩张剂治疗顽固性心衰取得一定疗效。小动脉的扩张使心脏后负荷降低，从而可能增加心搏出量。同时静脉的扩张使前负荷降低，心室充盈压下降，肺充血的症状亦可能得到缓解，对左室舒张压增高的患儿更为适用。常用药物有：

（1）酚妥拉明：该药可阻滞肾上腺素能受体，扩张小动脉、小静脉。多在使用强心剂的基础上静脉缓注或由莫菲氏滴壶内静脉滴入，剂量每次0.5～1 mg/kg（最大量每次不超过15 mg），每6～8h1次，多数能使发绀及（或）腹胀减轻。

（2）硝普钠（SNP）：SNP是一种高效、速效的血管扩张剂，对心衰或肺瘀血严重、水肿显著的病儿疗效突出，特别有助于心衰而伴有左心室充盈压增高或心动过速者，如急性肾炎并心衰、肺水肿者。用量每分钟1～8μg/kg，心肌病小儿用量每分钟1.1～3.5μg/kg，静脉点滴。滴入时应将滴入系统水溶液避光包盖，防止受光破坏。一般用药30 min后舒张压下降，脉压差加大，颜面及皮肤潮红，有热感，肝大渐回缩。药物作用消失快，扩血管作用与剂量成正比，不可用量过大，防止血压过低。

（3）巯甲丙脯酸胺：系血管紧张素Ⅱ转换酶抑制剂，阻滞血管紧张素Ⅱ的形成，亦能抑制肾上腺皮质释放醛固酮，它在扩张动、静脉的同时（以扩张小动脉为主），尚能抑制钠的潴留，故其疗效优于一般扩血管药物。近年来，国内外报道对难治性心衰的治疗取得满意效果。剂量：新生儿每次 0.1 ～ 0.4 mg/kg，每 6 ～ 24 h 1 次；婴儿每日 0.5 ～ 6.0 mg/kg，分 4 次；儿童 12.5 mg/ 次，每 12 ～ 24 h 1 次，以后依病情渐加量至每次 2 mg/kg，每日 3 ～ 4 次。副作用是使中性粒细胞减少，蛋白尿及皮疹均少见。

（4）其他：文献报道，用 2% 硝酸甘油软膏涂于前臂皮肤，治疗高原小儿心衰，有效率 100%；口服消心痛治疗肺炎合并心衰并获得满意疗效。前列腺素 E_1 治疗克山病人的心衰疗效尚佳；目前有关心纳素治疗肾性高血压、慢性心衰等疗效显著的报道较多，已初步证明心纳素是种安全、有效及可靠的内源性扩张血管和调节水、电解质平衡的药物。当应用血管扩张剂时，应注意补够血容量，并密切观察疗效反应和血压，随时调整剂量，婴幼儿慎用。

4．利尿剂

利尿剂通过抑制肾小管不同部位 Na^+ 重吸收或增加肾小球 Na^+ 滤过促进水和钠的排泄，从而直接减少血容量，减轻水肿，降低左室充盈压，即减轻前负荷，改善体循环、肺循环瘀血所导致的临床症状。目前利尿剂多作为治疗充血性心衰伴水钠潴留的一线药物，与其他治疗心衰药物联合应用。长期应用利尿剂应注意防止低钠血症、低钾血症、低血容量等并发症。

（1）噻嗪类利尿剂：作用于远曲小管近端和袢升支远端，抑制 Na^+ 和 Cl^- 的重吸收，促进 K^+ 的排出，此类药物有氢氯噻嗪、氯噻嗪等。利尿强度中等，适用于轻、中度心源性水肿患儿。

（2）袢利尿剂：作用于髓袢升支粗端，抑制 Na^+ 和 Cl^- 的重吸收，使到达远端小管的尿液含 Na^+ 量升高，大量 Na^+ 与水排出体外，利尿作用强，由于 Na^+-K^+ 交换活跃，故增加 K^+ 的丢失。此类药物有依他尼酸、呋塞米等，适用于急性心衰伴有肺水肿或重症难治性心衰的患儿。

（3）保钾利尿剂：作用于远曲小管远端 Na^+-K^+ 交换段，对抗醛固酮 Na^+-K^+ 交换的作用，或直接抑制 Na^+-K^+ 交换，增加 Na^+ 排出减少 K^+、H^+ 分泌与排出。利尿作用弱，经常与上述两类利尿剂联合应用，以增强效果防止低钾血症。此类药物有螺内酯、氨苯喋啶、阿米洛利等。近来报道螺内酯具有抑制醛围酮与其受体亲和力的作用，阻断醛固酮对心血管和肾脏等靶器官的不良效应，减轻心肌间质增生，降低心脏负荷，严重心衰使用袢利尿剂加用小剂量血管紧张素转换酶抑制剂（ACEI）和螺内酯可能减轻心力衰竭症状。

对充血性心力衰竭可根据病情轻重，利尿剂的作用机制及效应力，合理选择或联合应用利尿剂。急性肺水肿时，应选用静脉注射高效利尿剂（袢利尿剂如呋喃苯胺酸、布美他尼等）。轻、中度心力衰竭可选用中效利尿剂（噻嗪类利尿剂如氢氯噻嗪），必要时加用保钾利尿剂；重度心力衰竭或顽固性水肿者可选用噻嗪类，袢利尿剂及保钾利尿剂三者合并。袢利尿剂合用卡托普利可加强利尿和纠正低血钠症。同类的利尿剂合并，一般无协同作用，尚可增加不良反应。反复应用利尿剂可表现为抗药性。注意用药是否合理，是否存在电解质紊乱。

5．心肌代谢赋活药

可促进心肌能量代谢，常用的 ATP 疗法，难进入细胞内，因而效果差，近年来多推荐应用辅酶 Q10 和 1，6 二磷酸果糖。

6．肾上腺皮质激素

有抗醛固酮及抗利尿激素作用，并能增加肾小球滤过率，保护溶酶体膜完整而防止心肌抑制因子的产生和积聚。与其他控制心衰同时应用，有时对顽固性心力衰竭有一定疗效。可选用氢化考地松每日 5 ～ 10 mg/kg 或地塞米松短期应用。

7．纠正电解质紊乱和酸碱平衡失调

电解质紊乱与酸碱平衡失调是心衰的重要诱因之一，临床中应注意及时纠正低钾血症、低镁血症、低钠血症、低氯血症等。

8. 抢救肺水肿

小儿期肺水肿多发生于心肌疾病、风湿性心脏病、急性肾炎合并严重心功能不全时,一旦出现表现病情严重,应分秒必争进行抢救。

（1）镇静:烦躁不安者应立即注射吗啡 0.1 ~ 0.2 mg/kg,或度冷丁 1 mg/kg。吗啡除镇静作用外尚可扩张周围血管,减少回心血量,减轻前负荷。因可抑制呼吸,休克、昏迷及呼吸衰竭者应忌用或慎用。

（2）吸氧:若患儿有泡沫状痰液,可使氧通过含有乙醇的雾化器,口罩给氧者乙醇浓度为 30% ~ 40%,鼻导管给氧者乙醇浓度为 70%,一次用不宜超过 20 min,因乙醇使泡沫表面张力减低,故泡沫易破裂,增加气体与肺泡壁的接触面,改善气体交换。必要时应用人工呼吸机或面罩加压呼吸,使肺泡内压力升高,超过肺毛细血管压以减轻肺水肿。

（3）取坐位,双腿下垂或以止血带结扎四肢,减少回心血量每次加压 3 个肢体,压力维持在收缩压与舒张压之间,每 15 min 轮流换 1 个肢体。

（4）采用快速洋地黄制剂及速效利尿剂静脉注射地戈辛、西地兰或毒毛旋毛子甙 K 静脉注射,能增强心肌收缩力,增加心搏量,同时用强利尿剂如利尿酸或速尿促进钠及水的排泄,消除肺水肿。

（5）给予血管扩张剂:如硝普钠或酚妥拉明,亦可采用胆碱能神经阻滞剂如阿托品或东莨菪碱以解除阻力血管的痉挛和扩张容量血管,减少心脏前、后负荷。氨茶碱每次 2 ~ 4 mg/kg 静脉缓慢注射,有增强心肌收缩力、扩张冠状动脉、利尿及解除小支气管痉挛作用,亦可选用。

（五）预防

（1）积极去除病因,如根据病因不同给予抗风湿、控制肺部炎症。有先天性心脏病给予手术矫治,有心律失常者给予抗心律失常治疗等。

（2）绝对卧床,减轻心脏负担,有烦躁不安者及时用镇静剂。室内宜安静温和,空气新鲜。

（3）饮食不宜过饱,宜少吃多餐,给予易消化营养丰富的食物。水肿者可给低盐,严重者应给予无盐饮食。

（4）及时给予吸氧,以减轻缺氧对心肌的损害,一般采用鼻导管法或面罩法,特殊情况下用氧帐或高压氧舱给氧。呼吸困难者同时采取半卧位,以减少肢体静脉回心血量,减轻心脏负担,减低腹压而使膈肌位置较低,肺活量增加,减轻呼吸困难。

（5）密切观察病情变化,如体温、脉搏、呼吸、血压,准确记录出入量,应用洋地黄类药物和利尿剂时,注意观察用药后的反应。

第五节　风湿性心脏病

一、概述

风湿性心脏病是急性风湿性心脏炎后数月或数年发生的心脏瓣膜疾病。据统计,第一次发作急性风湿热的小儿约 1/3 在 5 年后有风湿性瓣膜病,二尖瓣受累者最多约占 30%,其次为主动脉瓣病变和主动脉瓣与二尖瓣同时受累,三尖瓣与肺动脉瓣受累者甚少。瓣膜的关闭不全与狭窄可单独发生,亦可同时存在,但常其中之一较显著。在风湿性瓣膜病的基础上,还可有风湿炎症的反复发作,称为风湿活动。一、二尖瓣关闭不全为儿童期慢性风湿性瓣膜病中最常见者,主要由于二尖瓣叶、乳头肌腱索因炎症中有粘连,此外,二尖瓣环可纤维化,纤维化和短缩使瓣叶不能正常关闭,左室收缩时不能相应缩小,致二尖瓣反流加重关闭不全。风湿性二尖瓣关闭不全者约 50% 合并二尖瓣狭窄。

（一）病因

病因是 A 组 B 溶血性链球菌咽峡炎致急性风湿性心脏炎后,部分病人可遗留瓣膜病变,复发者更易形成二尖瓣膜损害。

（二）临床表现

轻症可无症状,重者有疲劳、乏力、面色苍白、心悸和呼吸困难等,严重者发生心力衰竭。体征:

可见心尖搏动向左下移位，心界向左扩大，心尖部可扪及抬举性搏动。心尖部可闻Ⅱ级以上吹风样全收缩期杂音，传至左腋下与左背并多伴有收缩期震颤，心尖区可伴有低调短舒张期杂音，常可闻第三心音。

（三）诊断与鉴别诊断

1. 诊断

心尖部闻及Ⅱ级以上吹风样全收缩期杂音传至左腋下伴有震颤，常为诊断本病的线索，若既往有风湿热病史临床可初步考虑为本病，再根据胸部X线检查：轻者可正常，较重者常示左心房和左心室扩大。心电图：轻者正常，重者可见双峰P波及左心室肥厚。超声心动图：左室扩大，左室后壁搏幅增强。二维超声可显示瓣叶病变及二尖瓣叶不能闭合，脉冲多普勒可示其反流程度。经以上实验室检查可以明确诊断。个别诊断有困难者可行左室造影，可见左房立即显影，二尖瓣增厚、活动受限，反流重大者左房有明显的浓影。

2. 鉴别诊断

部分病人询问不出风湿热病史须与先天性二尖瓣关闭不全、二尖瓣脱垂等鉴别。

（1）先天性二尖瓣关闭不全：属于先天性发育不良，瓣叶畸形、拱形二尖瓣、降落伞形二尖瓣等，发病年龄较小，在婴幼儿期可闻心杂音，心功能不全症状出现较早。

（2）二尖瓣脱垂：可引起二尖瓣反流杂音。超声心动图对二尖瓣脱垂的诊断有重要作用，可见后瓣和（或）前瓣在收缩期朝背面运动的特点。二维超声心动图见瓣叶在全收缩期朝向左房隆出，超过关闭线2 mm以上，或在收缩晚期后移。M型见二尖瓣叶C-D段于收缩中期或全收缩期弓形向后呈"吊床"样曲线运动特点，与风湿性二尖瓣关闭不全鉴别不困难。

（四）治疗

本病治疗重点是预防风湿热的复发，预防感染性心内膜炎，控制心力衰竭。严重者可进行外科手术治疗。

1. 内科治疗

每月肌注长效青霉素，连续5～10年，预防风湿热复发。在拔牙、补牙、扁桃体切除术等前后均肌注青霉素预防链球菌感染。

2. 外科治疗

严重病例可施行瓣环成形术或瓣膜置换术。

（五）预防

应重视预防风湿热的发生，主要是控制链球菌的感染以免发生风湿热。对已患过风湿热的病儿应预防链球菌的感染，以免复发风湿活动。患儿有发热、咽痛、扁桃体炎等应用青霉素肌注，每日2次，每次40万～60万U，7～10天可彻底肃清隐伏的链球菌。

二、二尖瓣狭窄

单纯性二尖瓣狭窄在儿科较少见。二尖瓣狭窄的病变为瓣叶纤维组织增生而僵硬，瓣叶之间有粘连，腱索亦粘连缩短，使二尖瓣口的面积明显缩小，左房流入左心室血流量减少，左房压升高，左室充盈严重不良，心排血量下降，使左房和肺静脉瘀血，出现明显血流动力学改变，从而产生一系列临床症状。

（一）临床表现

轻度狭窄者可不出现症状，中度者有乏力、心悸，活动后出现气促，重者口唇轻度紫绀，面颊潮红呈"二尖瓣面容"，以及心力衰竭现象。二尖瓣狭窄伴有房颤者，常因左心房扩张和淤血有血栓形成。若血栓脱落引起动脉栓塞，其中以脑动脉栓塞最常见，其他可有四肢、肠、肾、脾等处栓塞。左心房如有大块血栓形成可阻塞二尖瓣口而发生昏厥，周围脉搏消失和对称性四肢末端缺血或坏死。体检可见心前区饱满，心界向左扩大，心尖区第一心音亢进，并可闻及隆隆样舒张中、晚期杂音，左侧卧位时明显，常伴舒张期震颤。胸骨左缘第3、4肋间有时可闻及开瓣音，肺动脉瓣区第二心音亢进。

（二）诊断与鉴别诊断

1．诊断

根据既往有风湿性心脏炎史，听诊发现第一心音亢进，心尖区闻及隆隆样舒张中、晚期杂音可考虑为本病。但需结合胸部 X 线检查：以左心房、右心室增大为主，肺淤血；轻者可以正常。心电图：轻症可正常；重者可见电轴右偏，二尖瓣型 P 波及右心室肥厚等；晚期有心房颤动。超声心动图具有特征性改变。二尖瓣前叶曲线双峰消失，呈所谓"城墙样改变"；二尖瓣前后叶呈同向运动；左房和右室增大。在二维超声短轴切面可显示瓣口的大小，严重者可呈鱼嘴样，长轴切面可见二尖瓣叶增厚、腱索短缩，前瓣与后瓣在舒张期间时向前移动；左房增大。符合上述实验室检查结果可诊断本病。

2．鉴别诊断

本病应与先天性二尖瓣狭窄、左房黏液瘤和房间隔缺损鉴别。

（1）先天性二尖瓣狭窄：因二尖瓣发育异常，瓣膜呈降落伞样畸形，可以出现类似风湿性二尖瓣狭窄的症状和体征。但先天性者心杂音常在婴幼儿期发现，部分病例还有其他心血管畸形。

（2）左房黏液瘤：为心脏原发性肿瘤，出现二尖瓣口受阻的表现，临床上症状和体征似二尖瓣狭窄，但往往呈间歇性，随体位改变而变化，听诊可有肿瘤扑落音，容易有反复周围栓塞现象。超声心动图显示左房内有云雾状光点，可以做出正确鉴别诊断。选择性心血管造影显示左心房内有充盈缺损。

（三）治疗

1．内科治疗

长效青霉素及青霉素的应用同前。病人出现活动时乏力、气促或呼吸困难可用利尿剂治疗。有心房颤动时首选快速作用洋地黄制剂及（或）少量心得安，控制心室率转成窦律，必要时可做电复律。右心衰竭可用洋地黄和利尿剂。

2．手术治疗

药物治疗无效时，在无活动风湿时行手术治疗。有人认为，如狭窄严重、内科治疗失败，即便有潜在的风湿活动，亦应进行手术。近年有用球囊导管由右房入左房至左室，扩张二尖瓣 Vt，部分病人仍需进行二尖瓣分离术或置换术。

（四）并发症

本病最易并发亚急性感染性心内膜炎。

第六节　感染性心内膜炎

感染性心内膜炎是指致病菌侵入血流直接感染而引起心内膜炎及大动脉内膜炎的炎症病变。过去本病称为细菌性心内膜炎，实际上本病致病菌种类不只限于细菌，几乎所有致病菌微生物均可引起本病，故目前称为感染性心内膜炎。一般按其发病的急缓、病程及临床表现分为急性及亚急性两型。急性型常发生在正常心脏，多由毒力较强的致病菌引起，病程短，如不及时治疗，多在 6 周内死亡。亚急性型则多发生在原有心脏病基础上，多由毒力较弱的致病菌引起，起病较隐匿，临床表现可不典型，病程较长。近年来随抗生素的广泛使用，本病的临床表现也有所变化，两型间常无明显界限而不宜分型。本病儿科不少见，其发病率无明显下降趋势。

本病的并发症多，治疗困难，预后较差，严重者可致死亡，故早期诊断及治疗对本症的预后有重要意义。

（一）病因

急性感染性心内膜炎的病原体多为毒力较强的化脓性细菌，以耐青霉素 G 的金黄色葡萄球菌最多见（约占 50%），其次有溶血性乙型链球菌、绿脓杆菌、肺炎双球菌及霉菌等。血培养较易获得阳性结果。多发生在无器质性心脏病儿，特别是免疫功能低下、长期静脉治疗、皮肤外伤、器官内膜机械损伤（动静脉插管、内窥镜检查等）等患儿。脓毒败血症的局部表现也可发生在心脏病的基础上。近年来，随心血管疾病的创伤性检查及心脏外科手术的广泛开展，伴发心内膜炎发生率较前明显增高，特别在心内直视术后及瓣膜置换术后。有报告，换瓣术后心内膜炎并发率为 0.98% ~ 4.6%，其中手术后早期死亡率可高达 56% ~ 88%。早期感染多源于围手术期污染或术后感染性并发症，病原多为金黄色葡萄球菌及霉菌，也与体外循环使机体免疫功能下降有关。

亚急性感染性心内膜炎的病原体多为毒力较低的非条件致病菌，最常见的是草绿色链球菌，其次有表皮葡萄球菌（白色葡萄球菌）、肠球菌、革兰阴性菌、金黄色葡萄球菌及霉菌。由于病原致病力较低，培养不易获得阳性，多发生在器质性心脏病儿。在先天性血管畸形，血流动力学改变引起血流的旋涡及血流喷射冲击，使心内膜内皮受损，胶原暴露，纤维组织增生及血小板聚集，可使感染病原体沉积而形成赘生物。赘生物附着的部位多于心脏低压面。感染源来自体内慢性感染性或各种急性感染及器械检查所引起的菌血症，死亡率为 30% ~ 50%。此型心内膜炎也可发生在正常心脏者，尤其是在长期静脉治疗、免疫功能低下的患儿。后天性心脏病多见于儿童风湿性瓣膜病。近年来，随风湿病发病率的下降，心内膜炎发病率明显降低。

（二）临床表现

1. 全身症状

长期高热或低热、进行性贫血、盗汗、食欲减退、体重减轻及肝脾大。

2. 心脏体征

心杂音为乐性且变幻不定，原有的杂音会变得较粗、较响。原先无杂音的可出现杂音，一般为心尖部 2 ~ 3 级收缩期杂音。若继发心肌炎、心脏脓肿可出现心衰。

3. 栓塞表现

为感染性心内膜炎重要体征。可见皮肤、黏膜瘀点，指、趾末节掌面的紫红色小结节（欧氏小结），也可出现心、脑、肾、脾等脏器栓塞的相应表现，如冠状动脉栓塞可出现心肌梗死症状；脑栓塞见脑膜炎或精神神经症状或肢体瘫痪；肾栓塞见腰痛、血尿和菌尿；脾栓塞引起左上腹或肋部疼痛和局部压痛；肺栓塞见胸痛、气促或咯血。

（三）实验室及其他检查

1. 血液检查

有轻到中度贫血，白细胞数及中性粒细胞升高。涂片见大的吞噬细胞、血沉增快、α-球蛋白增多。

2. 血培养

最好在用抗生素前取血，24 ~ 48 h 内连续送血培养 3 ~ 6 次。

3. 尿常规及肾功能

常有血尿及蛋白尿，晚期病儿可有肾功能不全。

4. 超声心动图

B 型超声心动图可见心瓣膜或心腔壁上有 2 mm 以上赘生物的异常回声波。

（四）诊断

对原有心脏病的患儿，如出现 1 周以上不明原因的发热应想到本病的可能。诊断除病史、临床表现外，血培养是确诊的关键，超声心动图对判断赘生物的数目、大小、形态、位置和瓣膜的功能有重要的价值，但结果阴性不能排除本病的诊断。

（五）鉴别诊断

亚急性感染性心内膜炎起病隐匿者应注意与下列疾病鉴别：

1. 风湿热

风湿热与心内膜炎两种病均可有发热、贫血、血沉快及心脏杂音。心内膜炎也可为风湿性心脏病的并发症，临床容易漏诊。当抗风湿足够治疗后，仍持续心率增快，低热，进行性心衰加重血沉下降时应考虑后者的可能。获得阳性血培养结果及超声心动图证实心内赘生物存在有助后者诊断。

2. 结核感染

全身非特异性症状与心内膜炎相似，应注意区别两病各自的诊断根据，如结核接触史、PPD 试验强阳性、抗结核治疗有效、多无心脏病证据、找到结核感染灶等，两者易区别。

3. 反复呼吸道感染

在左向右分流的先天性心脏病儿，因肺循环血量增加所致肺瘀血，常易罹患呼吸道感染。临床常忽略心内膜炎的可能。

（六）治疗

1. 抗生素治疗

（1）治疗原则：

①及早应用抗生素，尽量选用杀菌剂，有时杀菌剂和抑菌剂联合应用。②根据血培养阳性细菌对抗生素的敏感度，选用细菌敏感的抗生素；如血培养阴性，则根据临床判断可能的致病菌，选择通常有效的足量的药物，以后视治疗反应调整剂量或更换其他抗生素。抗生素剂量宜大，多采用静脉分次滴注（如每 6 ~ 8 h1 次）。疗程中应测定抗生素的血浓度及血清对致病菌的杀菌效价。血清杀菌效价应高于 1：8，低于 1：4 提示治疗不满意或可能复发，且治疗时间必须足够，一般疗程应在 4 ~ 6 周。

（2）抗生素选择：

当疑诊本病时，待取血培养后即先用水剂青霉素 G 每日 300 万 ~ 600 万 U，分 3 ~ 4 次静脉滴注，可并用氨基苄青霉素类药 [50 ~ 100 mg/（kg·d）] 或链霉素 20 mg/（kg·d），治疗 3 天。如效果不好，可加大青霉素 G 量，每日小婴儿 1 000 万 U，年长儿 2 000 万 U。如疗效良好，可连续用 6 周。注意，链霉素对小婴儿听神经及肾脏有损害。疗效差者换用其他抗生素如万古霉素、头孢霉素类。青霉素过敏者开始即可选用万古霉素或红霉素与氨基糖甙类抗生素合用，如庆大霉素 3 000 ~ 4 000 U/（kg·d）或卡那霉素 15 ~ 30 mg/（kg·d），分 2 ~ 3 次静滴。应密切观察后 3 种药的毒副作用，如听力损害、肾功能损害。草绿色链球菌感染仍首选大剂量青霉素加用氨基糖甙类。金黄色葡萄球菌未经治疗的可选用青霉素 C 2 000 万 U/d，分 4 次静滴。耐药者可直接用新青霉素 Ⅱ 或甲氧苯青霉素，剂量为 200 ~ 300 mg/（kg·d），分 4 次静滴，或用头孢拉定（fradine）或先锋霉素 Ⅵ，每日 200 mg/kg，分 4 次静脉滴注，或万古霉素每日 40 mg/kg，分 2 ~ 3 次静滴。肠球菌感染宜首选氨苄青霉素类或万古霉素与氨基糖甙合用。革兰阴性杆菌感染根据药敏选用头孢菌素类如头孢哌酮（Cefoperazone 先锋必）50 ~ 100 mg/（kg·d），或头孢三嗪 50 ~ 100 mg/（kg·d）等。支原体感染多选用红霉素、阿奇霉素等静脉滴注。

在抗生素治疗后 6 个月内，治疗期间感染症状再度出现或血培养又出现阳性称为本病复发。对复发病例再次治疗时疗程宜长。

2. 外科治疗手术指征

①对顽固性进行性心力衰竭，内科治疗无效者；②瓣膜口为赘生物阻塞引起休克者；③反复发生栓塞者（尤其累及主要脏器，如脑、心、眼、肾等）；④感染在心内膜扩散导致瓣膜破裂、主动脉窦瘤形成、心肌脓肿等；⑤超声心动图检查赘生物进行性增大者。手术方法包括感染病灶切除，瓣膜修补，取出栓子，人工瓣膜替换术，完全房室传导阻滞者安置心脏起搏器等。

3. 其他治疗

其他治疗包括休息、营养丰富的饮食、输血或血浆支持、抗贫血治疗、抗心力衰竭治疗等。

（七）预防

对本症的预防十分重要，对有心脏病患儿应定期随诊，及时发现病情。有病灶者如龋齿、鼻窦炎、上呼吸道感染等及时处理。在各种创伤性检查操作前都应预防性应用抗生素。各种手术后预防用药 3 ~ 5 天，以降低本病的发病率。

第七节　心肌疾病

心肌疾病是指心肌病变为主的心脏病，可分为两类：原发性心肌病和继发性心肌病。前者病因不明，根据病理及病理生理的不同分为 3 型：扩张型心肌病、肥厚型心肌病及限制型心肌病。后者病因明确，如病毒感染引起的心肌炎，或为全身性疾病的一部分，如结缔组织病、代谢及营养紊乱、神经肌肉病等疾病并发心肌损害。本节叙述原发性心肌病。

一、扩张型心肌病

本病又称充血型心肌病，是原发性心肌病中最常见的一种，以心腔扩大、心肌变性、纤维化、心肌收缩力减弱为特征，多见于学龄儿童。起病缓慢，早期可表现为无症状的心脏扩大，或出现各种心律失常，逐渐进展发生心力衰竭。

（一）病因

病因未明。近年研究认为，有部分扩张型心肌病与病毒感染及免疫机制有关。扩张型心肌病患者中，有的伴有自然杀伤细胞活性降低，抑制T细胞减少，辅助T细胞/抑制T细胞比值增高，抗心肌抗体阳性，提示免疫系统失调。有的患者心肌中检出柯萨奇病毒的RNA或病毒样颗粒，血清病毒中和抗体明显升高，提示曾有病毒感染。病毒性心肌炎患者大多于急性期痊愈，仅有少数发展为扩张型心肌病，其原因可能与遗传有关。

（二）临床表现

隐袭起病，早期不易发现。临床表现以心力衰竭为主，预后不良。

（三）诊断与鉴别诊断

1. 诊断

根据临床特点和辅助检查可以诊断。

（1）临床特点：

多见于学龄儿童。起病缓慢，早期可无明显不适，病情发展出现心悸、气促、乏力、浮肿等心力衰竭症状。体检心界向左扩大，心率加快，心尖部第一心音减低，常有奔马律。由于心脏扩大，形成相对性二尖瓣或三尖瓣关闭不全，可听到 II／VI 级收缩期杂音，心力衰竭改善后杂音减轻或消失。肝脏肿大伴压痛，下肢浮肿。少数患者因心腔附壁血栓脱落，出现脑栓塞现象。

（2）辅助检查：

①X线胸片：心脏普遍增大，左室明显，心脏搏动减弱。心力衰竭时可见肺淤血或肺水肿，有时可有少量胸腔积液。

②心电图：常见左室肥厚及ST-T改变。ST段水平下降，T波倒置、低平或双向。可伴有心律失常，以频发、多形性室性早搏多见，可发展为室性心动过速，甚至心室颤动，引起心脏性猝死。房室传导阻滞、束支及分支阻滞见于少数患者。

③超声心动图：各心腔扩大，左室最为明显。二尖瓣开放幅度减低，室间隔及左室后壁运动幅度明显减低。左室射血分数及短轴缩短率均下降。

2. 鉴别诊断

须与克山病及限制型心肌病鉴别。前者有流行病特点，后者临床表现为心力衰竭，但血流动力学改变以心室舒张充盈受限为主，收缩功能正常。病毒性心肌炎发生心力衰竭者应与本病鉴别，但前者发病较急，病程较短，恢复较快。

（四）治疗

主要采取综合措施控制心力衰竭。对早期心脏已扩大、射血分数已轻度下降而无明显症状的患者，应注意休息，避免感染，并予口服转换酶抑制剂及改善心肌代谢药物。

1. 心力衰竭的治疗

参阅"心力衰竭"。

（1）卧床休息，限制钠盐摄入，以降低心肌氧耗及减轻心脏负荷。

（2）洋地黄：由于心肌损害对洋地黄类药物耐受性较差，易出现中毒反应，剂量宜酌情减少，为一般用量的 1/3～1/2，并长期服用维持量。

（3）利尿剂：利尿剂抑制钠水重吸收而消除水肿，减轻肺淤血，降低前负荷而改善左室功能。严重心力衰竭通常选用速尿，每次 1 mg/kg 口服或静注，每日 1～2 次。口服排钾及应用保钾利尿剂，可间断用药，每周给药 2 ~ 4 天。长期应用利尿剂时注意低钾、低镁及血容量不足的副作用。

（4）血管扩张剂：经一般治疗心力衰竭未能控制的重症患者，可加用血管扩张剂。常用硝普钠静脉滴注，从小量开始，逐渐增加，一般有效量为每分钟 1 ~ 8 μg/kg。主要副作用是低血压，停药后可恢复。长期应用可发生硫氰化物中毒、变性血红蛋白血症等。血容量不足、低血压、肾功能不全者忌用血管扩张剂。

2. 转换酶抑制剂

转换酶抑制剂对降低心力衰竭患者病死率的作用优于单纯血管扩张剂。其作用机制：①通过抑制血管紧张素Ⅰ转换为活性很高的血管紧张素Ⅱ；抑制缓激肽的降解；增加循环前列环素的水平，从而扩张外周小动脉和静脉系统，减轻心脏前、后负荷。②抑制心脏组织的肾素－血管紧张素系统，可能防止心室重塑。③抑制交感神经系统，降低循环儿茶酚胺水平，因此，转换酶抑制剂扩张血管不伴有反射性心动过速和继发性血清去甲肾上腺素升高。此外，尚可使心力衰竭患者下调的 β 受体密度上升，而改善心室功能。④对纠正心力衰竭患者的低钾、低镁血症有利，降低室性心律失常的发生率。用药过程中应观察血压、肾功能及血钾。肾功能不全及低血压者忌用。通常选用卡托普利或依那普利，从小量开始，逐渐增加。卡托普利新生儿从每次 0.1 mg/kg 开始，逐渐加到 1 mg/（kg·d），分 2 ~ 3 次服；婴幼儿每日 0.5 ~ 5 mg/kg，分 2 ~ 3 次服用；较大儿童每次从 6.25 mg 开始，渐加到每次 25 mg，每日 3 次。依那普利初始量 0.1 mg/kg，逐渐增加，最大量不超过 0.5 mg/（kg·d），分两次服。

3. β 受体阻滞剂

慢性充血性心力衰竭时，心脏 β 受体密度下调，应用 β 受体阻滞剂可使其密度上调，恢复心脏对 β 受体兴奋剂的敏感性，提高正性肌力药物的疗效。部分扩张型心肌病心力衰竭患者加用 p 阻滞剂，能改善心功能及预后。用选择性 β 受体阻滞剂，如美多洛尔（美多心安）、阿替洛尔（氨酰心安），在应用强心苷、利尿剂等心力衰竭治疗的基础上加用 β 受体阻滞剂，从极小量开始，观察反应，逐渐加量。服药后，窦性过速控制，血压维持正常，则可长期服用，但应观察反应，随时调整用量。一般取得疗效，至少需用药 3 个月以上。心率偏低、血压偏低、严重左室功能减低及有房室传导阻滞者禁忌。β 受体阻滞剂不宜与多巴胺类合用，以免产生拮抗作用。

4. 免疫抑制剂

对于重症患者可在应用强心苷、利尿剂、血管扩张药治疗心力衰竭的基础上加用免疫抑制剂。最常用强的松 2 mg/（kg·d），2 周后逐渐减量，疗程半年以上。近年报告认为，在用强的松的基础上再加用硫唑嘌呤或环孢素治疗效果较好。该报告治疗方法分为 4 组：①常规心力衰竭治疗组，疗程平均 8.1±7 个月；②常规心力衰竭治疗＋强的松组，强的松 2.5 mg/（kg·d），用 1 周，减为 2 mg/（kg·d），用 3 周，减为 1.5 mg/（kg·d），用 4 周，减至为 1 mg/（kg·d），直到停药，平均疗程 8.2+1.4 个月；③常规心力衰竭治疗＋强的松＋硫唑嘌呤组，硫唑嘌呤 2.5 mg/（kg·d），用 1 周，减为 2 mg/（kg·d），用 3 周，减为 1.5 mg/（kg·d），用 4 周，减为 1 mg/（kg·d），直到停药，平均疗程为 8.2±1.6 个月；④常规心力衰竭治疗＋强的松＋环孢素组，环孢素 15 mg/（kg·d），用 1 周，减为 10 mg/（kg·d），用 7 周，减至 5 mg/（kg·d），直到停药，平均疗程 8.6±1.2 个月。后两组在症状改善、血流动力学及组织学恢复等均明显优于①、②组。

5. 改善心肌代谢药

常用者有：①辅酶 Q10 通过参与能量转换的多个酶系统，改善能量利用。10 mg/d，用 2 ~ 3 次，连服 2 ~ 3 月或更久；②果糖二磷酸钠注射液，通过调节糖代谢中若干酶的活性，提高细胞内三磷酸腺苷和磷酸肌酸的浓度，促进钾内流，增加红细胞内二磷酸甘油酸含量，抑制氧自由基和组织胺释放，减轻机体因缺氧、缺血造成的损害。50 mL 注射液含果糖二磷酸钠 5 g，静脉注射 50 mL，每日 1 次，静注速度 4 ~ 7 mL/min，连用 2 周。

6. 纠正心律失常

并发室性心律失常可选用胺碘酮、慢心律、心律平或乙吗噻嗪。

7. 心脏移植

重症患者治疗无效时可行心脏移植。

二、肥厚型心肌病

肥厚型心肌病又称特发性肥厚性主动脉瓣下狭窄，以心肌肥厚、心室腔变小、顺应性下降、舒张充盈受限为其基本的病理生理改变。临床依据血流动力学改变分为梗阻性及非梗阻性两种。前者左室流出道小，收缩期二尖瓣前叶向前运动，形成左室流出道狭窄，左室和主动脉有明显压力阶差。后者无左室流出道狭窄及压力阶差。近年有作者应用超声心动图对肥厚型心肌病患儿进行长期系列的左室形态及血流动力学观察，发现病初无左室流出道梗阻的 23 例患儿（平均年龄为 11 岁）中，经 7 ~ 12 年随访（平均年龄为 18 岁），27% 发生非对称性间隔肥厚，二尖瓣前叶向前运动及左室流出道梗阻，并认为其产生原因可能是在身体生长发育及成熟间期，左室几何状态动力学重塑的结果。原有流出道小及二尖瓣向腔内移位的患儿易发生左室流出道梗阻。

（一）病因

约 40% 患者有家族史，认为本病为常染色体显性遗传。

（二）临床表现

早期有活动后呼吸困难，逐渐出现乏力、头晕、心绞痛或晕厥发作。30 070 患儿发生猝死。

（三）诊断与鉴别诊断

1. 诊断

根据临床特点和辅助检查进行诊断。

（1）临床特点：

多见于学龄儿童，症状如上述。心绞痛是由于心肌肥厚和左室流出道梗阻引起冠状动脉供血不足。由于室性心律失常及突然左室流出道梗阻，可发生晕厥甚至猝死。心界多无明显扩大，胸骨左缘第 3、4 肋间有Ⅲ ~ Ⅵ级收缩期杂音，可伴有震颤。婴儿期发病常表现为心力衰竭，伴有右室流出道梗死，病情重，预后不良。

（2）实验室及其他检查：

① X 线胸片：心影轻度增大或正常，肺血正常。

② 心电图：常见左室肥厚及劳损，ST 段水平下降，T 波呈缺血型倒置。可见异常 Q 波及室性心律失常。婴儿患者常有右室肥厚。

③ 超声心动图：超声心动图所见具有诊断意义。显示：室间隔及左室壁肥厚、心腔变小；室间隔厚度 / 左室后壁厚度 > 1.3，左室流出道狭窄，收缩期二尖瓣前叶向前运动，突入左室流出道，向室间隔靠拢；梗阻性患者应用多普勒血流频谱分析可测算左室和主动脉压力阶差。

④ 心导管检查及造影：可测得左室与主动脉压力阶差，左室流出道狭窄部位及程度。婴儿常伴有右室流出道梗阻。

⑤ 心内膜心肌活检：心肌细胞肥大、奇异、排列紊乱。

2. 鉴别诊断

先天性主动脉瓣狭窄及室间隔缺损可于胸骨左缘听到Ⅲ / Ⅵ级收缩期杂音，与肥厚型心肌病的杂音近似，但超声心动图所见不同，可以区别。

（四）治疗

1. 一般治疗

限制运动及避免情绪紧张和激动，以防突然加重左室流出道梗阻，发生猝死。洋地黄和儿茶酚胺类药物均可加强心肌收缩力加重流出道梗阻，应避免使用。

2. 药物治疗

（1）β 受体阻滞剂：β 受体阻滞剂可降低心肌收缩力，减轻流出道梗阻，改善心室顺应性及减少心肌氧耗，并使心率减慢，心律失常减少。常用普萘洛尔（心得安）口服，从小量开始，1 mg/（kg·d），逐渐增加到 3 ~ 4 mg/（kg·d），分 3 次服，可改善症状，并长期服用普萘洛尔，儿童每日最大量，国内报道为 120 mg，国外报道高达 320 mg。也可用阿替洛尔（氨酰心安）1 ~ 2 mg/（kg·d），分 2 次服。应用 β 阻滞剂，应注意观察心动过缓、血压下降等副作用。

（2）钙拮抗剂：有负性肌力作用，使心室顺应性改善，心肌氧耗减低，并有扩张冠状动脉的作用。一般口服异搏停，每日 4 ~ 6 mg/kg，分 3 次服。也可服用硫氮卓酮，开始每次 0.5 mg/kg，每日 3 次，逐渐增加至每次 1 mg/kg。钙拮抗剂有效后，宜长期用药。

（3）并发室性心律失常：选用胺碘酮治疗，可减低室性心律失常引起的猝死。

（4）并发心力衰竭，慎用洋地黄及利尿剂，剂量应减少，并与 β 受体阻滞剂或钙拮抗剂合用。

3. 手术治疗

严重左室流出道梗阻，药物治疗无效，可切除肥厚心肌解除梗阻。

三、限制型心肌病

限制型心肌病又称闭塞型心肌病，临床以心内膜心肌纤维化多见。本病多发生在热带及亚热带，非洲较多，为乌干达常见的器质性心脏病，占所有心力衰竭尸检的 15%。我国少见，国内散发病例报告约 30 余例，有的经尸检证实，其主要病变为心内膜和内层心肌纤维化，心内膜增厚，肌壁硬化，心尖及流出道最著，房室瓣变形，心腔闭塞；双室均受累，以右室病变更著；心室舒张功能障碍，导致心力衰竭。治疗困难，预后不良。

（一）病因

病因不明。无寄生虫感染的证据，目前有的作者认为，心内膜心肌纤维化和嗜酸细胞增多性心内膜炎为同一疾病的不同阶段。疾病进展期，外周血液嗜酸细胞增多，心内膜有大量嗜酸细胞浸润，表现为嗜酸细胞增多性心内膜炎，而晚期则外周血及心内膜嗜酸细胞消失，表现为心内膜心肌纤维化。

（二）临床表现

常见于学龄儿童及青年。起病隐缓，临床表现为原因不明的心力衰竭，以右心病变多见。出现静脉压升高、肝大、腹水，很像缩窄性心包炎。

（三）诊断与鉴别诊断

1. 诊断

根据临床特点和辅助检查进行诊断。

（1）临床特点：

起病隐缓，就诊时表现为心力衰竭。症状及体征因受累心腔及病变程度有所不同。右室病变表现为右心衰竭、颈静脉怒张、肝大、腹水、下肢轻度水肿。左室病变表现为左心衰竭，常有咳喘，伴血丝痰，呼吸困难，不能平卧。双室型可有左、右室病变的表现，但以右心衰竭较著。体检心脏扩大，心率加快，心音正常，可有心律失常、房性早搏、心房颤动。无明显杂音。少数患者因附壁血栓脱落，出现脑栓塞现象。

（2）实验室及其他检查：

①X 线胸片：右心型心影呈重度球形扩大，右房明显增大，肺淤血不著。左心型心影呈轻至中度增大，肺动脉段明显，左房、左室增大，肺淤血明显。双室型常表现为心影普遍扩大，肺瘀血。少数患者可见心内膜钙化。

②心电图：心电图以左或右心房肥大，ST-T 改变，QRS 低电压，不完全性右束支传导阻滞，房性早搏及心房颤动多见，少数出现心室肥厚。

③超声心动图：可提供较精确的病理解剖及心功能参数，对诊断较有意义。显示：左、右心房明显扩大；心室腔正常或缩小；心内膜回声增粗；室间隔及室壁厚度正常或轻度增厚；约半数患儿有少量到中等量心包积液；收缩功能正常，左室射血分数及短轴缩短率在正常范围；舒张功能障碍，二尖瓣及三尖瓣血流频谱分析，示 A 峰及 E 峰血流速度比值（VA/VE）增大及快速充盈分数下降，分别反映左、右室舒张功能降低。

④心血管造影：右室造影，右室心尖闭塞，流出道收缩变形，流出道扩张，右房巨大，排空延迟。左室造影，左室不大或轻度增大，但有变形。左房增大，排空延迟。

⑤心内膜心肌活检：对确诊提供依据。

2. 鉴别诊断

（1）缩窄性心包炎：X线胸片示心影不大或较大，心外形僵直，超声检查心包增厚或有钙化，与本病右室型心脏超声所见不同。

（2）爱勃斯坦畸形：临床表现及X线胸片与本病相似，但超声心动图显示三尖瓣下移畸形，可鉴别。

（3）扩张型心肌病：以左室扩大，收缩功能降低为主，心脏超声检查可协助诊断。

（4）风湿性二尖瓣病变：左室型心内膜心肌纤维化临床症状与风湿性二尖瓣关闭不全相似，但无典型二尖瓣反流性杂音及其他风湿热的表现，超声心动图所见可协助诊断。

（四）治疗

以控制心力衰竭对症治疗为主，疗效差。严重病例行心内膜剥离术及瓣膜换置术，有一定效果。

四、病毒性心肌炎

心肌炎由各种感染性、中毒性、结缔组织性过程侵犯心肌所至。最常见的是病毒性心肌炎（viral myocarditis），其病理特征为心肌细胞的坏死或变性，有时病变也可累及心包或心内膜。儿童期的发病率尚不确切。国外资料显示，在因意外事故死亡的年轻人尸体解剖中检出率为4%～5%。流行病学资料显示，儿童中可引起心肌炎的常见病毒有柯萨奇病毒（B组和A组）、埃可病毒、脊髓灰质炎病毒、腺病毒、传染性肝炎病毒、流感和副流感病毒、麻疹病毒及单纯疱疹病毒以及流行性腮腺炎病毒等。值得注意的是，新生儿期柯萨奇病毒B组感染可导致群体流行，其死亡率可高达50%以上。

（一）病因和发病机制

引起心肌炎的病毒有20余种，主要是肠道病毒，其中柯萨奇B组病毒占多数，其次是埃可病毒，其他有脊髓灰质炎病毒、流感病毒、腺病毒、腮腺炎病毒、麻疹病毒、风疹病毒、水痘病毒、巨细胞包涵体病毒、淋巴细胞脉络丛脑膜炎病毒、传染性肝炎病毒、流行性出血热病毒、狂犬病病毒等。小儿患上述病毒感染的机会很多，但多数不发生心肌炎，当机体由于细菌感染、发热、缺氧、剧烈运动、过劳、营养不良、应用激素等因素而抵抗力低下时可促发本病。病毒性心肌炎的发病机理尚不十分清楚，一般认为疾病早期以病毒直接侵犯心肌细胞为主；疾病的后期病毒多不活动，而由病毒或受损的心肌作为抗原引起体液及细胞免疫过程所致。

（二）病理

病变心脏色泽苍白，心肌软弱无弹性。镜下的主要改变为心肌实质和间质的细胞浸润，呈局灶性或弥漫性。少数为心肌变性、溶解和坏死。传导系统亦可受累。

（三）临床表现

本病临床表现不一，与感染及心肌受损程度、个体的抵抗力以及心肌修复能力直接有关。轻症者可无症状，典型病例在起病前常有发热、周身不适、咽痛、肌痛、腹泻及皮疹等前驱症状。心肌受累的患儿常诉疲乏、气促、心悸和心前区不适或腹痛。查体发现心脏扩大、心搏异常，静息时心动过速、第一心音低钝，出现奔马律或心包摩擦音，血压下降，发展为充血性心力衰竭或心源性休克。

（四）实验室及其他检查

1. 心电图改变

急性期心电图异常改变多，常见为ST-T改变，过早搏动及房室传导阻滞等。尚可见QRS低电压，Q-T间期延长等。

2. 实验室检查

心肌受损时，血清中有十余种酶的活性增高，目前主要用于诊断病毒性心肌炎的有天门冬氨酸转氨酶（AST）、肌酸激酶（CK）及其同工酶CK-MB、乳酸脱氢酶（LDH）及其同工酶。

（1）肌酸激酶（CK）及同工酶（CK-MB）：心肌受损时，一般在起病3～6h即可出现升高，2～5

天达高峰，多数病例在 2 周内恢复正常。CK-MB 主要来源于心肌，对早期诊断心肌炎价值较大。

（2）乳酸脱氢酶（LDH）及其同工酶 LDH1、LDH2：LDH 是一种广泛分布的酶，在多种疾病情况下均可升高，特异性差。在心肌受损时，多在发病 24 ~ 48 h 开始上升，3 ~ 6 天达高峰，8 ~ 14 天逐步恢复，长者达 2 个月左右才恢复。由于 LDH 同工酶具有一定的器官组织特异性，如同时测定 LDH 同工酶，可显著提高其对心肌炎诊断的特异性，因 LDH1 主要存在于心矶中，病毒性心肌炎时 LDH1、LDH2 增高，尤以 LDHI 增高为主，致使 LDHI > LDH2。

（3）天冬氨酸转氨酶（AST）：在发病 1 ~ 8 h 开始上升，第二周达高峰，以后下降，多在 4 周恢复正常。其敏感性和特异性均不如 CK、LDH 及其同工酶。

3. 心内膜心肌活检

进行组织学检查为心肌炎诊断提供了病理依据。活动性心肌炎有炎性细胞浸润和细胞损害包括变性、溶解或坏死，未受累细胞多属正常。

4. 镓 -67 心肌显像

对心肌炎有较高的诊断价值。

5. 病毒学诊断

病毒分离（咽拭子、粪便、血液、心包液）、病毒核酸检测（心肌、血液）及血清病毒抗体检测有助于病原学诊断。

（五）诊断

1999 年 9 月，昆明全国小儿心肌炎、心肌病学术会议制订的《小儿病毒性心肌炎诊断标准》如下：

1. 临床诊断依据

（1）心功能不全、心源性休克或心脑综合征。

（2）心脏扩大（X 线、超声心动图检查具有表现之一）。

（3）心电图改变：以 R 波为主的 2 个或 2 个以上主要导联（Ⅰ、Ⅱ、aVF、V5）的 ST-T 改变持续 4 日以上伴动态变化，窦房传导阻滞、房室传导阻滞、完全性右或左束支阻滞，成联律、多形、多源、成对或并行性期前收缩，非房室结及房室折返引起的异位性心动过速，低电压（新生儿除外）及异常 Q 波。

（4）CK-MB 升高或心肌肌钙蛋白（cTnI 或 cTnT）阳性。

2. 病源学诊断依据

（1）确诊指标：自患儿心内膜、心肌、心包（活检、病理）或心包穿刺液检查，发现以下之一者可确诊心肌炎由病毒引起。

①分离到病毒。

②用病毒核酸探针查到病毒核酸。

③特异性病毒抗体阳性。

（2）参考依据有以下之一者结合临床表现可考虑心肌炎系病毒引起。

①自患儿粪便、咽拭子或血液中分离到病毒，且恢复期血清同型抗体滴度较第一份血清升高 4 倍或降低 80% 以上。

②病程早期患儿血中特异性 IgM 抗体阳性。

（3）用病毒核酸探针自患儿血中查到病毒核酸。

3. 确诊依据

（1）具备临床诊断依据 2 项，可临床诊断为心肌炎。发病同时或发病前 1 ~ 3 周有病毒感染的证据支持诊断者。

（2）同时具备病源学确诊依据之一，可确诊为病毒性心肌炎，具备病源学参考依据之一，可临床诊断为病毒性心肌炎。

（3）凡不具备确诊依据，应给予必要的治疗或随诊，根据病情变化，确诊或除外心肌炎。

（4）应除外风湿性心肌炎、中毒性心肌炎、先天性心脏病、结缔组织病以及代谢性疾病的心肌损害、甲状腺功能亢进症、原发性心肌病、原发性心内膜弹力纤维增生症、先天性房室传导阻滞、心脏自主神经功能异常、β 受体功能亢进及药物引起的心电图改变。

4．临床分期

（1）急性期：新发病，症状及检查发现明显而多变，病程多在 6 个月内。

（2）恢复期：症状及客观检查好转，但尚未治愈，病程一般在 6 个月以上。

（3）迁延期：临床症状反复出现，客观检查指标迁延不愈，病程多在 1 年以上。

（4）慢性期：病情反复，时有加重，进行性心脏扩大或反复心衰，病程在 1 年以上。

（六）治疗

本症目前尚无特殊治疗。结合患儿病情采取综合措施，大部分患儿痊愈或好转。

1．休息

卧床休息十分重要，可减轻心脏负荷和减少心肌耗氧。急性期卧床休息至热退后 2 ~ 3 个月，心脏恢复正常大小后，再适当活动，一般约半年。心脏增大者卧床休息，适当延长。有心力衰竭者，应严格卧床，待心衰控制后逐渐开始轻微活动。

2．抗生素

细菌感染是引发病毒性心肌炎的条件因素，在早期可注射青霉素 10 ~ 14 天。

3．肾上腺皮质激素

有非特异性抗炎作用，急性期有一定疗效，用于发生心源性休克，严重房室传导阻滞，室性心动过速，广泛 ST-T 改变及急性心力衰竭患者。静脉注射氢化可的松 10 ~ 15 mg/（kg·d），或地塞米松 0.3 ~ 0.5 mg/（kg·d），1 周左右改为口服强的松 1 ~ 1.5 mg/（kg·d），连用 3 ~ 4 周，待病情好转，开始逐渐减量，每 1 ~ 2 周减 2.5 ~ 5 mg，总疗程半年左右。由于应用皮质激素可抑制体内干扰素的合成，有促使病毒增殖及病变扩散，故在起病 10 天之内尽可能不用。

4．维生素 C

大剂量高浓度维生素 C 缓慢静脉注射，对促进心肌病变恢复，改善心功能，减轻症状及纠正心源性休克有效。用 10% ~ 12.5% 溶液静脉推注每次 100 ~ 200 mg/kg，每日 1 次，疗程 2 ~ 4 周。抢救心源性休克，第一天每 4 ~ 6 h1 次。

5．改善心肌代谢药物

可选用下列药物：

（1）能量合剂：三磷酸腺苷 20 mg，辅酶 A 50 IU，细胞色素 C 30 U，加入 10% 葡萄糖液 100 mL 静脉滴注，每日 1 次，用 2 周。

（2）辅酶 Q10：肌肉注射辅酶 Q10 5 ~ 10 mg 每日 1 次，或口服每次 10 mg，每日 2 ~ 3 次，连用 2 ~ 3 个月。

（3）果糖二磷酸钠注射液：50 mL 含果糖二磷酸钠 5 g，静脉注射每日 1 次，静注速度 4 ~ 7 mL/min，连用 2 周。

五、原发性心内膜弹力纤维增生症

本病是婴儿心力衰竭病因之一。主要病理改变为心内膜下的弹力纤维和胶原纤维增生，累及左室为主，病变弥散，因而心室收缩及舒张功能均受限制，但收缩功能减低更为明显。本病 20 世纪 50 年代病死率高，70 年代以来，由于诊断及治疗的改进，预后得以明显改善。

（一）病因

病因尚未明确，目前认为可能与病毒感染及免疫机制有关，可于宫内发病。

（二）临床表现

婴儿期发病。表现为心力衰竭、心脏扩大、无明显杂音，多因呼吸道感染诱发心力衰竭。

（三）诊断与鉴别诊断

1．诊断根据

临床特点及辅助检查进行诊断。

（1）临床特点：

根据发病年龄、起病的轻重缓急分为3型。

①暴发型：多见于小婴儿及新生儿。突然发生烦躁不安、呼吸困难、面色苍白、发绀，呈急性充血性心力衰竭或心源性休克表现，严重者数小时内死亡。

②急性型：年龄多在6个月以后。起病也较急，但心力衰竭的发展不如暴发型急剧。此型多见。经及时和长期治疗，多数患儿半年后症状缓解，数年后心脏恢复正常大小，心电图、X线及超声心动图均正常。

③慢性型：年龄偏大。心衰进展缓慢，病情迁延、反复，心脏进行性增大，少数患儿合并栓塞现象。重症多因心力衰竭反复加重死亡。

（2）实验室及其他检查：

①X线胸片：心影明显扩大，以左室为主，小婴儿心影可呈球形扩大。透视下心搏减弱，肺纹理增多，瘀血明显。

②心电图：左室肥厚及劳损，或仅有V5、V6导联T波倒置。偶有P-R间期延长、预激综合征表现。

③超声心动图：左室呈球形扩大，心内膜增厚，左房常扩大，左室射血分数及短袖缩短率均明显下降。

（3）心内膜心肌活检：

组织学改变是确诊本病的依据。

（4）诊断依据：

九省市小儿病毒性心肌炎协作组1994年修订以下诊断依据。

①婴儿期（年长少儿）发生充血性心衰，多因呼吸道感染诱发。对洋地黄类药物虽尚敏感，但心衰常较顽固，易反复加重。少数早期病例心功能差，但尚未出现心衰。

②杂音较轻或无，少数提示有二尖瓣反流的Ⅱ～Ⅲ级收缩期杂音。

③心电图示左室肥厚。左心前导联电压增高，并伴T波呈缺血型倒置，心律失常较少。

④X线示心影普大，左心为主，透视下心搏减弱。

⑤超声心动图示左心室伴左房腔增大，室壁运动减弱，或左心重量指数增高，有时可见心内膜增厚。

⑥排除其他心血管疾病，必要时做心内膜心肌活检。

第八节　心包炎

小儿时期心包炎常为全身疾病的一部分或其他疾病的并发症，较少单独存在，可由多种致病因子引起。轻的心包炎可为亚临床型，重症者发生急性心包填塞可引起循环衰竭、休克，甚而死亡。病程超过6个月者可演变为慢性缩窄性心包炎。

一、急性心包炎

急性心包炎系指心包膜的脏层和壁层的急性炎症，致病原因以感染为多。急性心包炎对血流动力学影响主要取决于心肌功能与心包渗出液的数量及快慢，可发展为心包缩窄，严重影响血流动力学的平稳。

（一）病因

本病的病因可分为感染性及非感染性两类。在儿科以感染多见，病毒以柯萨奇病毒、埃可病毒、流感病毒为主。细菌以化脓菌为主，大多为耐药性金黄色葡萄球菌，其次为链球菌等，其他如结核杆菌亦较常见，霉菌、寄生虫（肺吸虫）及立克次体等感染。非感染病因以结缔组织病如风湿热、类风湿性关节炎、系统性红斑狼疮为多，其他有尿毒症、甲状腺功能低下、血清病、肿瘤、损伤及心脏手术后等。部分病例病因不明，称为特发性。

（二）临床表现

本病的临床表现很大程度上与心包炎的病因有关，应注意各种可能引起心包炎的原发病。其临床症状除原发病的症状外，多伴有不同程度的发热，因心包炎引起的临床表现有心前区疼痛，常为锐痛、刺痛，可放射至左肩、背部及上腹部，于深吸气、平卧时加剧，坐位前倾时减轻。呼吸短促。病情严重时呻吟，出现端坐呼吸，面色苍白，可有紫绀。体征取决于积液量的程度，少量积液时可仅有心包摩擦音，其特点为声音粗糙、表浅，来回搔刮皮革样感觉，与心音时间不一致，在胸骨左缘第3、第4肋间与心尖之间区域最明显，多为一过性或时隐时现。心界有不同程度的扩大，心尖搏动减弱，心音低而遥远。大量积液时，心尖搏动消失，心浊音界扩大明显，在立位和卧位时心影有改变，原有的心包摩擦音消失。病人可出现急性心包填塞的临床征象：颈静脉怒张，静脉压明显升高，收缩压下降，脉压差减小。心脏舒张期充盈受阻，心输出量下降，出现心动过速，心搏动微弱；产生奇脉，吸气时脉搏减弱，呼气时脉搏增强，测血压发现吸气时收缩压可下降2.67 kPa（20 mmHg），正常时下降不大于0.66 kPa（5 mmHg）。因心输出量明显下降，可导致心源性休克，此时应立即行心包放液减压，否则会造成迅速死亡。当渗出液逐渐积聚者，可出现慢性心包填塞征，心浊音界渐增大，颈静脉怒张，静脉压增高，出现肝肿大，肝颈回流征阳性，奇脉、水肿以及明显腹水。

（三）诊断与鉴别诊断

1. 诊断

诊断时除根据临床特点外，还需结合以下辅助检查：①胸部X线检查：无明显积液的心包炎，心影可无扩大，积液较多时，心影增大（小儿心包积液在150 mL以上时），呈烧瓶形，心膈角变钝，卧位时心底部增宽，透视下心搏动减弱或消失。有心包填塞征时，肺野清晰，为缺血改变。②心电图检查：可见低电压、多导联ST段抬高，aVR导联ST段压低，约1周以后ST段回到等电位线，T波低平、双向或倒置可持续数周或数月。③超声心动图检查：可显示心包积液征象（液性暗区）。具备以上检查特点，诊断本病不困难。如经上述检查诊断仍有困难可进行放射性核素心脏血池扫描，显示心影大小正常，扫描心影与X线心影横径的比值小于0.75，提示有心包积液，比值愈小提示积液量愈多。必要时可应用CT或核磁共振以明确诊断。一旦确诊为急性心包炎后，需做诊断性心包穿刺，查明心包积液性质。化脓性心包炎呈脓性混浊，涂片及培养可找到细菌。病毒性心包炎渗出液呈浆液性或血性浆液性。结核、肺吸虫引起心包炎与肿瘤转移至心包者可为血性心包积液。风湿性及其他结缔组织病引起的心包炎一般不需做心包穿刺。心包穿刺液可进行病毒及细菌病原学检查，肿瘤者可找到肿瘤细胞。肺吸虫者其心包渗液中含有多量嗜酸粒细胞。

2. 鉴别诊断

急性心包炎诊断不困难，在确定诊断后应根据病史及各种伴随症状进一步明确病因。在儿科应对几种常见的不同病因的心包炎鉴别。

（1）急性化脓性心包炎：常有高热及其他感染灶如皮肤化脓感染、骨髓炎及肺脓肿等。周围血象白细胞总数及中性比例升高，心包穿刺液呈脓性，细菌学检查可确诊。

（2）结核性心包炎：可有结核接触史及其感染灶，并有结核感染的症状，如发热、消瘦、盗汗、乏力等。结核菌素试验尤其是强阳性反应者有助于诊断。心包穿刺液大多呈黄色，少数呈血性，心包积液中以淋巴细胞较多，部分病人同时有胸腔积液等。

（3）病毒性心包炎：可有上呼吸道感染，腹泻、发热等病毒感染的症状，周围血象白细胞总数不高或降低，心包渗液呈黄色，少数呈红色，常与心肌炎并存。心电图除ST-T改变外，常伴有其他心律失常或房室、束支阻滞，心包填塞少见。

（4）风湿性心包炎：病人有风湿热的症状和体征，风湿性心包炎渗出液较少，易听到心包摩擦音，同时呈现全心炎，常有明显的心脏杂音，抗链"O"升高，血沉增快。

（四）治疗

1. 一般治疗

急性期应卧床休息，呼吸困难吸氧取半坐位。心前区剧痛给镇静剂如鲁米那2～3 mg/（kg·次），口服 2 ~ 3 次 /d，或可待因 0.5 ~ 1 mg/（kg·次），口服 3 次 /d。同时给予全身支持疗法如输血等，此外给予高蛋白、高热量的饮食。大量心包积液引起心包填塞时应即刻进行心包穿刺抽液。

2. 病因治疗

应重视针对病因或原发疾病进行治疗。小儿几种常见的急性心包炎的治疗措施如下。

（1）化脓性心包炎：选用对病原菌敏感有效的抗生素治疗和及时的心包引流。对急性心包炎以足量抗生素静脉给药为宜，如青霉素、半合成青霉素、氨基甙类抗生素均有足够的量进入心包腔，疗程视病情而异，一般以 1 ~ 2 个月为宜。抗生素应用的同时须尽早清除心包积液。因化脓性心包炎易形成多房性脓腔，有时靠心包穿刺或通过套管针置入细塑料管引流不满意时，应及早外科切开心包持续引流。

（2）病毒性或急性特发性心包炎：此类心包炎以一般对症治疗为主，对重症病例有人主张采用肾上腺皮质激素治疗，一般用强的松 1 ~ 2 mg/（kg·d），分 3 ~ 4 次口服，2 周左右减为 5 ~ 10 mg/d，总疗程 6 ~ 8 周逐渐停药。对一般病例可用其他抗炎药物，如阿司匹林 40 ~ 70 mg/（kg·d），分 3 次口服。

（3）结核性心包炎：主要用抗结核治疗及解除心包填塞。肾上腺皮质激素对减少渗液，改善全身情况有一定作用，常用强的松，每日 1 ~ 1.5 mg/kg，共 6 ~ 8 周。本症如出现心包填塞，应及时做心包穿刺抽液；如反复出现心包填塞，应考虑做心包切除术。

（4）风湿性心包炎：一般为全心炎患者，主要采用足量的皮质激素进行抗风湿治疗。

3. 心包填塞的治疗

心包穿刺可解除心包填塞，常用的穿刺部位有：①左侧第 5 肋间，心浊音界内侧 1 ~ 2 cm，针尖向内、向后，指向脊柱方向推进；②剑突与左肋缘相交的尖角处进针，针头向上，略向后紧贴胸骨后推进，最好同时用超声心动图监测，确定穿刺部位及方向，注意进针缓慢，避免针尖误入心肌。同时可在穿刺针的末端以导线与胸导相连，穿刺进针时进行心电图监护，若出现 S-T 段抬高及室性早搏，提示针尖触及心室壁；出现 P-R 段升高及房性早搏，则为触及心房，均应将穿刺针退出少许，心电图的异常可立即恢复。抽液不宜过快，在抽液后必要时可用适量的抗生素注入心包腔内，如陈液黏稠，引流不畅或渗液反复出现，可用经皮穿刺心包腔内行保留导管闭式引流，必要时做心包切开术或心包部分切除术。

（五）并发症

急性心包炎尤其是化脓性和结核性者，在治疗过程中最常见的并发症是心脏压塞。常因心包腔内积液量大或迅速出现大量积液发生心脏压塞致心跳停止，必须按急症处理，要尽快进行心包穿刺放液，要缓慢放液，以免心肌骤然扩张，引起心率及心律反射性改变。心包积液量多可用经皮穿刺心包腔内导管引流，必要时做心包切开术或心包部分切除术。

二、慢性缩窄性心包炎

慢性缩窄性心包炎，一般在急性心包炎后，可在心包上留下瘢痕粘连和钙质沉着。大多数病例只有轻微的瘢痕和疏松的局部心包粘连，心包无明显增厚，不影响心功能，无重要的临床意义，称为慢性粘连性心包炎。部分病例由于形成弥漫坚硬的瘢痕组织，致心包失去弹性，心脏被坚厚、僵硬的心包所包围，心包腔明显缩小，心脏在舒张期不能充分扩张，心室不能正常充盈，影响了心脏的收缩和舒张功能，从而引起一系列的临床症状，称为慢性缩窄性心包炎。本病一经确诊宜及早手术治疗，预后良好。

（一）病因

本病多继发于急性心包炎，有时临床上可观察到急性者转为缩窄性发展过程，但多数病例初诊时缩窄性心包炎症状已出现，因此部分病例的病因不能肯定。小儿时期以结核性及化脓性居多。

（二）临床表现

慢性缩窄性心包炎起病多隐匿，其临床症状的出现多在急性心包炎后数月或数年。本病的早期体征多较症状显著。

1．症状

劳累后呼吸困难或气急。晚期因大量胸腔积液及腹水，休息时也可发生呼吸困难，甚至端坐呼吸。肝脏肿大压迫腹腔脏器，产生腹胀、上腹疼痛、胃钠差、乏力、心悸、咳嗽和浮肿等。

2．体征

心脏受压的表现突出，如颈静脉怒张、肝肿大、大量腹水、胸腔积液和下肢浮肿等。心浊音界正常或稍大，心尖搏动减弱或消失，心音远伴心动过速。肺动脉第二心音增强，部分病例在胸骨左缘 3 ～ 4 肋间可闻及舒张早期额外心音，心包叩击音。

（三）诊断与鉴别诊断

1．诊断

凡有腹水、肝脏肿大、颈静脉怒张、奇脉，及心包叩击音，而无显著的心脏扩大或心瓣膜杂音时，应考虑本病的可能。如有过急性心包炎病史，X 线检查发现心搏动减弱，心包钙化；心电图发现低电压和 T 波改变；超声心动图检查可见心室容量减少，心房扩大，室间隔的异常运动及心室后壁增厚，活动消失等心包疾病的征象，常可明确诊断。

2．鉴别诊断

本病的症状和体征易与其他疾病相混淆。

（1）肝病及肝硬变：肝病可有大量腹水、肝大、肝功能异常，但无心脏病，仅表现为门脉高压，常有肝病史，而无颈静脉怒张等心包炎征象。

（2）风湿性心脏病：有少数缩窄性心包炎患者，由于房室沟有特别增厚的粘连带致左房室口通道狭窄，故其临床酷似二尖瓣狭窄的病人，但无风湿热病史及阳性检查结果，经超声心动图检查可做出鉴别。

（3）限制型心肌病：本病和限制型心肌病的临床表现极为相似，后者为心肌丧失顺应性，引起心室舒张期充盈受限，病情晚期，心脏明显扩大，有奔马律和瓣膜关闭不全的杂音。应用磁共振成像可明确心包是否增厚。

（四）治疗

本病的治疗包括术前的内科治疗及外科施行心包剥离切除术。

1．术前内科治疗

改善病人一般情况，给予充分蛋白质及维生素饮食，卧床休息，限制钠盐，使用利尿剂以减轻腹水及水肿，同时进行病因治疗。

2．外科手术治疗

一旦确诊，尽早施行心包剥离切除术。

（五）并发症

本病常并有低蛋白血症、贫血，术前尽可能纠正。并发心力衰竭和房颤可用洋地黄治疗。

儿科消化系统疾病

第一节 口炎

口炎是指口腔黏膜较广范围的炎症，病原多由病毒、真菌及细菌等所致，常见的口炎有鹅口疮、疱疹性口炎及溃疡性口炎。

一、鹅口疮

鹅口疮又名口腔念珠菌病，由白色念珠菌感染所致，常见于新生儿及营养不良、体质衰弱、长期使用广谱抗生素或糖皮质激素的婴幼儿。可因哺乳时奶头或乳具污染传播。

（一）诊断

临床特点为口腔黏膜乳白色斑块，似乳块，无疼痛感，不影响进食，不伴有发热等现象。口腔黏膜白色斑膜，不易拭去，强行擦去白斑可见红色创面。患处周围无红肿等炎症反应。多见于颊黏膜，也波及口腔其他部位。

（二）治疗

1. 一般治疗

停止使用不必要的广谱抗生素，补充维生素，加强营养，积极治疗全身性疾病。

2. 药物治疗

（1）用 2% ~ 5% 碳酸氢钠溶液清洗口腔、母亲乳头和乳具。

（2）局部涂用 1% 甲紫，1 ~ 2 次 / 日；或制霉菌素混悬液剂，3 ~ 4 次 / 日。重者可口服制霉菌素。

二、疱疹性口炎

疱疹性口炎是单纯疱疹病毒 I 型（HSV-I）引起的急性口腔黏膜感染，好发于 1 ~ 4 岁的幼儿。四季均有发生，以冬季为多。

（一）诊断

1. 临床表现

（1）婴儿多见，骤起发热，拒食、流涎、烦躁。

（2）疱疹分布于舌、唇内面，两颊及舌下黏膜。先为红色小点，迅速转为黄色浅溃疡，好转时，溃疡盖以灰白色膜状物（纤维渗出）。常伴齿龈炎与颌下腺炎。

2. 鉴别诊断

宜与疱疹性咽峡炎相鉴别，后者由柯萨奇 A 病毒引起，1 ~ 6 岁多见，多发生于夏秋季，疱疹分布在咽部和软腭，不累及齿龈和颊黏膜，颌下淋巴结不肿大。

（二）治疗

1. 一般治疗

对症治疗为主，高热病儿，可予退热，保持口腔清洁，补充维生素，局部止痛，涂用消炎药。进食以微温热流质为宜。预防继发细菌感染。

2．药物治疗

（1）止痛：进食前可用 0.5% 丁卡因或 2% 利多卡因涂于患处。

（2）局部可应用冰硼散甘油或锡类散等中药。

（3）可口服阿昔洛韦（无环鸟苷）抗病毒治疗。

三、溃疡性口炎

溃疡性口炎为细菌感染所致，常见的致病菌为链球菌、金黄色葡萄球菌、肺炎链球菌等，多见于儿童。

（一）诊断

临床特点为口腔各部位黏膜均可出现溃疡，局部疼痛明显，流涎增多，拒食，伴有烦躁、发热、体温可高达 39 ~ 40 ℃。体检可见口腔黏膜充血、水肿、舌、唇、颊、齿龈及上腭等处可见大小不等、境界清楚的溃疡，表面有较厚的纤维素性渗出物形成的假膜，呈灰白色或黄色。局部淋巴结肿大。

（二）治疗

1．一般治疗

加强口腔护理，对症支持治疗；药物或物理降温，补充维生素，注意营养，补足液体；给予微温或凉的流质或半流质饮食。

2．药物治疗

（1）抗感染：具体可选用抗链球菌抗生素治疗，如青霉素 70 万 ~ 80 万 U/ 次，肌内注射，每日 2 次。

（2）局部用药：清洗口腔后可涂以 1% 甲紫或 5% 金霉素鱼肝油，局部止痛可用 2% 利多卡因或 0.5% 丁卡因；也可用冰硼散甘油等中药局部消炎。

第二节　反流性主食管炎

胃食管反流甚为常见，然而导致临床症状的多为病理性胃食管反流所致。正常情况下，除了低于 4 月龄婴儿因食管下端括约肌尚待逐渐发育成熟外，一般均具有完善的抗反流屏障，如食管下端括约肌张力、食管廓清、食管下端近胃连接部黏膜向腔内呈 z 形突出、腹腔内食管长度、胃排空作用及 His 角等。当抗反流屏障作用发生异常，则极易导致病理性胃食管反流。胃内容物反流到食管，食管下端黏膜受到反流液的侵袭而形成化学性食管炎。

一、诊断

1．临床表现

胃食管反流可表现为呕吐、肺部反复感染，严重者可发生窒息、营养不良、生长发育延迟等。当导致食管炎时，常见症状为胸骨下端烧灼感、咽下疼痛、咽下困难。

2．并发症

食管黏膜溃疡形成、溃疡出血与穿孔、食管狭窄、Barrett 食管。

3．辅助诊断

24 h 食管 pH 监测是诊断胃食管反流的金标准。儿童反流性食管炎诊断主要依赖于 X 线检查和食管内镜。Barrett 食管的确诊则需依赖黏膜活检。

二、治疗

治疗目的：①减轻或消除胃食管反流的症状；②预防和治疗重要的并发症；③防止胃食管反流复发。

（一）非药物保守治疗

1. 体位

以前倾30°位最佳（包括睡眠时间）。此种体位的优点是食管胃连接处于最上方，减少了与酸性物的接触。有观察证实以往常用的体位治疗（指以往常规的＜45°或端坐位）反而促使胃食管反流加剧。较大儿童睡眠体位以右侧卧位、上半身抬高为好，以利促进胃排空，减少反流。一般6周为1个疗程。

2. 饮食

采用黏稠厚糊状食物喂养，少量、多餐，以高蛋白、低脂肪为主，餐后不宜喝饮料，避免用刺激性调味品和影响食管下端括约肌张力的食物和药物。

（二）药物治疗

药物治疗原则：减少胃食管反流，减低反流液酸度，增加食管清除力，保护食管黏膜。

1. 促胃肠动力药

（1）氯贝胆碱（乌拉胆碱）：为拟副交感神经药，增加食管下端括约肌张力，减少胃食管反流，也能增进食管收缩幅度，清除酸性物质，促进胃排空。用法：小儿剂量为 8.7 mg/m^2 体表面积。成人每次 25 mg，每日 3～4 次。副作用主要表现为腹部痉挛、腹泻、尿频、视力模糊等，但副作用轻、短暂。哮喘是药物相对禁忌证。

（2）甲氧氯普胺（胃复安）：为周围与中枢神经系统多巴胺受体拮抗剂，功能类同胆碱能类，可增加节后神经末梢乙酰胆碱释放，增加食管收缩幅度，增加食管下端括约肌张力，促进胃排空，对胃酸分泌无作用。小儿剂量 0.1 mg/（kg·次），每日 2～3 次，餐前半小时口服。但长期服用副作用严重。不良反应有焦虑、不安、失眠及急性锥体外系症，可迫使终止服药。

（3）多潘立酮（吗丁啉）：为外周多巴胺受体拮抗剂。使胃肠道上部的蠕动和张力恢复正常，促使胃排空。小儿剂量 0.3 mg/（kg·次），每日 3～4 次，餐前半小时口服。副作用有轻度瞬时性腹部痉挛、血清泌乳素水平增高，但停药后即可恢复正常。同时使用抗胆碱能药物可能减弱药物作用。此外，1 岁以下儿童由于代谢和血脑屏障发育不完全，故应慎用。

2. 抑酸药

（1）西咪替丁（甲氰咪胍，泰胃美）：为组胺 H$_2$ 受体阻断药，减少胃酸分泌。小儿剂量 20～40 mg/（kg·d），全日量分 3～4 次餐后口服。副作用少见，可有轻度的肝肾功能影响，停药即可恢复，少数长期服用者可出现男性乳房发育，有时有头痛、便秘和腹泻，偶有皮疹。肾功能减退者应酌情减量。

（2）雷尼替丁：为第二代组胺 H$_2$ 受体阻断药。作用较西咪替丁强 5～12 倍，能减少胃酸分泌。小儿剂量 5～7 mg/（kg·d），全日量分 2 次清晨及睡前口服，1 个疗程 6 周。副作用少见，少数病人出现乏力、头痛、头昏、皮疹。肾功能减退者应酌情减量。8 岁以下儿童慎用。

（3）法莫替丁：为第三代组胺 H$_2$ 受体阻断药。减少胃酸分泌作用强，分别为西咪替丁与雷尼替丁的 100 倍及 7 倍。小儿剂量：0.4～0.8 mg/（kg·d），全日量分 2 次清晨及睡前口服。副作用有头痛、便秘、腹泻等，偶见皮疹、荨麻疹、白细胞减少、转氨酶升高。

（4）奥美拉唑（洛赛克）：为质子泵抑制剂，特异地作用于壁细胞，选择性抑制壁细胞的 H$^+$-K$^+$-ATP 酶，减少胃酸分泌。小儿剂量：0.5～0.8 mg/（kg·d），每日 1 次清晨顿服，1 个疗程 ×4 周。不良反应与雷尼替丁相似。

3. 黏膜覆盖药物

反流性食管炎、溃疡形成或有黏膜糜烂时应用此药，可覆盖在病损表面形成一层保护膜，减轻症状，促进愈合。该类药有硫糖铝、藻酸盐抗酸剂、胶体次枸橼酸铋等，常用的有以下几种。

（1）硫糖铝：硫酸化二糖和氢氧化铝的复合物，不被胃肠道吸收，黏附在黏膜表面，形成保护层，防止 H$^+$ 逆向弥散。儿童剂量：20 mg/（kg·次），每日 3 次，餐前 2 h 口服。主要副作用为便秘，偶有口干、恶心、胃痛等。

（2）胶体次枸橼酸铋（德诺）：为溃疡隔离药，保护黏膜，此外有杀灭幽门螺旋杆菌、抑制胃蛋白酶的活性。儿童剂量：6 ~ 10岁，每次1/2片，每日3 ~ 4次，或6 ~ 9 mg/（kg·d），分3次口服，用药4 ~ 6周。年幼儿一般不宜服用此药，肾功能不全者慎用。用后可使大便黑色、舌苔、牙齿染黑、恶心、呕吐，停药后消失。长期大量应用，可发生不可逆性脑病、精神紊乱、运动失调。有条件者应做血铋检测。

（3）蒙脱石（思密达）：治疗食管炎，收到十分满意的疗效。

（4）胆盐结合剂：合并碱性胃食管反流者可同时应用胆盐结合剂，如考米烯胺。

（三）手术治疗

有5% ~ 10%胃食管反流患者经一般治疗和药物治疗后无效而需行抗反流手术治疗。常用的抗反流手术有Nissen's术、Thal's术及Toupet's术，其中腹腔镜Nissen's术以其微创和良好的术后效果成为目前新的标准术式。

适应证：①神经系统有缺陷的胃食管反流患儿；②神经系统障碍伴有咽喉部反射机能失调的胃食管反流患儿；③胃食管反流伴有严重的反复呼吸道感染；④严重的食管狭窄。抗反流手术治疗胃食管反流，实际上减少了引起或加重反流性食管炎。但是对内科治疗不充分、缺乏反流的客观证据、症状是否由非反流性疾病引起了解不充分、有精神症状的GER者和仅有GER而无严重并发症等均应慎用手术治疗。

第三节　慢性胃炎

慢性胃炎（chronic gastritis）指各种原因所致的胃黏膜炎症改变。本病临床常见，是小儿反复腹痛的主要原因。因反复腹痛等症状而行胃镜检查的患儿中，慢性胃炎占80%以上。小儿慢性胃炎病变大多在胃窦部，多与幽门螺杆菌（helicobacter pylori，H. pylori）感染有关。

一、诊断

1. 临床表现

病史中可有不良饮食习惯，长期服用对胃黏膜有刺激药物（如阿司匹林、肾上腺皮质激素等），父母胃病史及幽门螺杆菌感染史。进餐后不久出现上腹痛或脐周痛，大多不剧烈，可间歇发作，有缓解期，并可见早饱、上腹饱胀、嗳气、泛酸、恶心及呕吐等。偶有呕血或黑便。体检无特殊异常，部分病儿中上腹、剑突下或脐周有压痛，无肌卫，无反跳痛。

2. 辅助检查

（1）X线钡餐检查：诊断价值不大。

（2）纤维胃镜及活组织检查：是最可靠的确诊方法。

二、治疗

治疗的目的在于改善和消除临床症状，去除病因，无症状者不需治疗。

（一）一般治疗

饮食适当，定时定量，避免过硬、粗糙、过冷、过酸等刺激性食物，不饮浓茶、咖啡类饮料，不宜多饮牛奶，改变睡前进食习惯。去除扁桃体炎、鼻窦炎等慢性感染病灶。积极治疗慢性肾炎、糖尿病、肝胆系统疾病等，不用或尽量少用甾醇类药物和激素等药物。

（二）药物治疗

目前治疗胃炎主要是对症治疗，以增强胃黏膜抵抗力为原则。

1. 对症治疗

（1）有餐后饱胀、恶心、呕吐者，可用吗丁啉（多潘立酮，motihium，domperidone），0.3 mg/（kg·次），每日3次，餐前15 ~ 30 min服用；或西沙比利（cisapride，商品名普瑞博思），0.2mg/（kg·d），分2 ~ 3次服用，餐前服用。

（2）腹痛明显者，可用抗胆碱能药，以缓解平滑肌痉挛，如溴苯胺太林（Propantheline）0.5mg/

（kg·次），每日3次；或阿托品（Atropine）0.01 mg/（kg·次），每日3次。

（3）胃酸偏低者，可予胃蛋白酶合剂，<2岁者，每次2.5 mL；>2岁者，每次3～5 mL，每日3次。

2. 黏膜保护剂

思密达（Smecta），3 g/袋，3岁以上每次1袋，每日3次；2～3岁每日2～3袋，分3次；1～2岁每日1～2袋，分3次；1岁以下，每日1袋，分3次。麦滋林–S颗粒（Marzulene-S gran-ules），0.67 g/袋，成人每次1袋，每日3次，儿童剂量酌减。硫糖铝（Sucralfate）能与胃黏膜的黏蛋白结合形成保护膜，儿童每次0.5～1.0 g，每日3次，在两餐之间和睡前服用。前列腺素具有细胞保护、增强胃黏膜防御作用，抑制胃酸、分泌。此类药副作用多，不做常规使用。

3. 组胺H_2受体拮抗剂（histamine H_2 receptor antagonists，H_2RA）

用于腹痛明显及有上消化道出血者，疗程2周。西咪替丁（Dimetidine），20～40 mg/（kg·d），分4次服用。雷尼替丁（Ranitidine），3～5 mg/（kg·d），分4次服用。

4. 胃泌素受体阻滞剂

与胃泌素受体竞争结合，抑制胃酸分泌，作用较弱。丙谷胺，20～25 mg/（kg·d），分3次口服，疗程4～8周，毒性低，但作用弱，在儿童中应用较少。

5. 抗幽门螺杆菌治疗

常用药物有以下几种：

（1）阿莫西林（Amoxicilline），30～50 mg/（kg·d），分3次口服，用2周。

（2）克拉霉素（Clarithromycin），15～20 mg/（kg·d），分2次口服，用2周。

（3）甲硝唑（Metronidazole，灭滴灵），15～20 mg/（kg·d），分3次口服，用2周。

（4）替硝唑（Tinidazole），10 mg/（kg·d），分3次口服，用2周。

（5）呋喃唑酮（痢特灵，Furazolidone），3～5 mg/（kg·d），分2～3次口服，疗程2周。

（6）胶体次枸橼酸铋（Colloidal Bismuth Subsalicylate，Q3s），7～8 mg（kg·d），分2次口服。

6. 质子泵抑制剂（proton pump inhibitors，PPI）

奥美拉唑（Omeprazole，商品名洛赛克，losec），剂量0.6～0.8 mg/（kg·d），每天清晨顿服，疗程2～4周。

目前的治疗方案尚未统一，全国d，Jt消化会议制订的治疗方案推荐的治疗方案有下列几种。

（1）CBS 4～6周＋H_2RA 4～8周＋上述抗生素1种（阿莫西林4周，甲硝唑或替硝唑2周、克拉霉素）×2周。

（2）CBS 4～6周＋上述抗生素2种×2周。

（3）PPI＋上述抗生素2种×2周。

（4）H_2RA＋上述抗生素2种×2～4周。

国外报道质子泵抑制剂加两种抗生素（阿莫西林＋克拉霉素）1周疗法，对幽门螺杆菌的根治率达90%以上，但在儿童中尚无报道。

幽门螺杆菌根治的标准是停药1个月以上进行复查，检查转为阴性者。

第四节　消化性溃疡

消化性溃疡（peptic ulcer）是指由于胃酸及消化酶腐蚀而发生的胃及十二指肠黏膜和黏膜下较深层的组织缺损。小儿消化性溃疡可分为两种：原发性溃疡（primary ulcer）又称特发性溃疡（idiopathic ulcer），多数为慢性，以十二指肠溃疡为主，学龄儿童多见，溃疡大多为单发、卵圆形或圆形；继发性溃疡（secondary ulcer）又称应激性溃疡（stress ulcer），为急性溃疡，主要发生在胃。常在颅脑外伤、严重烧伤、败血症、失血性休克或其他危重疾患时发生，新生儿及5岁以下小儿多见。为多发性黏膜腐烂，溃疡部位常无慢性炎症或壁龛形成，愈合后不留瘢痕，早期唯一的临床表现为无痛性大量出血。目前认为胃黏膜损害因素（胃酸、胃蛋白酶）的增强、保护因素（胃黏膜屏障、黏膜血液循环、前列腺素、碳酸氢盐分泌等）的减弱以及幽门螺杆菌（helicobaeterpylori，H.pylori）感染是消化性溃疡发生的主要因素。

一、诊断

（一）临床表现

1. 常见症状

呕吐、胃肠道出血、腹痛。症状常无定型，年龄越小，表现愈不典型。不同年龄各有其特点。

（1）新生儿期：起病较急，以消化道出血为主要表现。常有严重的原发病存在。

（2）婴幼儿期（1个月至3岁）：主要表现为反复的呕吐、生长停滞及消化道出血。早期出现哭闹、拒食，很快发生呕吐、呕血及黑便、腹胀等。

（3）学龄前期：常呈不典型的脐周痛，进食后加重，常见反复呕吐及肠道出血。

（4）学龄期：临床表现与成人相似，主要为消化不良及急性或慢性消化道出血。消化不良时常伴有反复的上腹痛、泛酸、嗳气、呕吐、便秘、消瘦等。上腹痛可分为隐痛、钝痛、烧灼样痛，部位常局限在胃、十二指肠区。胃溃疡大多数于进食后 0.5 ~ 2 h 疼痛；十二指肠溃疡大多数为饥饿痛或夜间痛，进食后可缓解。

2. 体征

多不明显，可于上腹部出现局限性轻压痛。

（二）并发症

（1）贫血：长期、慢性失血可引起缺铁性贫血。

（2）穿孔：溃疡穿孔者，可发生休克、贫血、腹膜炎及胰腺炎等。

（3）梗阻：发生梗阻时则可发生频繁呕吐。

二、治疗

（一）一般治疗

饮食以容易消化、少刺激性食物为主。饮食要有节制，按时定量。过去主张少量多餐。近年发现所有食物，包括牛奶，进食后均可刺激胃酸分泌，多次进食有时反而有害。症状发作严重时，白天可每 2 h 进食 1 次，症状减轻时改为 1 日 3 餐。不宜暴饮暴食，要细嚼慢咽。少吃冷饮、糖果和油炸食物。人工着色的饮料、浓茶、咖啡、酸辣的调味品都有强烈刺激性。生活要有规律性，睡眠充足，避免过分疲劳及精神紧张。忌用阿司匹林类药物。

（二）药物治疗

1. 幽门螺杆菌阴性消化性溃疡病

在下述药物中，以组胺 H_2 受体拮抗剂应用最多，其机制为抑制组胺对壁细胞的泌酸作用，但对于胆碱能神经或胃泌素合并的餐后胃酸分泌影响较小。

（1）抗酸治疗：中和胃酸，降低胃及十二指肠内的酸度，减轻胃酸对胃肠道黏膜的腐蚀作用，创造有利于溃疡愈合的 pH 环境又抑制胃蛋白酶活力，理论上对治疗溃疡病有用。但实验表明，要使 pH 由 1.3 提高到 4.5，必须中和胃酸的 99%，而 pH 4.5 时，胃蛋白酶仍具有 70% 的活力。实际上，用非强碱性的抗酸药要使胃酸 pH 持久地保持在 4.5 以上是不容易的。效果未定。用得较多的是镁、铝或钙盐合剂，如复方碳酸钙（罗内）咀嚼片、铝碳酸镁（胃达喜）、碳酸氢钠、氢氧化铝、氢氧化镁。片剂应咬碎服用，餐后 1 ~ 1.5 h 及睡前。

（2）胃蛋白酶抑制药：

①抗酸药：胃蛋白酶在碱性环境失活。

②硫酸支链淀粉：250 mg，1 日 3 ~ 4 次，硫酸化多糖与胃蛋白酶结合，使之失活。

（3）抗胆碱能药物：阻断壁细胞的乙酰胆碱受体（M1 受体分布胃黏膜，M2 受体分布心、膈肌、膀胱、胃肠平滑肌）、阻断乙酰胆碱对 G 细胞的作用，使胃酸及胃泌素分泌减少。此外还有解痉止痛作用。

①非特异性胆碱能神经阻滞剂药：阿托品、山莨菪碱（654-2）、地美戊胺（胃安）、地泊溴铵（胃欢）

等。阻断 M1 及 M2 受体，抑酸差，解痉止痛好，限用于十二指肠溃疡及少数有痉挛疼痛的胃溃疡患儿，有胃排空不良者不用。

②特异性胆碱能神经阻滞药：哌仑西平（pirenzepine）50 ～ 100 mg，1 日 2 次，治疗 4 ～ 6 周，消化性溃疡愈合率 70% ～ 94%。与 H_2 受体阻滞药有协同作用，用于治疗顽固消化性溃疡。阻断 M 受体，抑酸显著，对心、瞳孔等无作用。

（4）组胺 H_2 受体阻断药：阻断组胺与壁细胞 H_2 受体结合，抑制胃酸分泌，是相当安全的药物。

①西咪替丁（甲氰咪胍，泰胃美）：儿童剂量 20 ～ 40 mg/（kg·d），分 3 ～ 4 次餐后口服，重症睡前口服 1 次，疗程 4 ～ 6 周。

用药注意事项：

可有头昏、疲乏、口干、轻度腹泻、潮红及肌痛等不良反应，偶有肝损；可引起急性间质性肾炎，肾衰竭，可逆性精神紊乱，偶见骨髓抑制，血小板减少。

幼儿慎用，肾功能不好不用。

本药为肝微粒体酶抑制药，与细胞色素 P450 结合，降低该酶活性，因此不宜和氨茶碱、地西泮、地高辛、奎尼丁、咖啡因、酮康唑、氢氧化铝、氧化酶、甲氧氯普胺合用。

和硫糖铝合用会降低后者的疗效；和维拉帕米（异搏停）合用可提高后者生物利用度，使其副作用增加；和阿司匹林（乙酰水杨酸）合用使后者作用增强。

有与氨基糖苷类药物相似的肌神经阻断作用，且不被新斯的明对抗，只能被氯化钙对抗，如和氨基糖苷类抗生素合用有可能导致呼吸抑制或停止。

②雷尼替丁：为第二代组胺 H_2 受体阻滞药，作用比西咪替丁强 5 ～ 12 倍。儿童剂量 5 ～ 7 mg/（kg·d），分 2 次口服，疗程 6 周。维持量 3 mg/（kg·d），饭前顿服，6 ～ 8 个月。

用药注意事项：

8 岁以下儿童慎用。

不良反应轻微，可有皮疹、便秘、腹泻、头痛、出汗、焦虑等。

偶有可逆性的细胞血小板减少，转氨酶升高。

可降低维生素 B_{12} 的吸收。

可减少肝血流量，因而与普萘洛尔（心得安）、利多卡因合用时可延缓此类药的作用。

与普鲁卡因合用，可使其清除率减低。

③法莫替丁：为第三代组胺 H_2 受体阻滞剂，抑酸分泌作用强，为西咪替丁与雷尼替丁的 100 倍及 7 倍。儿童剂量 0.4 ～ 0.8 mg/（kg·d），1 日 2 次，早餐和入睡前口服。

用药注意事项：

肝、肾功能不好慎用，儿童慎用。

应在排除患有肿瘤后再给药。

常见有头痛、便秘、腹泻等；偶见皮疹、荨麻疹，白细胞减少，氨基转移酶升高。

罕见腹部胀满感，食欲缺乏及心率增加，血压升高，颜面潮红等。

④其他：尼扎替丁，罗沙替丁。

（5）胃泌素受体阻断药：丙谷胺：与胃泌素受体竞争结合，抑制胃酸分泌，抑酸作用不如西咪替丁强，毒性低，无明显不良反应。儿童剂量 4 ～ 8 mg/（kg·次），每日 3 ～ 4 次，饭前 15 min 口服，30 ～ 60 天为 1 个疗程。

（6）质子泵阻断药：奥美拉唑（Omeprazole，洛赛克，Losee）特异地作用于壁细胞，选择性抑制壁细胞的 H^+、K^+-ATP 酶，减少胃酸分泌。对组胺，五肽胃泌素，乙酰胆碱引起的胃酸分泌均有抑制，持续时间长，对壁细胞无毒性。儿童剂量 0.6 ～ 0.8 mg/（kg·d），每日清晨顿服，持续 4 周。

用药注意事项：

不良反应与雷尼替丁相似。

有酶抑作用，可延长地西泮、苯妥英钠等药的代谢和排泄。同用后可出现共济失调，步态不稳，行走困难，但茶碱和普萘洛尔的代谢不受本品影响。

（7）胃黏膜保护药有以下四种：

①甘珀酸（生胃酮）：使胃黏膜上皮生命延长，胃黏液分泌增加。

不良反应：有醛固酮效应，水钠潴留，低血钾，高血压等。

②硫糖铝：硫酸化二糖和氢氧化铝的复合物，不被胃肠道吸收，黏附溃疡基底，形成保护层，防止H离子逆向弥散。儿童剂量20 mg/（kg·次），1日3次，餐前口服。

用药注意事项：

治疗收效后，应继续服用数月。

主要副作用为便秘，偶有口干、恶心、胃痛等。可适当合用抗胆碱药。

和多酶片合用，两者有拮抗作用，使疗效均降低。

和西咪替丁合用时，使本药疗效减低。

与四环素、西咪替丁、苯妥英钠、地高辛合用时，可干扰和影响这些药物的吸收，故应间隔2 h后再服用上述药物。

肾功能不全，长期服用，可能会引起铝中毒。

③胶体次枸橼酸铋（德诺）：为溃疡隔离药，保护黏膜，促进前列腺素合成，与EGF形成复合物，聚集于溃疡部位，促进上皮的再生和溃疡愈合，此外有杀灭幽门螺杆菌、抑制胃蛋白酶的活性。儿童剂量6～10岁，1/2片/次，1日3～4次，或6～9 mg/（kg·d），分3次口服，用药4～6周。

用药注意事项：

年幼儿一般不宜服用此药，肾功能不全者应慎用。

铋可使大便呈黑色，舌苔、牙齿染黑，恶心、呕吐，停药后消失。

不宜与牛奶、茶、咖啡、含乙醇饮料同服。

长期大量应用，可发生不可逆性脑病、精神紊乱、运动失调。有条件者应做血铋检测。

④前列腺素及其衍生物：米索前列醇（喜克溃，Misoprostil）等。作用为细胞保护，增强胃肠黏膜防御能力，抑制胃酸及胃蛋白酶原的分泌。此药是目前预防和治疗非甾体类消炎药引起的胃和十二指肠黏膜损伤最有效的药物。儿童剂量0.5～0.7pg/（kg·次），1日2次，早饭前和睡前服，4～8周为1疗程。

不良反应：腹泻、子宫收缩，孕妇忌用。

（8）胃蠕动促进药：加速胃排空，改善胃窦扩张，减少胃泌素分泌。

甲氧氯普胺（灭吐灵）、多潘立酮、西沙必利（普瑞博思）等常用于治疗胃溃疡，更适用于有胃窦潴留的消化性溃疡患儿。不良反应：乏力、嗜睡、轻度锥外系统症状等。

（9）其他：麦滋林颗粒（抗炎、抗溃疡，促进组织修复）、思密达等通过增加黏液厚度及加强黏膜屏障功能，促进溃疡愈合。

2. 幽门螺杆菌阳性消化性溃疡

目前幽门螺杆菌阳性合并有活动期溃疡的病人除给予传统抗溃疡药物治疗，如H_2受体阻滞药、质子泵抑制药或硫糖铝促进溃疡愈合外，常同时给予抗生素根除幽门螺杆菌。虽然理论上抗菌治疗后亦可使溃疡愈合，但仍缺乏足够数量的单独应用抗菌药物治疗的病例研究。

临床仍多采用抗菌治疗与传统治疗二者联合应用的方法。

抗菌治疗：目前在儿科应用最广泛、最价廉，并被证实确实有效的抗幽门螺杆菌的三联方案：阿莫西林、甲硝唑和铋制剂（二枸橼酸三钾铋、次水杨酸铋等）。对于应用甲硝唑出现明显副作用或既往曾用过甲硝唑（幽门螺杆菌易对其产生耐药性）的患儿，可用克拉霉素取代。

羟氨苄青霉素（Ampiciline）：30～50 mg/（kg·d），分3次口服，用2周。

克拉霉素（Clarithromycin）：15～20 mg/（kg·d），分2次口服，用2周。

甲硝唑（Metronidazole 灭滴灵）：15～20 mg/（kg·d），分3次口服，用2周。

呋喃唑酮（痢特灵，Furazolidone）：3～5 mg/（kg·d），分2-3次口服，用2周。

胶体次枸橼酸铋（Colloidal Bismuth Subcitrate，CBS），7～8 mg/（kg·d），分 3 次口服，或水杨酸铋 7～8 mg/（kg·d），分 2 次口服，用 4～6 周。

应用奥美拉唑、阿莫西林与克拉霉素的三联疗法，也被许多临床医师所关注，其疗效好，但价格昂贵，在贫穷地区的应用受到限制，有时作为二线治疗方案。但在发达地区，因其疗效好，根除率高，副作用少，应用较多。

3. 消化性溃疡病治疗疗程

初期治疗：酸分泌抑制剂加胃黏膜保护药，治疗 6 周。

维持治疗：酸分泌抑制剂 6 周或单用胃黏膜保护药 6 周。如检查幽门螺杆菌阳性者，同时给予幽门螺杆菌抗菌根除疗法。

（三）外科治疗

并发穿孔、大出血或反复出血和幽门梗阻者，均应及时手术治疗。

儿科泌尿系统疾病

第一节 急性肾小球肾炎

急性肾小球肾炎（简称急性肾炎）是小儿时期最常见的肾小球疾病。临床上是以急性起病、血尿、高血压、水肿及肾小球滤过率可有所降低为特点的一个综合征，小儿时期以链球菌感染后发生者多见。临床上常区分为链球菌感染后或非链球菌感染者两大类。

由 A 族 β 溶血性链球菌感染引起者常为免疫复合物性肾炎，病理为弥漫性毛细血管内增生性肾炎，电镜下还可见本症特征性的"驼峰"病变，免疫荧光见有 IgG 和 C3 于肾小球沉积。

一、临床表现

1. 学龄儿多见

发病前 1 ~ 3 周常有呼吸道或皮肤的链球菌感染史，自前驱感染至临床发病有一无症状间歇期。

急性起病，多以晨脸肿为主诉，重者偶延及全身。血尿为另一常见主诉，可为洗肉水样，也可为深茶色尿。此外，可有乏力、头痛、头晕、恶心、腹痛、腰部钝痛等症状。查体除非可凹水肿外，常有血压增高。

2. 严重病例

有以下几种表现：

（1）严重的循环充血或心力衰竭：烦躁、气急、端坐呼吸、肺底湿性啰音、心率增快，甚至奔马律、肝大等。

（2）高血压脑病：表现有头痛、呕吐、一过性视力障碍，甚至惊厥、昏迷。

（3）急性肾衰竭：持续尿少、严重氮质血症、电解质紊乱（高钾、低钠、高磷血症）、代谢性酸中毒等。

3. 不典型病例

（1）亚临床病例：有链球菌感染史或密切接触史，但无明显临床表现；但血补体测定常呈规律性降低继之恢复的动态变化。

（2）肾外症状性肾炎：患儿无明显尿液改变，但临床有水肿、高血压，甚至呈急性循环充血、高血压脑病。如行反复尿化验及血补体水平的动态观察多可发现其异常。

（3）蛋白尿表现显著者可达肾病综合征水平，甚至有相应的血生化改变。

4. 实验室和其他检查

（1）尿液检查：以血尿为主要所见，尿沉渣还可见红细胞管型、颗粒管型及白细胞，尿蛋白一般为 + ~ ++。

（2）可见轻度贫血，血沉常增快。

（3）有关链球菌感染的检查：如咽或皮肤病灶细菌培养（阳性率一般仅20% ~ 30%），血中抗链球菌溶血素 O（ASO）滴度增高（阳性率70% ~ 80%），但皮肤感染引起者 ASO 常不增高。

（4）血中补体测定：总补体及 C3 急期明显下降，6 ~ 8 周恢复。

（5）肾功能检查：暂时性血尿素氮（BUN）及肌酐（Cr）升高，肌酐清除率（Ccr）下降。

二、诊断要点

（1）急性起病以血尿、高血压、水肿为主要表现。

（2）发病前常有感染史，链球菌感染引起者于感染至发病间有一无症状间歇期（1 ~ 3 周）。

（3）化验检查：尿液以血尿为主。血中 ASO 常增高，血补体于起病 6 ~ 8 周内降低。肾功能检测可有暂时性 BUN、Cr 升高。

（4）典型病例一般于 2 ~ 4 周内利尿消肿、肉眼血尿消失、血压恢复正常。尿化验逐步恢复。一般病程不超过 6 个月。

三、治疗

1. 一般治疗

起病 1 ~ 2 周内宜卧床休息，待血压恢复、肉眼血尿消失可逐步恢复活动。3 个月内应避免重体力活动。水肿、血压高及少尿者应少盐或无盐饮食，氮质血症者用低蛋白饮食。为彻底清除链球菌感染灶，应用青霉素 7 ~ 10 天，对青霉素过敏者可用红霉素或其他大环内酯类抗生素。

2. 对症治疗

（1）利尿剂：经控制水盐入量，仍有水肿、高血压、少尿者给予利尿剂。口服可用氢氯噻嗪，每日 1 ~ 2 mg/kg，分 2 ~ 3 次服。明显水肿可用呋塞米，口服或注射每次 1 ~ 2 mg/kg，每日 1 ~ 2 次。

（2）降压药：凡经休息、限盐、利尿而血压仍高者应予降压药，可选用硝苯地平，每次 0.25 ~ 0.5 mg/kg，口服或舌下含服；或利舍平（利血平），首剂 0.07 mg/kg（最大量不超过 2.0 mg）肌注或口服，继以每日 0.02 ~ 0.03 mg/kg 分 2 ~ 3 次口服。

3. 严重症状的治疗

（1）高血压脑病：应用速效、高效降压药，可用二氮嗪（diazoxide），每次 3 ~ 5 mg/kg，于 1/2 ~ 1 min 内静脉注入；也可应用硝普钠 5 ~ 10 mg，溶于 10% 葡萄糖液 100 mL 中静脉滴注，自每分钟 1 μg/kg 开始，视血压而调整速度，但最高每分钟不超过 8 μg/kg。本药应新鲜配制，输液瓶以黑纸或铝箔覆盖以避光。有惊厥者应止惊，止惊同时注意呼吸道通畅、给氧及预防脑水肿。

（2）严重循环充血和心力衰竭：给予强力利尿剂。心力衰竭者见有关专章。特别注意强心剂的剂量宜小。药物治疗无效者可予透析治疗。

（3）急性肾（功能）衰竭：见本章急性肾衰竭节。

第二节　慢性肾炎

慢性肾炎是指病程超过 1 年、伴不同程度的肾功能不全和（或）持续性高血压的肾小球疾患而言，可有多种病因及病理类型，故实为一临床综合征；一般呈缓慢进展的病程，部分病例最终进入肾功能衰竭。

一、临床表现

1. 病程

已超过 1 年，有轻重不一的水肿、高血压，常有夜尿增多。视肾功能不全程度患儿可有生长发育停滞、疲乏、无力、厌食、恶心、消瘦、贫血、皮肤干燥、瘙痒。最终则呈现尿毒症时各系统器官受累症状（详见慢性肾功能衰竭节）。部分病儿症状不明显未引起家长注意，但于感染等诱因时症状可急剧加重。

2. 实验室和其他检查

（1）尿液检查：视原患的肾脏病而异。一般而言，除程度不一的蛋白尿、血尿、尿沉渣异常外，尿比重常固定于 1.010 左右。

（2）血常规：不同程度的正细胞性贫血。

（3）肾功能：因肾小球滤过功能受损，故肌酐清除率下降，当低于正常50%以下时，血中尿素氮（BUN）及肌酐（Cr）增高。病儿多同时有一定程度的肾浓缩功能减退。

（4）血生化呈肾功能不全时的电解质及酸碱失衡表现，如血磷增高、血钙下降、当后期尿量少时血钾增高，血钠一般偏低，常有酸中毒改变。

（5）影像学检查：B型超声检查于早期肾脏大小尚正常，后期可缩小。X线骨骼检查可见骨质稀疏。

（6）肾脏病理改变于病程后期常呈非特异的硬化改变，且肾脏多缩小，肾穿刺常较困难且易发生出血等并发症，故一般不行活检。但在肾尚未缩小，又需明确原发病及病变程度，以便给予相应治疗措施者，可谨慎地行肾活检。

二、诊断要点

根据1年以上肾小球疾病史，有不同程度的肾功能不全和（或）高血压即可做出临床诊断。但应尽可能明确致成慢性改变的原肾小球疾病类型以及促使其慢性化的因素（如持续的高血压），以便给予相应治疗。儿科患者应注意与下列疾患鉴别。

（1）有无遗传性肾炎、先天肾发育不全或畸形。

（2）慢性肾盂肾炎。

（3）慢性肾炎病程中在某些诱因时的急性发作应与急性肾炎区别。

三、治疗

（1）病情轻者不必过多限制活动，但宜避免过劳，注意预防和及时治疗各种感染、清除感染灶，并避免应用肾毒性药物。

（2）膳食管理：伴水肿、高血压者适度限盐。蛋白摄入视肾功能不全程度而异，成人一般每日30～40 g。当肌酐清除率＜正常15%时，每日蛋白应＜0.5 g/kg。并注意给予优质蛋白，供足够热量。补充多种维生素。

（3）若原发的肾脏疾病仍呈活动性改变，则给予相应治疗。

（4）控制高血压，对伴有水钠潴留者应给予利尿剂，并注意其相应的不良反应。

（5）肾衰竭的治疗，参见慢性肾衰竭节。

第三节　小儿血尿

一、诊断

1. 血尿的诊断标准

取新鲜清洁中段尿送检，离心尿中RBC＞3个/HP，不离心尿中RBC≥1个/HP为病理性血尿。

2. 诊断步骤

（1）真性血尿的确定：

①排除假性血尿：a. 污染血尿，邻近器官出血混入尿液中，如阴道、包皮、肛门、直肠息肉等；b. 血红蛋白尿和肌红蛋白尿；c. 红色尿。

②排除生理性血尿：a. 新生儿血尿；b. 直立性血尿；c. 运动性血尿。

（2）确定出血部位：

①根据外观判断：a. 肾小球性血尿外观均匀一致，呈暗棕色或烟灰色；b. 下泌尿道出血为鲜红色或有血凝块；c. 尿道出血多为尿道口滴血。

②尿三杯试验：a. 初血尿，来自尿道；b. 终末血尿，来自膀胱三角区，膀胱颈或后尿道；c. 全血尿：来自肾小球。

③尿常规检查：a. 需新鲜尿；b. 应按多次检查结果进行分析；c. 由尿分析仪检查确定真性血尿后必须镜检观察红细胞数，有无管型。

④12 h尿沉渣计数（艾迪计数）：尿红细胞＞50万为异常。

⑤尿红细胞形态检查：主要区别血尿系肾小球性抑或非肾小球性。

（3）其他实验室检查和特殊检查的选择：根据病史、临床表现及尿红细胞形态、尿常规等进行初步分析以缩小诊断范围。如：

①年龄方面：2岁以下多考虑先天性尿路畸形、肾血管疾病。

②血尿伴高血压、水肿多为各种类型的肾小球肾炎。

③上感诱发血尿或使血尿加重，无其他症状，潜伏期短，多为IgA肾病、薄基底膜病。

④家族史：家族中有结石者，患儿有高钙尿症可能；有耳聋、血尿、肾衰者多考虑遗传性疾患。

⑤突发肉眼血尿时应注意食物或药物过敏史。

确定为肾小球性血尿者应做以下检查：

血沉、抗"O"、肝肾功能、乙肝六项、补体C3、免疫球蛋白。

血尿伴较多蛋白尿者应查24 h尿蛋白定量、血脂全套、尿系列蛋白，必要时做血清蛋白电泳。

伴有贫血者查血常规、血小板计数，注意血液系统疾病。

疑患结缔组织病者查血清抗核抗体，支原体感染者查支原体抗体。

肾脏B超观察肾脏大小、肾实质情况。

持续镜下血尿或发作性肉眼血尿＞6个月时可考虑做肾活检。

遗传性肾炎者，患儿及其家属做电听力检测或脑干诱发电位检查。确定为非肾小球血尿者做以下检查：

常规做双肾、输尿管、膀胱B超，腹部平片，必要时做静脉肾盂造影。

尿路感染者应做清洁中段尿培养连续2次，同时做菌落计数及药敏，必要时做排尿性膀胱尿道造影。

疑高钙尿症做尿钙/尿肌酐比值（随机或空腹），比值＞0.21再做24 h尿钙测定，如尿钙＞4 mg/kg再进一步做钙负荷试验。

疑胡桃夹现象致血尿者需做B超观察有无左肾静脉受压，必要时做血管造影或肾CT。

其他，肾图、膀胱镜在小儿使用较少。

一、治疗

（1）视病因而进行治疗，如病因不明而血尿重者应多休息，少活动。

（2）IgA肾病患者以预防感染为主，避免剧烈活动，若血尿及蛋白尿较重者可考虑用糖皮质激素。

（3）特发性高钙尿症常用：氢氯噻嗪1～2 mg/（kg·d）分2次口服，疗程4～6周。多喝水，适当限制钠盐，避免进食含草酸过多的果汁、巧克力等。吸收性高钙尿症者应限制乳类及含钙高的食品。

（4）中药：视病因辨证应用活血化瘀，清热止血药。

第四节　肾病综合征

肾病综合征是由于肾小球滤过膜对血浆蛋白通透性增高，大量血浆蛋白质自尿中丢失，导致一系列病理生理改变的一个临床综合征，表现有大量蛋白尿、低白蛋白血症、高脂血症、水肿，可由多种病因和病理改变引起。

依是否有明确病因可区分为原发和继发两种。又视有否血尿、高血压、氮质血症、血中补体低下否而进一步区分为肾炎型或单纯型。病理可呈多种改变，小儿时期以微小病变多见。

一、临床表现

1. 水肿

常为主诉，为可凹性水肿。始自颜面，可及全身，甚至体腔积液，即伴胸水、腹水、心包积液。肾炎型者可有血压增高。

2．实验室和其他检查

（1）尿液检查：尿蛋白定性≥+++，定量24时≥50 mg/（kg·d）。尿沉渣镜检常见透明或颗粒管型，还可见红细胞、肾上皮细胞。

（2）血液生化检查：人血白蛋白下降（<30 g/L）。血脂增高，总胆固醇增高显著，此外甘油三酯、极低密度脂蛋白（VLDL）和低密度脂蛋白（LDL）也常增高。血电解质一般正常。血钙有偏低倾向。

（3）肾功能：单纯型者多属正常。

二、诊断要点

1．临床诊断

肾病综合征虽多表现前述四大临床特点，确诊则以大量蛋白尿［定性≥+++，定量以≥50 mg/（kg·d）为准］和低白蛋白血症（<30 g/L）为必具条件。在诊为肾病综合征后应区分为原发或继发。对原发者需进一步区别为单纯型及肾炎型。只具以上特点者为单纯型，凡具以下表现之一项或多项者即诊为肾炎型，即：①尿中红细胞>10/HPF（两周内3次离心尿检查）；②反复出现或持续性高血压，学龄儿童>17.3/12.0 kPa（即130/90 mmHg）、学龄前儿童>16.0/10.7 kPa（即120/80 mmHg），并排除因应用糖皮质激素所致者；③氮质血症：血尿素氮>10.7 mmol/L（30 mg/dL），并排除血容量不足所致者；④血总补体活性或C3反复降低者。

根据泼尼松每日1.5～2.0 mg/kg治疗8周时的效应而区分为：①激素敏感型（完全效应），指尿蛋白阴转者；②激素耐药（无效应），尿蛋白仍≥+++；③激素依赖型，用药后虽可缓解，但减量或停药2周内复发，恢复用药或再次用药仍有效，并重复3次以上者。

2．病理诊断

典型表现的肾病综合征一般不需肾活检，一经临床诊断即应开始治疗。仅下述情况可考虑肾活检以获病理诊断：①激素耐药；②不典型病例如伴持续肉眼血尿或高血压者；③病程中肾功能急剧恶化，或呈缓渐的肾功能减退者；④疑有间质性肾炎或有新月体形成者。

3．并发症的诊断

本征病程长、病理生理改变显著，又常采用糖皮质激素、免疫抑制剂等治疗，故易发生各种并发症。而后者一旦发生则病情进一步复杂，影响预后，严重者甚至死亡。常见者如下：

（1）感染：常见有呼吸道、尿路感染及皮肤感染。多种病原体如细菌、病毒、真菌均可致病。还需注意在长期应用糖皮质激素者体内结核病灶的活动或播散。

（2）高凝状态及血栓栓塞并发症：由周缘血管栓塞而引发的症状比较明显，肾静脉血栓形成如急性发生且累及双侧时则有腹痛、血尿、腹部偶可触及肿大肾脏，肾功能减退；如缓慢发生时仅呈持续不缓解的蛋白尿。肺部血管受累时，轻者可无症状，重则咯血、呼吸急促、X线有浸润或梗死影，血气示低氧血症。

（3）电解质紊乱：常见低钠血症及低钾血症，并引起相应症状。此外多有低钙血症。

（4）低血容量休克：表现为体位性低血压，四肢末梢发凉、皮肤发花、脉细数、心音低钝、血压下降。在出现此类情况时，除考虑血容量减少的各种病因外，还需考虑有无肾上腺皮质的功能不足。

（5）急性肾（功能）衰竭：此可由于：①持续的低血容量/肾灌注减少，终至肾小管缺血坏死；②肾间质水肿，大量管型阻塞肾小管致肾小囊静水压增高，肾小球有效滤过减少；③伴发了双侧肾静脉血栓；④伴发间质性肾炎；⑤病理类型于某些诱因（如感染）影响下的恶化，表现为少尿、氮质血症，水电解质紊乱及酸中毒。

（6）急性间质性肾炎：常系由药物致之过敏性间质性肾炎，表现有发热、皮疹、血中嗜酸细胞及IgE升高，尿中出现嗜酸性粒细胞，肾功能减退。

（7）肾小管功能异常：病程久者可见一定程度的肾小管功能紊乱，尤其是近端小管功能改变，表现为糖尿、氨基酸尿、肾小管性蛋白尿、尿中失磷、失钾、肾小管酸中毒等。少数有浓缩功能障碍。

三、治疗

1. 一般治疗

除高度水肿、并发感染或其他严重并发症者一般不需卧床。需卧床时应注意变换体位、肢体活动，以免发生肺部感染或血管栓塞并发症。水肿及高血压时限盐或短期忌盐。尿少者限水入量。膳食中供应同龄儿正常所需之热量及蛋白质。补充足量维生素和钙剂。

2. 对症治疗

水肿明显者应予利尿。一般可用氢氧噻嗪，每日 1 ~ 2 mg/kg，口服，久用时加服螺内酯。无效者则用强有力的袢利尿剂呋塞米，每次 1 ~ 2 mg/kg，口服，肌注或静脉给药。对顽固水肿，一般利尿剂无效，且血容量不高者可应用低分子右旋糖酐（10 ~ 15 mL/kg，一般总量 100 ~ 200 mL），内加多巴胺 10 mg 及酚妥拉明 10 mg 控制滴速为多巴胺 2 ~ 3 μg/（kg·min）。滴毕静脉给呋塞米 1 ~ 1.5 mg/kg。对伴严重低白蛋白血症且通常利尿措施无效者，可输注白蛋白 0.5 ~ 1 g/kg，2 ~ 3 h 内静脉滴注，继之给以一剂呋塞米。

3. 糖皮质激素治疗

为小儿肾病综合征药物治疗首选药。口服常应用泼尼松或泼尼松龙，剂量 1.5 ~ 2.0 mg/（kg·d）（每日总量不超过 60 mg），分 3 次口服，用药一般 4 ~ 8 周（不短于 4 周，或尿蛋白阴转后 2 周）。然后改为 2 ~ 3 mg/kg 隔日晨顿服，逐渐减量，总疗程国内分别有短程（共 3 个月）或中长疗程（6 ~ 9 个月）者，初治者一般 3 ~ 6 个月。对激素依赖者，尤当伴一定肾功能损伤时，还可给甲泼尼龙静脉冲击治疗，即每次 15 ~ 30 mg/kg（总量不＞ 1 000 mg），加入葡萄糖液 100 ~ 200 mL 静脉滴入，每日或隔日一次，3 次为一疗程。冲击后 48 h 再继用泼尼松，隔日服。冲击过程中注意并发感染、高血压、消化性溃疡、高凝等并发症或不良反应。

4. 其他免疫抑制剂

加用或换用此类药之指征：激素耐药、依赖或频复发的肾病或（和）糖皮质激素不良反应严重或有糖皮质激素禁忌证者。

（1）环磷酰胺：口服每日 2 ~ 2.5 mg/kg，疗程 8 ~ 12 周，其近期不良反应有白细胞减少、脱发、肝功能受损、出血性膀胱炎；远期不良反应主要为性腺损伤，导致不育。近年也有主张静脉冲击治疗，但具体方法各家不一，有每次 8 ~ 12 mg/kg 静脉滴注，连用 2 日，间隔 2 周，再重复，也有每月一次者，总量一般不超过 150 mg/kg，此药应用时注意当日足够液量摄入，以防止出血性膀胱炎。每 1 ~ 2 周查血常规，白细胞＜ 4×10^9/L 应暂停用。

（2）苯丁酸氮芥：口服 0.2 mg/kg，分 2 ~ 3 次服用，疗程 8 周，总量宜＜ 10 mg/kg。不良反应与环磷酰胺相似。

（3）环孢素 A：每日 5 mg/kg，分三次口服，疗程 3 ~ 6 月。最好以药物血浓度监测以调整剂量。毒副作用有肾前性氮质血症（用药初期）、肾小管间质损伤（长期用药时）、多毛、牙龈增生、低血镁、血碱磷酶增高。

（4）雷公藤总甙：每日 1 mg/kg，最大每日 30 mg，分 3 次口服，疗程一般 3 月。不良反应有白细胞减少、胃肠反应、肝功能损伤。

5. 辅助治疗

（1）左旋咪唑：2.5 mg/kg 隔日口服 6 个月，尤对经常伴发感染者适用。

（2）高凝状态时可用肝素，最好以凝血酶原时间监测；也可用蝮蛇抗栓酶或口服抗血小板聚集药如双嘧达莫，也可应用中药丹参等治疗。

（3）降低尿蛋白：近年认为血管紧张素转换酶抑制剂，有改变肾小球局部血流动力学、降低蛋白尿、防止肾小球硬化之功，对经糖皮质激素诱导尿蛋白不缓解且肾功能正常者可给予此类药物。

（4）中药：多针对糖皮质激素不良反应，可给予滋阴降火药。在糖皮质激素减量过程中可给予益气补肾药。

（5）有感染或各种并发症时应及时治疗。

第五节　过敏性紫癜肾炎

过敏性紫癜肾炎是继发于过敏性紫癜的肾小球疾病。肾炎多数发生于过敏性紫癜病程6个月以内。临床表现除有或有过典型皮内出血性皮疹外，尚有血尿、蛋白尿、水肿、高血压和肾功能损害等肾炎症状。

一、临床表现

1．过敏性紫癜症状

有阵发性腹痛、呕吐、便血，由于肠管有水肿、出血、增厚，有时左右下腹可触及肿块，但绝大多数患儿有出血性皮疹、关节肿痛，部分病例有肾脏病变。该病由于肠蠕动功能紊乱和肠壁血肿，也可并发肠套叠。

2．肾脏症状

轻重不一的肾炎症状如水肿、血尿、蛋白尿、高血压和不同程度肾功能不全等，按临床表现可分为以下六型。

（1）孤立性血尿或孤立性蛋白尿。

（2）血尿和蛋白尿。

（3）急性肾炎型。

（4）肾病综合征型。

（5）急进性肾炎型。

（6）慢性肾炎型。

二、诊断要点

1．症状

有或6个月内有过敏性紫癜症状和体征，同时伴有上述肾炎临床表现。

2．尿液检查

轻重不一的血尿、蛋白尿、管型尿等。

3．血液生化检查

表现为肾病综合征者可有低蛋白血症和高脂血症等。

4．肾功能检查

可以正常、轻度损害直至肾衰竭，按临床类型而异。

5．肾穿刺活检

按病理表现可分为六级。

Ⅰ级：肾小球轻微异常。

Ⅱ级：单纯系膜增生，分为：a. 局灶/节段；b. 弥漫性。

Ⅲ级：系膜增生，伴有<50%肾小球新月体形成/节段性病变（硬化、粘连、血栓、坏死），其系膜增生可为：a. 局灶/节段；b. 弥漫性。

Ⅳ级：病变同Ⅲ级，50%～75%的肾小球伴有上述病变，分为：a. 局灶/节段；b. 弥漫性。

Ⅴ级：病变同Ⅲ级，>75%的肾小球伴有上述病变，分为：a. 局灶/节段；b. 弥漫性。

Ⅵ级：膜增生性肾小球肾炎。

三、治疗

本病病情轻重不一，一般治疗同过敏性紫癜，临床可按分型区别治疗，若有条件也应结合病理分级予以治疗。

1. 孤立性血尿或病理Ⅰ级

给予双嘧达莫和（或）清热活血中药。

2. 血尿和蛋白尿或病理Ⅱa级

雷公藤总甙1 mg/（kg·d）（每日最大量<45 mg），疗程3个月，必要时可稍延长。

3. 急性肾炎型（尿蛋白>1.0 g/d）或病理Ⅱb、Ⅲa级

雷公藤总甙，疗程3~5月。

4. 肾病综合征型或病理Ⅲb、Ⅳ级

泼尼松+雷公藤总甙，或泼尼松+环磷酰胺冲击治疗，泼尼松不宜大量、长期应用，一般于4周后改为隔日顿服。

5. 急进性肾炎型或病理Ⅳ、Ⅴ级

甲泼尼龙冲击+环磷酰胺+肝素+双嘧达莫四联疗法（方法同原发性肾小球疾病），必要时透析或血浆置换。

第六节　急性肾衰竭

急性肾衰竭（acute renal failure）是指肾脏在各种致病因子作用下短期内肾功能急剧降低，甚至完全丧失，临床表现为水电解质紊乱、酸中毒和氮质血症等。尿量显著减少或无尿是急性肾衰竭突出的临床表现，但部分患儿尿量可以不少，被称为非少尿性急性肾衰竭。

急性肾衰竭就其病因和病理生理可分为肾前性、肾实质性和肾后性三型。

一、临床表现

急性肾衰竭临床经过可分为三期，临床表现如下。

1. 少尿期

少尿或无尿，伴氮质血症，水过多（体重增加、水肿、高血压、肺水肿、脑水肿），电解质紊乱（如高钾血症、低钠血症、高磷血症、低钙血症，少数呈现低钾血症），代谢性酸中毒，并可出现循环系统、神经系统、呼吸系统和血液系统等多系统受累的表现。

2. 利尿期

尿量逐渐或阶段性或急剧增多（每天超过250 mL/m²），浮肿有抽减轻，但氮质血症未消失，甚至可能继续轻度升高，可伴有水电解质紊乱等表现。

3. 恢复期

氮质血症基本恢复，贫血改善，而肾小管的浓缩功能恢复缓慢，约需数月之久。

二、诊断要点

1. 诊断依据

（1）尿量显著减少：出现少尿（每天尿量<250 mL/m²）或无尿（每天尿量<50 mL/m²）。若无尿量减少者，则诊断为非少尿性急性肾衰竭。

（2）氮质血症：血清肌酐（Scr）>176μmol/L血尿素氮（BUN）>15 mol/L，或每日Scr增加>44~88μmol/L或BUN>3.57~7.5 mmol/L），有条件时测肾小球滤过率（如内生性肌酐清除率Ccr）常<30 mL/（1.73m²·min）。

（3）常有酸中毒、水电解质紊乱等表现。

2. 新生儿急性肾衰竭诊断依据

（1）出生后48 h无排尿或出生后少尿（每小时<1 mL/kg）或无尿（每小时<0.5 mL/kg）。

（2）氮质血症，Scr>88~142μmol/L，BUN>7.5~11 mmol/L，或Scr每日增加>44μmol/L，

BUN 增加＞3.75 mmol/L。

（3）常伴有酸中毒，水电解质紊乱、心力衰竭、惊厥、拒奶、吐奶等表现。

3. 肾前性和肾实质性肾衰竭鉴别

参数见表 10-1 至表 10-2。

表 10-1　儿童肾前性、肾性肾功能衰竭的实验室鉴别要点

项目	肾前性　肾性	
尿常规	正常	早期可正常
尿比重[1]	＞1.020	1.010
尿渗透压（mmol/L）	＞500	350
尿/血渗透压	1.5	＜1.0
尿素氮/血肌酐（mg/mg）	＞20	10～15（同步升高）
尿/血肌酐（mg/mg）	＞40	＜10
尿/血尿素氮（mg/mg）	＞30	＜10
尿钠（mmol/L）	＜10	＞50
FENa（%）[2]	＜1	＞2
RFI[3]	＜1	＞2
补液试验[4]	有效	无效
利尿试输[4] 有效	无效	

注：（1）肾小球疾病患儿尿比噩可不降低

（2）FENa= 尿钠/血钠 ÷ 尿肌酐/血肌酐 ×100%

（3）RFI= 尿钠 × 血肌酐/尿肌酐

（4）补液试验、利尿试验：予生理或 2：1 液（2 份生理盐水：1 份 1.4% 碳酸氢钠）15 mL/kg，30 min 滴完，2 h 尿量升至 6～10 mL/kg 为有效，即可考虑为肾前性肾衰，无效者不宜再补液。在纠正或排除血容量不足、循环充血或心力衰竭后，可用 20% 甘露醇（0.2 g/kg），无反应者给予呋塞米（1～2 mg/kg），如 2 h 尿量达 6～10 mL/kg，即为有效，也考虑为肾前性肾衰。

表 10-2　新生儿肾前性和肾性肾衰竭实验室鉴别要点

项目	肾前性	肾性
尿常规	正常	异常
尿透压（mmol/L）	350	300
尿/血渗透压	1.2	1.0 左右
尿素氮/血肌酐（mg/mg）	10	同步升高
尿/血肌酐（mg/mg）	20	10
尿/血尿素氮（mg/mg）	20	10
尿钠（mmol/L）	20	＞25
FENa（%）	＜2.5	＞3.0

三、治疗

1. 肾前性肾衰竭

补充液体、纠正血容量、改善肾血流。

2. 肾实质性肾衰竭

（1）少尿期：

①利尿剂和扩血管药：早期可试用呋塞米、酚妥拉明和小剂量多巴胺静脉滴注促进利尿。

②限制入液量：非透析患儿按下式控制液量：

每日入液量 = 不显性失水 – 内生水 + 显性失水 + 尿量

临床上通常以每日入液量 $=400 \text{ mL/m}^2+$ 显性失水 + 尿量计算。显性失水指呕吐、外科引流、大量出汗等。

③水过多：限制入液量、试用利尿剂和透析。

④电解质紊乱：a. 高钾血症：治疗原则为限制含钾食物、药物摄入，降低血钾可用葡萄糖胰岛素静脉滴注，紧急处理可用碳酸氢钠静脉滴注或葡萄糖酸钙静脉缓慢注射，若经处理高钾血症持续或反复应予透析治疗；b. 低钠血症：治疗原则包括限制入液量，当血清钠 $< 120 \text{ mmol/L}$ 有低钠血症临床表现才用较高张 3% 氯化钠溶液，持续或严重低钠血症应予透析；c. 高磷血症和低钙血症：治疗原则为用口服磷结合剂如氢氧化铝或碳酸钙降低血磷，低钙血症若无临床症状可不必静脉注射钙剂。

⑤酸中毒：中、重度酸中毒可予静脉补碱剂。

⑥氮质血症：可予包醛氧淀粉、必需氨基酸（如肾安）和 a 酮酸或羟酸（如肾灵）。严重、持续氮质血症应予透析。

⑦营养与饮食：予低蛋白、低盐、低钾和低磷饮食，蛋白选用高生理效价的优质蛋白。短期内供热量可按基础代谢给予。

⑧其他：高血压、抽搐、出血和贫血等应予对症处理，输血要谨慎，一般血红蛋白低于 60 g/L 才予少量和反复输洗涤压积红细胞或新鲜血液。适当隔离患儿预防感染。

⑨药物应用：避免应用肾毒性药，对需经肾排出药物要参照肾小球滤过率予减量。

⑩透析指征：a. 严重水潴留；b. 持续或难以纠正的高钾血症和（或）低钠血症；c. 持续难以纠正的酸中毒；d. 严重氮质血；e. 药物或毒物中毒而该物质又能被透析清除。

（2）多尿期：早期治疗原则同少尿期，然后注意水电解质平衡，预防感染和逐渐增加营养。

（3）恢复期：预防感染，增加营养，逐渐增加日常活动。

3. 肾后性衰竭

内科治疗同肾实质性肾衰竭，积极寻找泌尿系阻塞原因并尽可能予以排除。

第七节　慢性肾衰竭

慢性肾衰竭是由多种肾脏病持续逐步进展致之肾功能逐步减退，致使体内氮质潴留、水电解质及酸碱失衡而引起的一系列病理生理改变及相应症状的一个综合征。原发病因与年龄有关：婴幼儿中多由泌尿系先天畸形、尿路梗阻而致；年长儿与成人者相似，主要由慢性肾炎、肾盂肾炎所致。

一、临床表现

1. 一般起病缓慢

早期常有多尿、夜尿史。全身一般症状有乏力、纳差、苍白、皮肤干痒等症状。消化系统症状（易引起家长重视）有恶心、呕吐、呃逆、腹痛、腹泻。心血管系统方面患儿多有高血压，尿毒症期可伴发心包炎、心功能不全。造血系统方面有贫血、出血倾向。水、电解质紊乱方面：常有水肿、低钠血症、低钙血症、高磷血症，至终末期血钾也可升高。由于代谢性酸中毒可致呼吸深长。神经系统方面表现为不安、集中力减弱、神经肌肉应激性增加、痉挛、抽搐、昏迷。周围神经病变有感觉异常、烧灼感、疼痛、麻木等。小儿常有生长停滞、青春期发育延缓。

2. 实验室和其他检查

（1）尿液检查：其特点是渗透压和尿比重降低且固定于 1% 左右。此外，依原发病的不同患儿尿中可有蛋白、红白细胞及管型。

（2）血液检查：出现正色素正细胞性贫血，出凝血时间可能延长。

（3）血生化检查：血尿素氮、血肌酐增高，碳酸氢盐降低，血钠、血钙下降，血磷增高，后期血钾多增高。

（4）肾功能检查：尿浓缩功能下降，内生肌酐清除率明显下降。

（5）X线检查：X线胸片心影扩大，可有心包炎。骨骼方面有脱钙、佝偻病样改变，骨龄可落后。

二、诊断要点

（1）根据长期慢性肾脏病史，临床表现又生长发育停滞、乏力、纳差、恶心、呕吐、多尿、夜尿、高血压、贫血、出血倾向。化验尿比重低，固定于1%，尿常规可有轻度异常。

（2）肾功能检查肾小球滤过率降至50%以下则体内代谢物即开始蓄积，降至30%以下即出现上述尿毒症症状，血生化检查示代谢性酸中毒。

根据上述（1）、（2），可做出临床诊断。需注意有无可纠治的原发病因（如尿路梗阻）或诱发急性肾功能减退的因素（如感染、脱水、尿路梗阻、肾毒性药物的应用等）。

三、治疗方案及原则

1. 一般治疗

尽可能明确原发病因及有无可逆性的诱发因素并去除之（如尿路梗阻、感染）；纠正水、电解质及酸碱失衡以尽量保持内环境的稳定；防治并发症；保护肾功能，并尽量延缓其继续恶化；对已发展至尿毒症终末状态者则只能靠透析治疗维持生命，并争取行肾移植术。

2. 治疗原发病及伴发病

去除使肾功能进一步恶化的各种诱因，如原有梗阻性肾病应去除或缓解尿路的梗阻，有狼疮肾炎者应给以相应病因治疗，对伴发的感染、脱水、高血压等病应给予相应治疗。

3. 饮食及营养治疗

应综合考虑两个方面，即患儿的营养需要与不加重肾脏的负担。一般而言，肾功能如仍保持50%以上，则不必限制饮食，否则对饮食应予调整。

供足够热量，年长儿应至少满足基础代谢所需，即每日146 kj/kg，年长儿应达到251.0 ~ 292.8 kj/kg，以减少体内蛋白质的分解。

蛋白质，小儿时期尤其是婴幼儿尚需考虑其生长发育的需要，一般而言中等程度肾功不全时，每日1.0 ~ 1.2 g/kg，重症则为0.6 ~ 0.9 g/kg为宜，并宜采用主物价高的优质蛋白，如乳、蛋、鱼、瘦肉等。

食物中尽量减少胆固醇摄入，而给予多聚不饱和脂肪酸的脂类。食物中应含有或补充足够的维生素B、C、D和叶酸。

近年还常给予必需氨基酸的治疗，如配合低蛋白饮食，则机体可利用体内非蛋白氮合成蛋白质，降低氮质血症，维持正氮平衡。

4. 纠正水、电解质失衡及代谢性酸中毒

肾功能减退早期因尿浓缩功能差，多尿；不宜过严限水，入量依口渴感而定。但后期有尿量减少、水肿、高血压者，则每日钠0.2 ~ 1.0 mmol/kg，并适当限制液体入量。对有高血钾者应限制含钾高的食物（如橘子、巧克力、干蘑）及含钾药物的摄入，并可应用离子交换树脂。当血钾＞5.8 mmol/L时应采取进一步措施（见本书急性肾衰竭）。对轻度代谢性酸中毒一般不用碱性药。当二氧化碳结合力＜15 mmol/L、出现临床症状或伴高钾血症时，应以碳酸氢钠适度校正，可先给2 ~ 4 mmol/kg，视临床效应决定进一步治疗方法；同时还应注意限制食物蛋白及磷的摄入。在应用碱剂治疗中应警惕低钙而发生手足搐搦甚或惊厥。

5. 钙磷代谢紊乱及肾性骨病的治疗

应给予足够钙剂，通常口服。有低钙抽搐者静脉注射葡萄糖酸钙。食物中要限磷（最好每日＜10 mg/kg），可口服磷结合剂如氢氧化铝以减少肠道对磷的吸收，但长期应用有致铝性脑病的危险。故可采用碳酸钙、藻酸钙等。补充足够的维生素D_2，10 000 ~ 50 000 U/d，或骨化三醇0.25 ~ 0.5 μg/d。应定期监测血钙。

6. 贫血的治疗

供给充分的造血物质，如优质蛋白、铁剂、叶酸等。当贫血严重、血红蛋白＜ 60 g/L、血细胞比容＜ 20%、有脑缺氧症状、出血等情况时，需输以新鲜血。肌注苯丙酸诺龙也可使贫血改善，还可应用重组人类红细胞生成素（简称促红素）。

7. 其他

如控制高血压，因此时多属容量依赖型，故需针对水钠潴留情况而应用利尿剂，此外还可应用其他降压药，如钙通道阻滞剂。对部分轻或中度肾功能不全者可口服吸附剂，如氧化淀粉，以作为综合治疗措施之一。

8. 透析治疗

慢性肾功能衰竭发展至晚期均应行透析以维持生命，并争取行肾移植，以期根本解决问题。

适应证及指征：①慢性肾衰竭有少尿、尿毒症症状明显、严重高血压、心力衰竭、尿毒症心包炎及严重水、电解质、酸碱失衡者；②肾功能不全代偿期，但因某些诱因（如感染、脱水）而肾功能急剧恶化者；③等待肾移植手术者。

目前儿科多采用腹膜透析。有条件者可行血液透析，无条件者可试用结肠透析。

9. 肾移植

原则上终末期肾脏病经一般治疗无效均应行肾移植术。为了达到较好的效果应注意：①患儿年龄，以 4 岁后为宜；②术前应改善全身状况，以利于耐受手术及术后的免疫抑制剂治疗；③有尿路梗阻者应先予以纠正；④审查有无禁忌证；⑤做好术前准备工作。

第八节　肾与输尿管发育畸形

一、肾结构发育异常

（一）肾发育不全（renal dysplasia）

肾发育不全指胚胎时期生肾组织因血液供给障碍或其他原因未能充分发育，肾脏表面呈分叶状，保持了原始幼稚型肾状态。肾发育不全的发病率约为 1/600。双侧肾发育不全患者出生后不久多因尿毒症死亡，单侧病例中的一部分缺乏明显的临床症状。部分以头痛、肾性高血压就诊，也有因肾积水合并感染就诊。诊断主要依靠 B 超等影像学检查。对有症状者，在对侧肾功能良好情况下，可做部分或全肾切除。双侧病变合并肾功能不全须考虑透析疗法及肾移植。

（二）多囊肾（polycystic kidney）

多囊肾指肾实质中有无数大小不等的囊肿，使肾体积整个增大，囊内为淡黄色浆液，有时因出血而呈深褐色或红褐色。肾囊肿共同特点为肾脏表面覆有上皮细胞囊性突起，呈高低不平。根据遗传性质，临床表现及病理等特点，可分为婴儿型及成人型。

1. 婴儿型多囊肾

此病为常染色体隐性遗传疾病，发病率约 1/1 000，主要发生在婴儿时期。其母妊娠时羊水少、新生儿 Potter 面容，出生后肺发育不良，多死于呼吸衰竭。新生儿可出现少尿、电解质紊乱、贫血等，儿童期常见生长发育迟缓，出现恶心、呕吐以及肝、脾大等非特异性症状。双肾显著增大，表面光滑，切面蜂窝状（图 10-1A），外形有稍为明显的胎儿肾分叶状态，肾盂肾盏受压变形而狭小。远端肾小管和集合管呈梭形囊状扩张，放射状排列。囊肿为扩张的集合管。发病年龄越早，肾脏病变越重。均伴有肝脏病变，肝门静脉区结缔组织增生，常并发门静脉高压。本病治疗以对症治疗为主，必要时进行肾移植或肝肾联合移植。

2. 成人型多囊肾

此病属常染色体显性遗传性疾病，发病率为 1/2 000；发病缓慢，常在 40 岁以后出现泌尿系症状。肿大的肾下坠牵拉肾蒂，患者可有持续或间歇性腰痛（多为钝痛）、多尿、夜尿。实验室检查可见镜下或肉眼血尿，轻微蛋白尿，半数患者有高血压，可并发尿路感染和结石等。病变发展到晚期出现慢性尿毒症，最终死于尿毒症。肾小管与集合管间先天连接不良，尿液排出受阻，肾小管形成囊肿，病变为双侧性。肾表面及切面可见大小不等的囊肿（图 10-1B）。确诊的早期病例应积极采取减压手术和对症治疗，晚期患者可做透析及肾移植。

（三）单纯性肾囊肿（simple renal cyst）

此病指单侧或双侧肾有一个或数个大小不等与外界不相通的囊腔，多数是单侧（图 10-1C）。囊内为浆液，亦可见囊内出血。囊内被覆单层扁平细胞，与肾盂肾盏不相通。肾实质可因受压变薄。发病率随年龄增长而增高，50 岁以上的成年人 B 超约有 50% 可以发现这种囊肿。较小囊肿无症状，较大囊肿可表现为腹胀不适，偶有血尿、尿路感染、高血压等，体查可扪及肾区包块。小囊肿无症状者不需治疗；囊肿直径在 4 cm 以上者，可在超声引导下经皮作囊肿穿刺硬化治疗；巨大囊肿可做开放式腹腔镜去顶减压术或肾部分切除术。

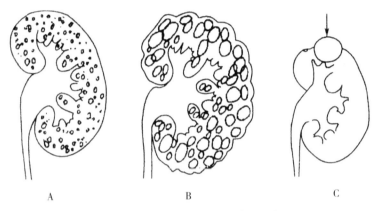

图 10-1　多囊肾及单纯性肾囊肿示意图

A. 婴儿型多囊肾；B. 成人型多囊肾；C. 单纯性肾囊肿（箭头处）

二、肾形态、位置及旋转异常

（一）融合肾（fused kidney）

最常见的融合肾是蹄铁形肾（horseshoe kidney），是两肾下极由横过中线的实质性峡部或纤维性峡部连接所致（图 10-2），发生率 1/400，男性较多，诊断主要依靠静脉尿路造影（intravenous urography，IVU）、B 超、CT 等影像学检查。蹄铁形肾典型表现为肾位置偏低、靠近脊柱、肾旋转不良、肾盂肾盏重叠、肾下极向中线内收使两肾长轴呈倒八字。

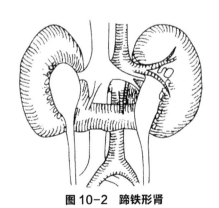

图 10-2　蹄铁形肾

两肾下极相连，可为实质性也可为纤维性

（二）异位肾（renal ectopia）

异位肾指肾脏位于盆腔、髂部、腹部、胸部或发生交叉，常见的三种类型为：①盆腔肾（pelvic

kidney）：肾胚上升及旋转均发生障碍所致肾脏位于盆腔，肾一般较小，呈扁平圆形，1/3 的患者伴有内外生殖器或其他系统畸形；②胸腔异位肾（thoraclc kidney）：指肾部分或全部穿过横膈进入后纵隔，但不在游离的胸腔内，并发膈疝者达 50%，多见于左侧，对侧肾正常；③交叉异位肾（crossed ectopic kidney）：交叉异位肾指一个肾越过中线到对侧而其输尿管仍从原侧进入膀胱，交叉异位肾的肾血管多异常，手术治疗前应作肾血管造影。

（三）肾旋转异常（renal malrotation）

胚胎发育过程中（胚胎第 4~8 周），肾上升的同时肾盂从腹侧向中线旋转 90°，当肾上升到最终位置肾窝时，其肾盏应指向外侧，肾盂则指向内侧（图 10-3）。若肾在胚胎上升时未发生旋转或未按照正常规律旋转，则可发生不同类型的旋转，如腹侧位型、侧位型、腹中线位型和背侧位型等。

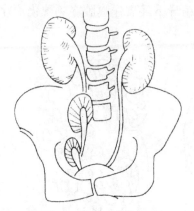

图 10-3　右肾正常转示意图

上述肾发育畸形主要针对其并发症进行治疗。

三、肾数目异常

（一）肾不发育（renal agenesis）

肾不发育又称 Poiter 综合征，50% 可合并心血管和消化道畸形，输尿管和膀胱可完全或部分缺如。40% 的婴儿为死产，活产者大多数因双肺发育不良存活期很难超过 48 h。肾不发育应与未发育肾（renal aplasia）鉴别，后者是肾发育异常（renal dysplasia）的最严重形式。若在生后的第一天未排尿而膀胱区又不膨隆者，则提示肾不发育。单侧肾不发育又称先天性单侧肾缺如或孤立肾（solitary kidney），发病率约为 1/1 500，有家族倾向。多数单肾患者有同侧输尿管缺如或闭锁，可并发心血管畸形、消化道畸形。因对侧肾功能正常，故多在体检中偶然发现。

（二）附加肾（additional kidney）

附加肾指体内除了两个正常肾脏外另有一个有功能的肾。它与正常肾完全分开或与疏松结缔组织相连，有独立的血液供应。输尿管完全分开或两者呈分叉形。B 超、逆行肾盂造影、IVU 可确诊。

四、先天性输尿管畸形

在胚胎第 4~7 周时，中肾管下端发出输尿管芽，向上发育，形成输尿管芽。进入生肾组织后，逐渐形成肾盂、肾盏及集合系统。如果在这个过程中出现异常，就会产生不同类型的输尿管畸形。其中肾及输尿管重复畸形、巨输尿管、输尿管异位开口比较常见。

（一）输尿管发育不全或缺如（ureteral hypoplasia or lack）

多在尸检时发现，临床少见。双侧病变多为死胎；单侧者，常伴有该侧膀胱三角区缺如，发育不全的输尿管被纤维索条所代替，输尿管发育不全可包括远端闭锁，其上方的肾脏多为异常的残留肾。该患侧肾可有积水，呈囊状扩大，临床上少数病例可触及包块。IVU 肾脏不显影，CT 及 MRI 见不到肾盂及输尿管影像。多数病例术中方能确认。对侧肾功能正常时可做患侧肾及输尿管切除。

（二）肾及输尿管重复畸形（duplication of kidney and ureter）

重复肾及输尿管畸形可为单侧性，亦可是双侧性；右侧较左侧多四倍，单侧较双侧者多。女性较男性多。诊断应做 IVU。必要时经输尿管口插管造影。常见类型有：①不完全性双输尿管畸形，形状如"Y"形，远端进入膀胱时只有一个开口。"Y"形输尿管常并发输尿管反流，因而引起的肾盂、输尿管积水是发生尿路感染的重要因素。②完全性双输尿管畸形其头端绝大多数伴发重复肾，并分别引流上下两肾段，一般而言，上肾段明显小于下肾段，只有一个大盏；而下肾段具有两个或两个以上的大盏，完全性双输尿管中引流上肾段的输尿管多伴发输尿管异位开口或输尿管囊肿。

对于无并发症状者无须手术治疗，并发尿路感染时对症治疗。治疗无效者行上肾段及其输尿管全长或大部切除。

（三）输尿管囊肿（ureterocele）

输尿管囊肿是由于输尿管开口狭窄及输尿管膀胱壁段肌层发育缺陷，输尿管末端逐渐膨大而形成囊肿突入膀胱腔。女孩的发病率为男孩的 3～4 倍，左右侧的发生率无明显差异。3～7 岁者多见，且 80% 以上囊肿来自重复肾。

1. 病理分型和临床表现

依据开口部位可分为两种类型：

（1）单纯型：也称原位输尿管囊肿。成人多见，一般无重复肾和重复输尿管畸形。囊肿侧的输尿管口位置正常或接近正常。囊肿一般不大，局限在膀胱壁的一侧。梗阻严重者囊肿较大，甚至压迫对侧输尿管开口，引起对侧输尿管继发性扩张，阻塞膀胱颈部而导致尿潴留。

（2）异位型：临床以此种类型为主。女婴多见，绝大多数伴有患侧重复肾和双输尿管。囊肿所引流的输尿管属于重复肾的上肾段，而囊肿的位置都在正常输尿管（引流下肾段）开口的内下方。异位输尿管囊肿较单纯型囊肿大，并可延至尿道内。女孩用力排尿时，可见部分囊肿从尿道口脱垂。肿物通常为葡萄大小，无感染时呈紫蓝色；若有感染，则囊肿壁变厚呈苍白色。患儿安静后多可自行复位。偶可发生肿物嵌顿，引起急性尿潴留。可有尿路梗阻或尿路感染的症状，如排尿疼痛、尿流中断和脓尿等。

2. 诊断

肿物自尿道口脱垂是输尿管囊肿诊断的重要依据，但仍需进一步检查。

（1）B 超检查：膀胱内可显示囊肿的部位和大小，同时可探明重复肾的上肾段和输尿管扩张积水。

（2）IVU：异位输尿管囊肿所引流的上肾段常因功能差，积水常不显影。造影剂进入膀胱后可发现膀胱内有圆形或椭圆形的造影剂充盈缺损区。

（3）膀胱造影：IVU 造影显示不满意时可行膀胱造影。将静脉尿路造影剂稀释 6～8 倍后，经膀胱导管缓慢注入膀胱，即可显示造影剂充盈缺损的囊肿轮廓；侧位片见囊肿来自膀胱壁。

（4）膀胱镜检查：可见到膀胱底部圆形隆起的囊肿。囊肿的开口常位于其后下方，不易见到。

3. 治疗

有症状的囊肿，首选手术治疗。异位输尿管囊肿所属的上肾段往往已无功能，再加扩张积水应予切除。

（四）输尿管异位开口（ectopicureteral orifice）

系输尿管没有进入膀胱三角区，开口在膀胱外。异位输尿管口的位置在男性与女性不同，男性可开口在后尿道、输精管及精囊等部位，仍在括约肌之近侧端；而女性则可开口于尿道、前庭、阴道及子宫等部位，均在括约肌之远端。输尿管口异位在女性的发生率为男性的 4 倍，常伴有重复肾和双输尿管畸形。异位开口的输尿管几乎都是引流重复肾的上肾段，偶有引流下肾段者；少数发生于单一的输尿管，而该侧肾脏往往发育不良。

1. 临床表现

女孩的异位开口均在外括约肌的远端，临床症状典型，即无间歇地滴尿和正常次数排尿。新生儿及婴儿前后两次正常排尿间，尿布或内裤总有浸尿。外阴甚至两侧大腿受尿液刺激继发湿疹乃至糜烂。如有继发感染，则滴尿混浊。年长儿可诉说腰背部胀痛。

2．诊断

诊断包括三个步骤：

（1）初步怀疑：根据典型病史，有正常分次排尿，又有持续滴尿，即应怀疑输尿管异位开口。

（2）寻找依据：检查外阴，先仔细观察尿道周围，大多见到尿道口与阴道口间有针眼状小孔，尿液呈水珠状不断从该小孔滴出。部分异位开口位于阴道，可见有尿液不断从阴道口流出；个别开口在尿道内，尿液不断从尿道口滴出，应与神经源性膀胱尿失禁鉴别。方法是经导尿管向膀胱内注入少量亚甲蓝后，拔出导管，注意观察。如尿道口滴出尿液清亮，不带蓝色，则是输尿管异位开口的证据。

（3）判断病变的侧别：输尿管异位开口的诊断较易建立，但要确定病变侧别则比较困难。下列几种检查手段所提供的线索是重要的参考资料。

①IVU：异位开口的输尿管所引流的重复肾上肾段，因发育不良，长期积液扩张，几乎没有完好的肾实质，因此，在 IVU 时往往不能显示重复肾和双输尿管。下肾段因受上肾段积水的压迫，显影的肾盂肾盏可向下向外移位。显影的肾盏顶端至肾轮廓上缘的距离比下肾盏底端至肾轮廓下缘的距离长一些，说明有未显影的上肾段。

②逆行造影：如发现尿道口周围有滴尿的异位开口，可用 F3 号输尿管试插并注入造影剂，如见输尿管显影，则可根据所偏向的一侧判断病变即在该侧。开口于阴道内的异位开口很难进行插管。

③分别压迫左、右侧下腹部：患侧的输尿管都有扩张积水。如压迫某侧时，尿道口周围之异位开口或阴道口流出尿液量增加，则病变可能即在该侧。

④B 超检查：当输尿管增粗时，可见其下行于膀胱外，如显示重肾及发育不良肾脏，提示异位开口来源于此侧，但对于开口部位超声难以显示。B 超与 IVU 检查互为补充，至为重要。

男性因异位开口在外括约肌之近端，仍受括约肌的控制，临床症状比较隐蔽，不容易引起家长和医务人员的注意。对反复表现为附睾炎者，肛指检查有时可发现精囊扩张，有继发感染者，触痛明显。对疑有输尿管异位开口的男孩，应行 IVU 和 B 超检查。开口在后尿道者，尿道镜检查有助诊断。

3．治疗

输尿管开口异位只能用手术治疗，手术包括切除重复肾的上肾段和所属的扩张输尿管。重复输尿管无增粗、无积水和无合并感染者也可进行重复输尿管膀胱再植手术治疗尿失禁。

（五）先天性巨输尿管（congenital megaureter）

先天性巨输尿管又称为原发性巨输尿管症，系指输尿管远端没有任何器质性梗阻而输尿管明显扩张积水。这不同于下尿路梗阻、膀胱输尿管反流以及神经源性膀胱等所致的继发性输尿管扩张积水。

1．病因

病因不清，可能由于输尿管远端管壁肌细胞的肌微丝和致密体发育异常或该段的肌束与胶原纤维间比例失调。

2．病理

输尿管明显扩张、积水，输尿管扩张段的管径可达 4 mm 以上，管壁增厚，外观颇似肠管，其远端约数毫米长输尿管似为狭窄，与扩张段形成鲜明对比，而实际上，该段输尿管解剖正常，并无机械性梗阻存在。试插输尿管导管，可顺利通过 F5 号导管。患者肾脏可有不同程度的积水，肾实质萎缩。如有继发感染，则可形成输尿管积脓，有脓肾或结石。

3．临床表现

先天性巨输尿管并无特征的临床症状。因输尿管扩张积水，可表现为腹部包块。一般位于腹中部或偏向一侧，与肾积水的包块位于该侧腰腹部不同。感染后可发热、腹痛、血尿或脓尿。有些只能在显微镜下见有红细胞、白细胞或脓细胞。有些患儿因有消化道症状如食欲缺乏、厌食或体重不增就诊。

4．诊断和治疗

以腹部包块就诊者，先做 B 超检查，可发现扩张的输尿管与肾盂相连。有血尿或尿路感染者应常规做 IVU，可以发现肾积水和明显扩张积水的输尿管。膀胱镜检查输尿管插管注入造影剂行逆行造影，可显示扩张迂曲的输尿管。先天性巨输尿管常伴有尿路感染，最终将严重损害患侧肾功能。确诊后应积极采取手术治疗。

第九节　先天性肾积水

先天性肾积水（congenital hydronephrosis，CHn）指胎儿期就存在的肾集合系统异常扩张。国际胎儿泌尿协会定义胎儿24周之前肾脏集合系统分离超过0.5 cm，而24周之后和新生儿期分离超过1 cm为肾积水的诊断标准。超声检查的普及使胎儿和新生儿肾积水病例被发现得越来越多，新生儿的发生率约为1%。目前确定积水肾脏功能是否进行性损害仍缺乏简单可靠的方法。

先天性肾积水的病因复杂，有梗阻性和非梗阻性肾积水，前者病因包括输尿管肾盂连接处梗阻（44%）、输尿管膀胱交界处梗阻（21%）、输尿管囊肿和异位输尿管（12%）、神经源性膀胱、后尿道瓣膜（9%）、尿道闭锁和阴道子宫积液等，后者包括原发性膀胱输尿管反流（14%）、生理性肾盂肾盏扩张和Prune-Belly综合征等。

一、输尿管肾盂连接处梗阻性肾积水

输尿管肾盂连接处梗阻（ureteropelvic junction obstruction，UPJO）性肾积水指尿液不能顺利从肾盂进入上段输尿管，引起肾脏集合系统进行性扩张，肾脏损害。UPJO是新生儿肾积水最常见的原因，占85%以上。男性多于女性，男女之比为2∶1。左侧多于右侧，双侧者占10%左右，偶可见孤立肾肾积水。

目前，对UPJO的定义和诊断标准仍有争议。临床很难遇到肾盂输尿管完全梗阻的病例。几乎所有UPJO的病例都是不全梗阻或无法发现梗阻。Koff等将UPJO定义为"输尿管肾盂交界处存在限制尿液排出的事实"。

（一）病因及发病机制

UPJO可为输尿管肾盂交界处（ureteropelvic junction，UPJ）固有的、外在的或继发性梗阻。解剖异常梗阻多是固有的和外在性的梗阻。

1. 输尿管肾盂交界处固有梗阻

此病指UPJ管腔狭窄，以输尿管壁病变为特征，伴或不伴输尿管扭曲。狭窄段长度多在0.5～2 cm（图10-4A），少数病例可达3～4 cm，个别病例有多发狭窄段。该段输尿管管腔狭窄，肌层肥厚或发育不良，纤维组织增生，影响了输尿管的蠕动功能，使尿液从肾盂向输尿管推进困难。

（1）UPJ扭曲或折叠：较大儿童和青少年多见，常表现为间断性梗阻（图10-4B）。

（2）高位UPJ：指正常输尿管位于肾盂最低点，肾盂输尿管呈漏斗状连接（图10-4C）。高位UPJ起始端位于肾盂非最低点，输尿管与肾盂形成夹角并附着于肾盂壁使尿液引流不畅，导致肾积水。

（3）UPJ瓣膜：它是由于肾盂瓣膜在输尿管起始部形成活瓣样结构而引起梗阻（图10-4D），发生率较低，一般不超过1%。正常4月龄以上胎儿常见输尿管起始端出现褶皱，可持续到新生儿期。多随小儿生长而消失。

（4）UPJ息肉：息肉多呈海葵样，位于输尿管肾盂起始端。有时息肉巨大似肿瘤样突入肾盂中，使UPJ狭窄。

2. 输尿管肾盂交界处外来梗阻

此病一般由供应肾下极动脉过早分支或腹主动脉直接分支供应肾下极的动脉m管压迫UPJ所致（图10-4E）。被压迫的输尿管常有发育异常。这类患者较少，一般不超过3%，而且多见于较大儿童，其症状及病理改变也较轻。

3. UPJ继发性梗阻

严重的膀胱输尿管反流（VUR）常引起输尿管扭曲，导致UPJO，引起继发性肾积水。

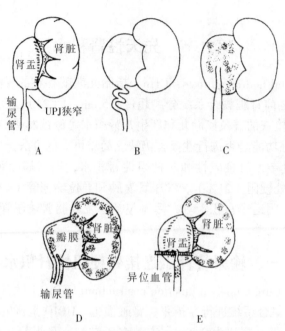

图 10-4 输尿管肾盂连接处梗阻示意图

A. 输尿管肾盘连接处狭窄示意图；B. 输尿管肾盂连接处扭曲示意图；C. 输尿管肾盂连接处高位输球管示意图；D. 输尿管肾盂连接处瓣膜示意图；E. 输尿管肾盂连接处异位血管示意图

（二）病理生理

随年龄增长，小儿正常肾盂容量也略有不同。5 岁以内肾盂容量以每岁 1 mL 估计，年长儿可达 10 mL。B 超影像中肾脏集合系统一般无分离，大量饮水的情况下，肾集合系统虽可分离但一般仍小于 0.5 cm。正常情况下，肾盂最低处逐渐移行为输尿管上段，其连接处呈一漏斗状。肾盂收缩输尿管上段扩张，尿液从肾盂排入输尿管。正常肾盂压力随体位、身体不同生理状态变化而略有不同，一般波动在 1 ~ 100 cm H_2O。

UPJO 妨碍了尿液顺利排入输尿管导致肾脏的集合系统张力增加和逐渐发生扩张。梗阻程度、肾脏功能和肾集合系统的顺应性是决定肾盂内压力和尿液是否能从肾盂排出的重要因素。

轻度梗阻者，肾盂平滑肌增生、蠕动增强，尿液可以在相对较低压力下排入远端输尿管，肾积水可以进入相对稳定状态，或发展非常缓慢，肾功能不受影响。严重梗阻者，早期表现为肾盂蠕动增强、压力明显升高、肾血流（renal blood flow，RBF）和肾小球滤过率（glomerular filtration rate，GFR）增加；晚期肾盂压力下降或正常，RBF 和 GFR 减少。

增高的肾盂压力能使肾盏及肾乳头处的括约肌样功能受损，肾小管压力升高。此时，一部分尿液经过 UPJ 进入远端输尿管，另一部分尿液经撕裂的肾窦黏膜反流进入肾实质或外渗进入肾门，然后经淋巴和静脉系统吸收进入血循环。尿液的分泌、吸收和排出达到一定"平衡"后，肾盂压力逐渐降为正常。积水逐渐增多，肾盂和肾盏逐渐扩张，压迫肾实质。靠近肾门的肾实质血管受到牵拉、断裂，可引起血尿。肾实质缺血引起肾素和血管紧张素分泌增加可以引起高血压。

积水肾脏的病理变化以缺血萎缩性变化为主，先发生肾髓质萎缩、纤维化、炎性细胞浸润、集合管扩张、尿浓缩功能和酸化能力下降；以后发生肾皮质萎缩，肾脏的上下极常以代偿增生为主，对应肾门或肾盏的肾实质常以萎缩性改变为主。这种变化的机制尚不清楚。

肾内型肾积水对肾实质损害较肾外型肾积水为重。后者肾盂可突向肾周松软组织而减轻对实质的压迫。一侧肾积水的肾功能受损时，对侧健肾将发生代偿性增大，血肌酐及尿素氮一般在血常范围。双肾积水肾功能损害后则血肌酐及尿素氮增高，肾浓缩功能下降并引起多尿和电解质大量丢失，引起电解质紊乱。晚期发生肾衰竭。

总之，UPJO 是一种小完全梗阻，与输尿管完全梗阻相比，其病理生理改变是一个比较缓慢复杂的过程。肾盂压力升高是引起肾脏损害的重要因素，但是临床研究显示许多肾积水的病例肾盂压力不高，提示引起肾脏损害原因与多因素有关。

肾积水可有三个转归：①一过性肾积水：如胎儿期发现的轻度肾积水，有的出生后数周就可以完全消失；②无肾功能进行损害肾积水：患儿除了轻度积水外，肾脏功能无进行性损害，无临床症状，此类患者约占先天性肾积水的 1/3，需要长期随访；③肾功能进行损害型肾积水（失代偿期）：UPJ 梗阻较为严重，肾积水进行性增加，肾功能进行损害。

（三）临床表现

早期多无特殊临床症状，梗阻严重者，主要有以下几种表现。

1. 可没有任何症状

偶在外伤后出现血尿而被发现。

2. 腹部肿块

新生儿及婴儿约半数以上以无症状腹部肿块就诊。75% 的患儿可扪到肿块。肿块光滑、无压痛、中等紧张、偶有波动，部分病例有肿块大小的变化，如突然发作的腹痛伴腹部肿块，大量排尿后包块缩小是一重要的诊断依据。

3. 腰腹部间歇性疼痛

绝大多数患儿能陈述上腹或脐周痛。大龄儿童可明确指出疼痛来自患侧腰部。间歇性发作常提示间歇性肾积水。疼痛可在大量饮水后诱发，发作时多伴恶心、呕吐。常被误诊为胃肠道疾病。疼痛是因为肾盂压力升高、肾盂扩大刺激包膜所致。

4. 血尿

肾髓质血管破裂或轻微腹部外伤或合并尿路感染、结石均可引起，发生率为 10% ~ 30%，为肉眼或镜下血尿。

5. 尿路感染

表现为尿频、尿急、排尿困难，常伴有高热、寒战和败血症等全身中毒症状，发生率低于 5%。

6. 高血压

扩张的集合系统压迫肾内血管导致肾脏缺血，反射性引起肾素分泌增加，引起血压升高。

7. 多尿和多饮症状

肾脏浓缩功能下降后，可表现为低比重尿、多尿和多饮症状。

8. 肾破裂

扩张的肾盂受到外力发生破裂，表现为急腹症。

9. 尿毒症

双侧或孤立肾积水晚期可出现氮质血症，有肾功能不全表现，患儿生长缓慢、发育迟缓、喂养困难或厌食等。

（四）诊断

肾积水的诊断并不难，符合上述临床表现时要考虑本病。诊断 UPJO 一般需要进行下列一种或多种检查，其中超声、核素肾扫描检查（emission computed tomography，ECT）和静脉尿路造影（intravenous urography，IVU）最为常用，CT 尿路造影（CT urography，CTU）和磁共振尿路造影（magnetic resonance urography，IRU）次之，其他检查根据需要选用。常用的诊断检查介绍如下。

1. 超声检查

B 超发现肾脏集合系统分离（> 1 cm）或肾内可见互相连通的多个液性暗区即可诊断肾脏积水。如仅发现肾盂扩大而未见输尿管扩张，膀胱形态正常，排尿后无残余尿，可考虑 UPJO。B 超除了清楚地显示肾脏大小、肾实质厚度外，还可测定肾脏血流速度和血流阻力指数。正常肾血流阻力指数随年龄增加而减小，新生儿到 12 岁儿童为 0.85 到 0.62，大于该值提示有 UPJO 存在。

2. ECT 检查

ECT 检查包括 ^{99m}Tc-DTPA 肾动态显像和 ^{99m}Tc-DMSA 肾静态显像：①肾动态显像：可了解分肾功能，利尿肾图还可根据利尿后放射性核素排泄的曲线变化区分功能性梗阻与器质性梗阻；使用呋塞米后，若无梗阻，则储留在肾盂内的核素迅速排泄，否则，核素排泄缓慢或不排泄。②肾静态显像：主要用于肾实质的显像，多用于功能不良肾或丧失功能的肾脏检查以及肾瘢痕的检查。

3. IVU 检查

表现为扩张的肾盂肾盏，造影剂突然终止于肾盂输尿管连接部，输尿管不显影。轻中度积水者多数能显示出肾盂和肾盏扩张影像。延迟摄片延缓至 60、120 分甚至 180 分或增加造影剂剂量可以提高诊断率。小儿肠内积气、肾功能严重受损时造影剂分泌困难和积水量较大造影剂被稀释造成不显影等因素均可造成诊断困难。

4. 逆行肾盂造影

逆行肾盂造影仅在 IVU 显示不满意或不显影，无法确定肾积水和输尿管梗阻部位时采用。该检查需要输尿管逆行插管，有一定痛苦并可以导致尿路感染，此项检查多主张术前 48 h 内实施。

5. 排尿性膀胱尿道造影（voiding cysto urethro graphy，VCUG）

了解排尿时有无输尿管反流，并鉴别输尿管囊肿、尿道瓣膜和尿道憩室等。对于双侧肾积水的患儿，VCUG 可作为鉴别反流引起继发性肾积水的必要手段。

6. 肾盂穿刺造影

对 IVP 不显影者可以考虑进行肾盂穿刺造影以明确梗阻部位。肾盂穿刺后可先测定肾盂压力，然后抽取尿液后注入造影剂确定梗阻部位。该检查临床应用不多。

7. 肾盂压力容积测定（Whitaker 试验）

经皮作肾盂穿刺置入测压导管，同时经尿道插管记录膀胱压。肾盂插管时记录的压力为肾盂静止压力与导管阻力。然后，以 10 mL/min 的速度向肾盂内灌注生理盐水，至平衡状态或压力陡增时为止，此时的肾盂压减去肾盂静止压及膀胱压即为肾盂灌注时的相对压力。正常值应小于 15 cmH_2O。此压力越高，说明上尿路梗阻越重。如果灌注液中加入亚甲蓝溶液，观察膀胱排出的尿液是否蓝染有助于上尿路是否完全梗阻的鉴别诊断。肾盂成形术后怀疑肾盂输尿管吻合口梗阻时可经肾造瘘管行肾盂造影和肾盂压力容积测定了解上尿路是否存在梗阻和梗阻程度。肾盂穿刺造影和肾盂压力测定因需要肾盂穿刺，临床并未作为常规检查。

8. CT 和 MRI 检查

两者均可诊断肾脏大小，形态及实质的厚度，都能显示无功能性肾集合系统，但 MRI 无 X 线辐射。近年新开展的 i 维 CTU 和 MRU 还可以清楚显示扩张的肾盂肾盏、梗阻部位和肾功能。Gd-DTPA 增强动态磁共振也在评估肾积水肾脏形态和功能方面发挥了作用。

（五）治疗

1. 治疗原则

轻度肾脏积水，体检时偶然发现无明显临床症状，可观察随访。有明显 UPJO 证据或肾脏进行性损害者应手术治疗。积水肾脏严重萎缩，丧失功能或合并严重感染，对侧肾脏正常的情况下可以考虑行积水肾脏切除手术。

2. 观察随访

胎儿期发现的肾积水，出生后一周即行 B 超复查，约 1/3 患儿出生后可能恢复正常。体检等偶然发现的轻度肾积水，无临床症状，应先随访。发现肾积水进行性增大或肾功能进行性损害，或有腹痛、感染、结石等临床并发症时应及时手术治疗。

3. 手术治疗

（1）手术年龄：需要手术者，不受年龄限制。

（2）肾切除指征：肾实质平均厚度在 2 mm 以下、病理所见标本已无肾单位、分肾功能在 10% 以下时，可考虑肾切除。巨大肾积水，IVP 不显影，核素扫描肾功能明显下降并非肾切除的绝对指征，尤其是双侧肾积水时更应慎重，可先行肾造瘘，3 个月后再复查了解肾功能情况。双侧肾积水常是一轻一重，一般先行肾功能较好的一侧肾盂成形术，也可同期行双侧肾盂成形术，不可轻易行肾切除，以免出现急性肾功能不全。

（3）手术方法：离断性肾盂输尿管成形术（Anderson-Hynes）是最常用的手术方法。主要步骤是手术切除 UPJO 和大部分扩大的肾盂，进行肾盂输尿管吻合。要求吻合口宽广、低位、呈漏斗形、缝合密闭而无张力，吻合部光滑无折叠、扭曲（图 10-5）。手术成功率 90% 以上。术后 3～5 天无渗出，则可拔除肾窝引流管，术后 7～10 天拔除输尿管支架管。

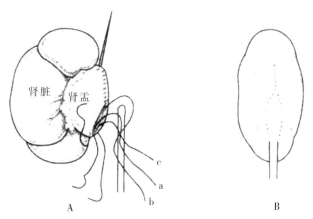

图 10-5　肾盂成形术切除 UPJO 和多余的肾盂后进行肾盂和输尿管吻合

A. 吻合前；B. 吻合后

腹腔镜肾盂成形术（laparoscopic pyeloplasty）腹腔镜肾盂成形术治疗轻、中度肾盂输尿管连接部梗阻性肾积水在许多医院已经成为常规手术，并可同时去除肾盂内结石。尤其适合于肾血管异位引起的肾盂积水。腹腔镜肾盂成形术具有微创和手术成功率高的优点，但初学者掌握该技术有一定难度。

手术预后：梗阻解除后原有的症状可消失，肾功能和肾实质的厚度可有一定恢复。除早期轻度肾积水术后形态和功能可恢复外，大多数病例已经扩张的肾盏、肾盂以及肾实质厚度不能恢复到正常状态。术后 6 个月恢复最明显，术后 1 年基本定型。

二、其他梗阻性肾积水

（一）膀胱输尿管交界处梗阻（ureterovesical junction obstruction，UVJO）

此病指输尿管进入膀胱壁内段梗阻，又称梗阻性巨输尿管症（obstructed megaureter），可以是原发性的，也可以是继发性的。继发性 UVJO 常因膀胱壁增厚和纤维化压迫输尿管远端所致。IVU 除了显示肾积水外，输尿管明显扩张，距膀胱越近扩张越明显，于膀胱输尿管交界水平或上方突然变细。患者一般无器质性下尿路梗阻病变，没有膀胱输尿管反流和无神经性膀胱功能紊乱，临床常表现为尿路感染、血尿、腹痛或仅以发现腹部囊性肿块就诊。大部分病例需要进行利尿肾图和肾盂压力测定方可确诊 UVJO 存在。UVJO 需要手术治疗，切除梗阻部位和裁剪输尿管，然后进行输尿管膀胱再植，手术方法有：①输尿管修剪腰大肌固定再植；②巨输尿管的再植术。

（二）输尿管囊肿（ureterocele）

此病又名膀胱内输尿管囊肿、输尿管口囊肿、输尿管下端囊性扩张，是输尿管末端的囊性扩张，囊肿外覆膀胱黏膜，内层为输尿管黏膜，中间为肌纤维和结缔组织。囊肿常引起输尿管梗阻，逐渐形成输尿管和肾积水，出现腰和腹部胀痛。囊肿增大阻塞尿道内口或经尿道脱出，引起排尿不畅、尿流中断，甚至尿潴留。B 型超声波检查，显示肾、输尿管积水，膀胱内有囊性肿物。X 线检查和排泄性尿路造影可显示患侧肾、输尿管积水，因肾功能受损而显影淡并迟缓，可伴有重复肾盂，重复输尿管征象。膀胱造影见输尿管末端呈"眼镜蛇头"状或球状阴影。膀胱镜检查一侧输尿管口有囊肿，壁光滑透明，血管清晰，囊肿有节律性充盈和萎陷，尿液从细小的输尿管口排入膀胱，静脉注射靛胭脂有助于观察输尿管口。输尿管囊肿的治疗目的是解除梗阻、保护肾功能、预防感染并防止反流。外科手术是切实有效的治疗方法，有输尿管囊肿切除手术、输尿管再植手术和重复肾及重复输尿管切除术等。

（三）异位输尿管（ureteral ectopia）

异位输尿管指输尿管开口位于膀胱三角区以外的膀胱内或膀胱外，约80%病例患侧都是双输尿管，常并发其他泌尿系畸形，如肾发育异常、蹄铁形肾、异位肾等。女性异位输尿管口可位于尿道、阴道、子宫颈及前庭，常在括约肌控制之外，故有滴尿现象。男性异位输尿管口可位于尿道（低至精阜部）、射精管、精囊、输精管及附睾，仍受外括约肌的控制，多无滴尿现象。由于管口狭窄，输尿管常有不同程度的扩张及蠕动障碍。相应引流的肾可发生积水、萎缩，并有肾盂肾炎性瘢痕。由于异位开口的输尿管引流上半肾，常规静脉泌尿系造影中多不显影。与对侧相比，可知道显影的是下半肾，显影的肾盂、肾盏因受不显影的上半肾压迫向外下移位，上缘变平并呈发育不良状。有些病例用大剂量静脉泌尿系造影剂及延缓造影，可隐约显示上肾盂影。膀胱镜检查可见膀胱内有多余的输尿管口或患侧三角区发育不良，无输尿管口。但更多见的情况是患侧输尿管口正常，如插管做逆行肾盂造影，仅见下半肾显影。

治疗方法主要是进行异位输尿管膀胱再植或切除重复肾的输尿管。如异位开口的单一输尿管来自功能尚好的单一肾盂，则做防止反流的输尿管膀胱再吻合；如来自重复肾的上肾部，由于仅占全肾的极小部分，且又合并肾、输尿管积水，功能严重丧失者，应切除上半肾，不必去追求异位输尿管口的部位。诊断和治疗详见肾与输尿管发育畸形章节。

（四）神经源性膀胱（neurogenic bladder，NB）

患者晚期均表现为肾积水和肾衰竭。这是因为NB患者膀胱功能异常、残余尿增多、膀胱长期处于高压状态导致输尿管反流，或由于泌尿系感染、膀胱壁纤维化、小梁增生、输尿管出口梗阻所致。梗阻若在膀胱或膀胱以下部位，则发生双肾积水。两侧积水程度可不一致。如果合并感染，将加重肾实质的损害，后期常出现尿毒症。根据NB的病史和临床表现，结合MRI、膀胱排尿造影和尿动力学检查诊断NB并不困难。

（五）后尿道瓣膜（posterior urethral valve syndrome，PUVS）

此病是婴儿和新生儿最常见的尿道梗阻疾病。瓣膜通常起自精阜，远端走向外侧膜部尿道的近侧缘。排尿时，瓣膜可引起不同程度的梗阻。一般出生即有明显的排尿困难症状，或有明显的尿潴留，同时伴有逼尿肌反射亢进和膀胱顺应性明显减低；严重者，梗阻可以引起肾积水，可在腹部触及包块，并在下腹部触及膨胀的膀胱。临床还常有尿线无力、排尿中断、淋漓不尽和尿路感染等。排泄性膀胱尿路造影是诊断后尿道瓣膜最好的方法。IVP可显示输尿管和肾积水。治疗方法是采取经尿道镜手术切开瓣膜进行治疗。下尿路梗阻解除后肾积水会相应好转。

三、非梗阻性肾积水

1. 原发性膀胱输尿管反流（prlmary vesical-uretal reflux，PVUR）

此病为一种先天性疾病，指输尿管膀胱壁内段长度过短时发生尿液由膀胱逆行反流至输尿管，严重者可达肾内，表现为肾集合系统分离或积水。临床常表现为泌尿系感染和各种排尿异常，能引起肾盂肾炎。排泄性膀胱尿路造影是诊断PVUR的首选方法。严重PVUR需手术纠正，常用方法是输尿管再植抗反流手术。也可用内镜在输尿管口内下方黏膜下注射Teflon治疗轻度PVUR。

2. Prune-Belly综合征（Prune-Belly syndrome）

此病指腹壁肌肉缺损、尿路异常、双侧隐睾构成的三联症。由于腹壁肌肉缺如或发育不良，腹壁松弛，皮肤皱褶，外形像"梅脯"，故有"梅干腹"之称（梅干状腹综合征）。

在活产新生儿中发病率约1/40 000，多为散发，男女之比为20：1。患者基本上都是男婴，胎儿时常有羊水过少，1/3有难产史，常伴心肺异常、肾病、膀胱肿大。本病由于腹肌发育不良，常出现膀胱扩张、输尿管扩张、肾积水、反复尿路感染和肾功能损害。50%患儿3个月至2年内死亡，少数活至成年。治疗多主张非手术治疗，用弹力绷带包扎腹部。保持尿路引流通畅，预防和治疗尿路感染，保护肾功能。

生后可行肾盂、膀胱造瘘，尿路重建，但手术效果不确定。1岁左右行睾丸固定术。

3.生理性肾积水

B超的普及使临床发现许多肾盂肾盏扩张的患儿用现有的检查手段却不能发现尿路梗阻的证据。现在认为这是一种先天性肾盂肾盏发育异常，是一种生理性肾积水（physiologic dilation）。肾积水的鉴别诊断中应考虑这种特殊类型的肾积水。鉴别手段主要包括尿路形态检查，如各种尿路造影无梗阻表现和肾功能无进行性损害。生理性肾积水诊断要点包括无尿路梗阻、无肾脏损害和无任何临床症状的肾盂肾盏扩张。该种肾积水不需治疗。

第十节 膀胱输尿管反流

正常的输尿管膀胱连接部只允许尿液从输尿管进入膀胱，阻止尿液倒流。因某种原因使这种活瓣样功能受损时，尿液倒流入输尿管和肾，这种现象称膀胱输尿管反流（vesicoureteral reflux）。膀胱输尿管反流可分为原发性与继发性，前者是由于输尿管膀胱连接部活瓣作用不全；后者是继发于下尿路梗阻，如后尿道瓣膜症、神经源性膀胱等。反流本身一般并不引起临床症状，常因泌尿系感染进行X线检查时而被发现，它的严重危害是发生肾盂肾炎性瘢痕，导致继发性高血压及慢性肾功能不全。Hodson和Edwards（1960）提出膀胱输尿管反流是慢性肾盂肾炎的起因，此后有大量关于膀胱输尿管反流与泌尿系感染和肾瘢痕之间关系的研究。本节仅简述原发性反流。

一、流行病学

原发性膀胱输尿管反流在小儿人群中的发病率缺乏严格的统计数据，可能是1%，在有泌尿系感染的小儿为29%～50%。Baker等提出在一组泌尿系感染小儿中，年龄越小，发生反流机会越多。该组年龄小于1岁者70%有反流，4岁组25%有反流，12岁组15%有反流，成人中仅5.2%有反流。也有作者发现男孩膀胱输尿管反流多见于婴儿期，可能与尿道较长，排尿阻力较大，膀胱压力较高有关，而女孩反流多见于儿童期。

原发性膀胱输尿管反流与遗传之间的关系也有报道。在过去20年间，已知反流可发生在同胞之间和患儿的父母。Dwoskin（1976）统计反流最先发病者的125个家庭中，26.5%的同胞有反流。人类的PAX-2基因突变可以显性遗传，而此基因突变与一些综合征有关，其中包括膀胱输尿管反流。虽然一个家族中数人有反流，但严重程度不同，估计与黏膜下输尿管隧道长度有关。

二、病因与病理

1.输尿管膀胱连接部正常解剖和抗反流机制

输尿管肌层是由螺旋形肌纤维构成，只有膀胱壁段的肌纤维是纵行，进入膀胱后肌纤维成扇形构成三角区肌肉的浅层，并向前延伸达精阜部的后尿道。当输尿管穿入膀胱壁时，由一纤维鞘（Waldeyer）包绕，此鞘在膀胱外固定于输尿管外膜上，下行附着在三角区的深层，输尿管位于中间，使能适应膀胱的充盈和空虚状态。穿过膀胱壁进入腔内的输尿管段，位于膀胱黏膜下，并开口于膀胱三角区。输尿管膀胱连接部的单向活瓣作用，取决于膀胱黏膜下段输尿管长度和三角区肌层保持这个长度的能力；另一方面是逼尿肌对该段输尿管后壁足够的支撑作用。当膀胱内压上升时，黏膜下段输尿管被压迫而不产生反流，这种活瓣机制是被动的。也有主动方面，如输尿管的蠕动能力和输尿管口的关闭能力，在防止反流中也起到一部分作用。

2.发生反流的原因

黏膜下段输尿管纵行肌纤维有缺陷，致使输尿管口外移，黏膜下段输尿管缩短，从而失去抗反流的能力。正常无反流时，输尿管黏膜下段长度与其直径的比例为5：1，而有反流时不足2：1。Lyon等认为输尿管口形态异常是发生反流的另一原因，有四种输尿管口形态，即火山口形、运动场形、马蹄形和高尔夫球洞形。除火山口形外，其他三型是不正常的反流性输尿管口形态。此外，输尿管口旁憩室、输尿管开口于膀胱憩室内、异位输尿管口、膀胱功能紊乱，均可影响抗反流机制造成膀胱输尿管反流。

3. 反流分级

反流分级依靠排尿性膀胱尿道造影，它所表现的输尿管扩张程度常比静脉尿路造影者严重。国际反流研究组将反流分为五度。Ⅰ度：反流仅达下段输尿管；Ⅱ度：反流至肾盂、肾盏，但无扩张；Ⅲ度：输尿管轻度扩张和迂曲，肾盂轻度扩张和穹隆轻度变钝；Ⅳ度：输尿管中度扩张和迂曲，肾盂肾盏中度扩张，但多数肾盏仍维持乳头形态；Ⅴ度：输尿管严重扩张和迂曲，肾盂肾盏严重扩张，多数肾盏乳头形态消失。

4. 反流与尿路感染、肾瘢痕

反流使部分尿液在膀胱排空后仍滞留在尿路内，为细菌从膀胱上行到肾内提供了通路，因此反流常导致泌尿系感染。可表现为急性肾盂肾炎的临床症状，也可是无症状的慢性肾盂肾炎过程。Ambrose 等（1980）复习病理学改变，63 个有反流的肾中 51 个（81%）组织学改变与肾盂肾炎一致。Hodson（1959）首先认识肾瘢痕经常发生于泌尿系感染反复发作的小儿，并观察到肾瘢痕常发生在肾上极伴杵状扩张的肾盏。有肾瘢痕的小儿中，97% 有膀胱输尿管反流，因此目前广泛用"反流性肾病"一词描述这种异常。肾损害与肾内反流有关，新生儿及婴儿的集合管相对粗大，更易发生肾内反流。肾内反流一般发生在失去其正常锥形而呈平台或凹形面的融合或单一的肾乳头。锥形的乳头称为"非反流性乳头"，平台或凹形面者，称"反流性乳头"。新瘢痕的发生总是在反复发作泌尿系感染的小儿，反流越严重，发生进行性瘢痕或新瘢痕的机会越高。肾瘢痕发生可以很快，也可在长时间之后出现。

5. 反流的影响

反流对肾功能的影响，与尿路部分性梗阻对肾脏的影响相似。反流时上尿路内压增加，肾单位远端先受其害，因此肾小管功能受损早于肾小球。无菌反流影响肾小管的浓缩能力，且持续时间较长。感染对肾小管浓缩能力的影响，在感染根除后 6 周内恢复；反流损害肾浓缩能力，在反流消失后改善。肾小球功能在有肾实质损害时受影响，并与肾实质损害的程度呈正比。

肾内反流合并肾脏生长障碍有不同的原因，一些可能是胚胎发生被抑制，如肾发育不全或肾发育不良同时合并反流；一些则是因反流引起的获得性生长障碍。单侧肾瘢痕可致对侧肾代偿性增大。

有肾瘢痕的反流患者，在成年后发生高血压的机会增高。高血压的发生与肾素有关，肾瘢痕越少，发生高血压的危险就越小。患双侧严重肾瘢痕的小儿随访 20 年以上，18% 有高血压，单侧病变者为 8%。

肾衰竭随反流和肾瘢痕而发生，主要发生在患双侧肾瘢痕伴高血压的患者。

三、临床表现

常见发热，重者可伴嗜睡、无力、厌食、恶心、呕吐及生长发育迟滞。大儿童尤以有肾瘢痕者可因高血压就诊。婴幼儿可有肾绞疼及肾区压疼，大儿童可明确指出在膀胱充盈或排尿时脊肋部或肾区疼痛，年长儿在并发急性肾盂肾炎时也有脊肋部疼痛和触痛。早期就诊原因多是泌尿系感染症状，如发热、尿液浑浊、脓尿等。

四、诊断

放射线检查：静脉尿路造影及排尿性膀胱尿道造影是诊断的重要手段。凡婴幼儿有一次尿路感染就应进行上述检查。荧光屏监视下的排尿性膀胱尿道造影，是确定诊断和反流分级的精确有效的方法，称之为金标准，并可重复使用。排尿性膀胱尿道造影须在感染消失后 2～3 周进行。静脉尿路造影须包括清晰的肾实质期，以便测量肾实质厚度及肾生长情况，还可了解肾盂肾盏扩张情况，根据造影剂分泌情况判断肾功能状况。

超声检查也很有意义，可测厚度和判断肾生长情况。肾盏变钝、输尿管扩张可能是重度膀胱输尿管反流的表现。

放射性核素膀胱造影，能准确确定有无反流，但对确定反流分级不够精确，可作为随诊观察手段。

肾核素扫描可显示肾瘢痕情况，用于随诊患儿有无新瘢痕形成，比较手术前后的肾功能，并用于评价肾小球和肾小管功能。

膀胱镜检查不作为常规检查，可在决定继续使用药物保守治疗之前，用来了解输尿管口的形态和位置、输尿管膀胱黏膜下段的长度、输尿管口旁憩室、输尿管是否开口于膀胱憩室内或异位输尿管口。

五、治疗

1. 药物治疗

原发性膀胱输尿管反流，在许多小儿随生长发育可自然消失。无菌尿的反流不引起肾损害，可长期应用抗菌药物治疗，预防尿路感染，防止炎症损害肾脏，也为反流自然消失获得时间。适用于Ⅰ、Ⅱ、Ⅲ度反流。

所选择的药物应当是抗菌谱广、易服用、价廉、对患儿毒性小、尿内浓度高、对体内正常菌群影响小的抗菌制剂。抗菌药物的使用以用最小剂量而控制感染为佳。感染发作时使用治疗量，感染被控制后改用预防量，预防量应为治疗量的1/3～1/2，这样较少引起副作用。预防量一般睡前服用，是因为夜间尿液在体内存留时间长更易引起感染。服药疗程一直持续到反流消失为止。

药物治疗期间，应定期随诊观察，包括身高、体重、血压、尿液分析、尿培养、血红蛋白、白细胞计数、肌酐清除率。静脉尿路造影在感染控制后18～24个月重复检查，如有感染发作，应于近期内重复检查。排尿性膀胱尿道造影在诊断后6个月重复检查，以后大约间隔12个月重复一次。随访期间检查也可改用放射性核素膀胱造影，可以减少接受射线量。

2. 手术治疗

下列情况应考虑手术治疗：①不能自然消失的Ⅳ、Ⅴ度反流；②较大的输尿管口旁憩室或输尿管开口于膀胱憩室内；③异位输尿管口；④膀胱输尿管反流和梗阻同时并存；⑤异常形态的输尿管口；⑥药物治疗不能控制感染或不能防止感染复发；⑦肾小球滤过率下降；⑧显著的肾生长抑制；⑨进行性肾瘢痕形成或新瘢痕形成。

抗反流的输尿管膀胱再吻合术，或称输尿管膀胱再植术，有多种术式，分为经膀胱外、经膀胱内和膀胱内外联合操作三大类。手术目的都是延长黏膜下输尿管隧道，重建抗反流机制。输尿管膀胱再吻合术多经开放手术完成，近年已有将膀胱充二氧化碳气经腹腔镜完成该手术的报道，远期效果尚待进一步评价。黏膜下隧道长度与输尿管直径之比应为3：1，易于获得抗反流效果。输尿管管径正常或轻度扩张，抗反流手术成功率可达95%。严重输尿管扩张时，末端4 cm需做鼠尾状剪裁缩小口径，便于获得有效黏膜下隧道长度。术后须用抗生素数周，2～4个月做排尿性膀胱尿道造影检查。

新生儿或小婴儿药物治疗感染控制不满意时可做膀胱造口，日后再做输尿管膀胱再吻合及修复膀胱。

O.Donnell及Puri（1984）经膀胱镜注射Teflon在膀胱内输尿管口黏膜下以防反流，获得一定成功，经过随访亦发现一些严重问题如脑栓塞。近年类似方法注射Deflux获得更佳效果，在欧美已广泛应用。对于轻中度反流（Ⅰ、Ⅱ、Ⅲ度反流）可使反流提前消失，避免长期使用预防量抗生素。

六、反流的自然过程

原发性膀胱输尿管反流，一般随年龄增长逐渐好转，可能是因膀胱内输尿管段和三角区肌肉的生长和成熟之故。反流自然消失与小儿的年龄和反流的程度有关。在泌尿系感染被有效控制的前提下，反流自然消失率Ⅱ度为63%、Ⅲ度为53%、Ⅳ度为33%。静脉尿路造影显示正常输尿管口径的小儿，85%原发反流可自然消失。而严重反流随访2年，仅26%有部分或完全消失。Skoog等（1987）报道Ⅰ、Ⅱ、Ⅲ度反流在一长时间的随访中，有完全相同的消失曲线，其中小部分年龄到5岁时，反流已全部消失。也有报道小于5岁的Ⅰ、Ⅱ、Ⅲ度反流，随访5年的自然消失率Ⅰ度为82%、Ⅱ度为80%、Ⅲ度为46%。单侧反流自然消失率是65%，在双侧反流中输尿管无扩张者，自然消失率是50%，有输尿管扩张的仅为9%。感染和肾瘢痕并不直接影响反流的消失，但肾瘢痕多见于严重反流的病例，反流自行消失机会减少。Ⅴ度反流不易自行消失，由于输尿管的严重扩张，常被称为反流性巨输尿管。

第十一节　尿道下裂

尿道下裂（hypospadias）是男性下尿路及外生殖器常见的先天性畸形，尿道口出现在正常尿道口近侧至会阴部途径上，多数病例伴发阴茎下弯。尿道下裂可以是单一的缺陷，也可以是更复杂的问题，如两性畸形的表型部分。在尿道下裂的修复重建中需要多种手术技巧，尿道下裂的外科矫正可以定义为一门需要深入研究的科学和艺术。

一、流行病学

国外报道在出生男婴中发病率为 3.2/1 000，或每 250～300 个男孩中有一个。我国有资料显示在 2 257 个男婴中有 7 个发病（3/1 000）。近年尿道下裂发病率增高，尤其是重度尿道下裂增多，原因不甚明确，考虑可能与广泛使用的农药、增塑剂等，使环境雌激素样物质增多有关。较大的小儿泌尿外科单位尿道下裂已占收治住院患者的 1/3 以上。

二、病因

1. 胚胎学因素

尿道下裂系胚胎期外生殖器发育异常所致。正常的外生殖器在胚胎的第 12 周发育完成。人胚第 6 周时，尿生殖窦的腹侧出现一个突起，称为生殖结节。不久在生殖结节的两侧各发生一个生殖突。在生殖结节的尾侧正中线上有一条浅沟，称为尿道沟。尿道沟两侧隆起部分为尿生殖褶。尿道沟的底部即为尿生殖窦膜，此时仍为未分化期的外生殖器。到第 7、8 周以后开始向男性或女性分化。第 10 周时可分辨胚胎的外生殖器性别。男性外生殖器的发育是在双氢睾酮的作用下，生殖结节增长形成阴茎。尿生殖窦的下端伸入阴茎并开口于尿道沟，以后尿道沟两侧的尿生殖褶由近端逐渐向远端融合，表面留有融合线称为阴茎缝。尿道是由近端向远端闭合形成，尿道外口移到阴茎头冠状沟部。第 12 周时，阴茎头处形成皮肤反折，称为包皮。生殖结节内的间质分化为阴茎海绵体及尿道海绵体。在胚胎期由于内分泌的异常或其他原因致尿道沟融合不全时，即形成尿道下裂。因为尿道远端的形成处于最后阶段，所以尿道口位于阴茎体远端的尿道下裂占比例最大。

2. 基因遗传因素

尿道下裂发病有明显的家族倾向，本病为多种基因遗传，但具体因素尚不清楚。20%～25% 的临床病例中有遗传因素。尿道下裂患者的兄弟也患尿道下裂的概率是正常人的 10 倍。有报道 8% 患者父亲及 14% 患者兄弟中也有尿道下裂。同卵双胎同患尿道下裂并不罕见，报道低体重同卵双胞胎较易患尿道下裂。

3. 内分泌因素

从胎睾产生的激素影响男性外生殖器的形成。由绒毛膜促性腺激素刺激睾丸间质细胞（Leydig cells）在孕期第 8 周开始产生睾酮，到第 12 周达高峰。中肾管（Wolffian duct）的发育依赖睾酮的局部作用，而外生殖器的发育则受双氢睾酮的调节。双氢睾酮是睾酮经 5a 还原酶的作用转化而成。若睾酮产生不足或睾酮转化成双氢睾酮的过程出现异常均可导致生殖器畸形。一般认为正常胎儿与尿道下裂患儿的血清睾酮水平相同，但是尿道口位于阴茎体近端的重度尿道下裂的血清睾酮可能存在生成障碍。男婴生殖器的异常也有可能继发于母亲孕期激素的摄入。

三、临床表现

典型的尿道下裂有三个特点：①异位尿道口：尿道口可异位于从正常尿道口近端至会阴部尿道的任何部位。部分尿道口有轻度狭窄，其远端有黏膜样浅沟。尿道口附近的尿道经常有尿道海绵体缺损呈膜状。若尿道口不易看到，可一手垂直拉起阴茎头背侧包皮，另一手向前提起阴茎腹侧或阴囊中隔处皮肤，可清楚观察尿道口。因尿道口位置异常患儿常须蹲位排尿，尿道口位于阴茎体近端时更明显。②阴茎下弯：即阴茎向腹侧弯曲，多是轻度阴茎下弯。尿道下裂合并明显阴茎下弯约占35%。阴茎下弯可以是胎儿期的表现，随着胎儿生长，大部分阴茎下弯自然矫正。阴茎头与阴茎体纵轴的夹角15°以上在成年后会造成性交困难。导致阴茎下弯的原因，主要是尿道口远端尿道板纤维组织增生，还有阴茎体尿道腹侧皮下各层组织缺乏及阴茎海绵体不对称。③包皮的异常分布：阴茎头腹侧包皮因未能在中线融合，故呈V型缺损，包皮系带缺如，包皮在阴茎头背侧呈帽状堆积。

根据尿道口位置尿道下裂分为四型：Ⅰ°：尿道口位于阴茎头、冠状沟，约占50%；Ⅱ°：位于阴茎体，约占20%；Ⅲ°：位于阴茎阴囊交界部；Ⅳ°：位于会阴部，Ⅲ°、Ⅳ°属重度尿道下裂，约占30%。按此分型，尿道口位于阴茎体远端的病例占大多数。而国内与国外资料不完全符合，重度尿道下裂与合并阴茎下弯比例较高。可能与一部分阴茎头型、冠状沟型尿道下裂病例因不影响站立排尿和结婚生育而未手术矫正有关。

阴茎下弯的程度与尿道口位置并不成比例，有些开口于阴茎体远端的尿道下裂却合并重度阴茎下弯。为了便于估计和评价手术效果，有人提出按矫正下弯后尿道口退缩的位置来分型。

四、伴发畸形

尿道下裂最常见的伴发畸形为腹股沟斜疝及睾丸下降不全，各占约9%。尿道下裂越严重，伴发畸形率也越高。

前列腺囊常伴发于重度尿道下裂，一般认为在会阴型及阴茎阴囊型尿道下裂中的发生率可高达10%～15%。更有人报道会阴型尿道下裂前列腺囊的发生率可达57%。前列腺囊可能是副中肾管（Mnllerian duct）退化不全，或尿生殖窦男性化不全的遗迹，开口于前列腺部尿道的后方。正常人的精阜中央有一小凹陷称为前列腺囊。而尿道下裂合并的前列腺囊拉长、向膀胱后方延伸，形成一个大的囊腔，可能并发感染及结石，也可影响插导尿管。如并发感染，以反复附睾炎最常见。手术前感染症状少，尿道成形术后由于尿道延长，增加了尿道阻力，易伴发附睾炎。排尿性膀胱尿道造影、尿道镜检查、超声及CT可以检出并明确其位置。前列腺囊也可发生在无尿道下裂人群中。

胚胎期上尿路形成在尿道之前，所以临床上尿道下裂单独伴发上尿路畸形并不多见。少数的尿道下裂患者合并肛门直肠畸形、心血管畸形、胸壁畸形，重度尿道下裂病例常合并阴茎阴囊转位，也有合并阴茎扭转及小阴茎、重复尿道等。

五、诊断及鉴别诊断

尿道下裂的诊断一望可知。当尿道下裂特别是重度尿道下裂合并隐睾时要注意鉴别有无性别畸形。进一步检查包括：①体检：观察患者的体形、身体发育、有无第二性征。检查生殖器时注意有无阴道，触摸双侧睾丸大小、表面及质地。②检查染色体：口腔及阴道上皮的X性染色质。正常染色体男性46，XY，女性性染色质阳性率在10%以上，而男性在5%以下。③血游离皮质醇测定，尿17酮、17羟孕酮类固醇排泄量测定等内分泌检查。④腹腔镜性腺探查及活检。另有人尝试做内分泌激素水平、靶器官的功能及性激素转化过程的检查以辅助诊断，但尚在探索中，无明确结论。

需要鉴别的性别畸形有：①肾上腺性征异常（女性假两性畸形）：几乎都是由肾上腺皮质增生引起。外阴检查可见阴蒂增大如尿道下裂的阴茎。尿生殖窦残留，开口前方与尿道相通，后方与子宫相通。染色体核型46，XX，性染色质阳性，血游离皮质醇降低，尿17酮、17羟孕酮增高。②真两性畸形：外观酷似尿道下裂合并隐睾。血游离皮质醇和尿17酮正常，染色体核型半数为46，XX，30%为46，XX/46，XY嵌合体，20%为46，XY。性腺探查可见体内兼有睾丸、卵巢两种性腺成分。③男性假两性畸形：染色体核型为469XY，性染色质阴性，但内外生殖器发育不正常，外生殖器外观可全似男性或女性。④混合性腺发育不全：是新生儿期外生殖器异常第二种常见的病因。最常见的染色体核型为45，XO/46，XY，表现为一侧性腺是正常睾丸，另一侧是原始的条索状性腺。60%的患者在出生时表现为男性化不全、小阴茎或伴尿道下裂，外生殖器对雄激素刺激较敏感。

六、治疗

患者因有阴茎下弯及尿道口位置异常，不能站立排尿，疼性勃起及成年后不能生育，必须手术治疗。手术应于学龄前完成，近年多数作者主张 1 岁后就可手术，因 1 ~ 3 岁间阴茎只长大 0.8 cm，可减少对小儿的心理影响及家长的焦虑。Duckett 认为生后 3 ~ 18 个月是最合适的手术年龄。已发表的手术方法多达 300 余种，至今尚无一种满意的、被所有医师接受的式式。近年趋向一期手术完成，也有人分两期甚至三期手术。最终的结果是最重要的，应追求减少手术次数，达到最好效果。应根据尿道下裂不同的病理缺陷选择有针对性的，并且术者熟练掌握的式式进行矫正。无论何种手术方法均应达到目前公认的治愈标准：①阴茎下弯完全矫正；②尿道口位于阴茎头正位；③阴茎外观满意，包皮分布均匀没有赘皮；④与正常人一样站立排尿，成年后能进行正常性生活。近年有作者要求新成形的尿道外口应与正常人一样为纵行裂隙状，获得更佳外观。

尿道下裂的治疗主要包括阴茎下弯矫正、尿道成形两个步骤。早年主要应用分期手术，近年国内外基本应用一期手术完成。重度尿道下裂合并严重阴茎下弯分期手术仍有一定地位。

阴茎下弯矫正包括两种基本方法：①松解延长腹侧：即横断尿道板，松解阴茎腹侧纤维瘢痕组织；②紧缩背侧：即背侧白膜紧缩。背侧白膜紧缩对矫正轻微阴茎下弯简单有效，松解延长腹侧多可充分矫正明显阴茎下弯，重度阴茎下弯往往从皮肤至海绵体白膜间各层均有短缩，可能联合使用上述两种方法方能矫正满意。术中用弹力带进行阴茎根部阻断，向阴茎海绵体内注射无菌生理盐水做人工勃起试验可以检查阴茎伸直是否满意。

成形尿道材料包括有血液供应和没有血液供应的两类。有血液供应的包括尿道板、阴茎腹侧原位皮肤、尿道口基底矩形皮瓣、包皮岛状皮瓣，阴囊中缝皮肤岛状皮瓣等。阴囊皮肤因有毛发日后易形成结石，处理较为困难，作为修复尿道材料现已很少使用。没有血液供应的包括口腔颊黏膜、膀胱黏膜、游离包皮等游离移植物。公认有血液供应的修复材料应为首选，游离移植物仅用于多次手术失败、阴茎局部没有修复材料的病例。

尿道成形手术中有些经验可以参考：①双极电凝比单极电凝止血组织损伤小，更安全；②合适的情况下使用血管活性药物止血，无持久的组织损伤，比电灼更好；③ 2.5 倍至 3.5 倍的光学放大是尿道下裂修复术的规范使用，尽管有些外科医生更喜欢高达 10 倍放大的手术显微镜；④在有质量良好的硅胶气囊导尿管的情况下，对于多数尿道成形术膀胱造瘘转流尿液与留置导尿管相比没有明显优势。

没有或仅有轻微阴茎下弯的尿道下裂可选式式包括尿道板背侧中线切开腹侧缝合卷管尿道成形术（Snodgrass）、尿道口基底矩形皮瓣尿道成形术（Mathieu）、保留尿道板加盖包皮岛状皮瓣尿道成形术（only island flap）、尿道口前移阴茎头成形（meatal advancement and glanulo plasty，MAGPI）等。必要时可加做背侧白膜紧缩矫正轻度阴茎下弯。

明显阴茎下弯的尿道下裂可选式式包括横裁带蒂包皮岛状皮管尿道成形术（Duckett）、直裁包皮蒂岛状皮瓣尿道成形术（Hodgson）、斜裁带蒂包皮岛状皮瓣尿道成形术（Asopa）、阴囊中缝皮肤岛状皮瓣尿道成形术等，以及近年逐渐少用的各种游离移植物尿道成形如颊黏膜、膀胱黏膜、游离包皮等。重度尿道下裂尿道缺损过长时可用尿道口周围皮肤及尿道板成形部分尿道（Duplay 法），既解决了带蒂包皮成形尿道长度不足的问题，又保护了成形尿道的血液供应，也未增加并发症发生。对于部分重度尿道下裂第一期手术矫正阴茎下弯，第二期手术成形尿道的分期手术仍有意义，一定程度上降低了手术难度，减少术后并发症，缺点是增加手术次数和延长治疗时间。

由于尿道下裂各型差异大，修复要求高，医师需结合患者特点及自己对各种手术的理解和经验，来选择手术方法。

七、术后并发症及治疗

尿道下裂术后最常见的并发症包括尿道瘘、尿道狭窄、尿道憩室样扩张。

尿道瘘是尿道成形术后最多发的并发症，公认的发生率为15%～30%，即使术者技术熟练，其发生率也在5%～10%。进入20世纪90年代后，随着手术经验积累、技术改进，尿道瘘发生率逐步下降，保留尿道板手术的尿道瘘发生率在5%以下，重度尿道下裂，尿道瘘发生率为10%～20%。尿道瘘发生的相关因素有尿道成形材料、局部血液供应、感染、伤口缝合张力、新尿道覆盖层次等原因。大部分尿道瘘在术后第一次排尿时出现，也有小瘘出现较晚者。发现尿道瘘后不要急于处理，手术后6个月以上，局部皮肤瘢痕软化，血液供应重建后再修复。而且小尿道瘘尚有自愈的可能。尿道瘘修补时争取较厚的筋膜层覆盖并转移局部皮肤增加伤口与尿道瘘口距离可提高成功率。长度大于1 cm的尿道瘘常需做尿道成形手术。

尿道狭窄多发生在阴茎头段尿道及吻合口处。术后3个月之内的早期狭窄可试用尿道扩张治疗，也可扩张后放置尿道支架，若无效需手术。可选狭窄段尿道切除吻合，或狭窄段尿道切开造瘘二期再次手术尿道成形。

尿道憩室样扩张多见于Duckett横裁包皮岛状皮瓣管状尿道成形手术的病例。其可能原因有：①继发于远端尿道狭窄；②手术成形的尿道口径过大，或成形尿道过长，扭曲造成排尿时形成局部涡流；③成形尿道没有尿道海绵体，周围组织覆盖薄弱，缺乏支持。上述多种原因导致局部尿道扩张。对继发于尿道狭窄的小的憩室状扩张，在解除狭窄后，大部分可好转。大的憩室状尿道扩张应裁剪扩张的尿道壁，重新成形尿道。需要注意较多患者憩室样扩张尿道的远近端并无狭窄。

第十二节 隐睾

隐睾（cryptorchidism）也称睾丸未降或睾丸下降不全，指睾丸未能按照正常发育过程从腰部腹膜后下降至阴囊。隐睾包括真性隐睾和睾丸异位（即下降异常），真性隐睾中睾丸位于其下降的正常途径上，常伴有腹膜鞘突未闭；睾丸异位指睾丸已经完成它在腹股沟管的下降过程，但未能降至阴囊而位于皮下，最常见的部位是腹股沟外环以外的浅筋膜深部。英文cryptorchidism来源于希腊语"kryptos"和"orchis"，意思分别是"隐藏"和"睾丸"的意思。隐睾如不治疗导致不育和发生睾丸癌的机会较正常增加4～5倍。双侧隐睾的男性大多不育。

一、发生率

隐睾发生率在出生体重小于900 g早产儿为100%，足月新生儿约为4%，1岁约为1%，成年人约为0.7%。隐睾可分单侧和双侧，双侧隐睾占1/3，发生在右侧的占70%。隐睾的位置可位于腹内（8%）、腹股沟管（72%）和阴囊上方（20%）。隐睾的发生率在生长发育中逐渐降低，表明出生后隐睾仍可继续下降。但1岁后，继续下降的机会明显减少。

二、胚胎学

1. 隐睾发育胚胎学

睾丸起源于胚胎后腹膜中线旁的尿生殖嵴。HY基因是形成男性性征的遗传基因，在胚胎第5～6周时，生殖上皮从胚胎卵黄囊壁移向生殖嵴形成原始生殖腺。到第7周时，若受精胚为异配型，即XY型，则有HY的表达，诱导原始生殖腺的皮质退化，髓质发育成睾丸。第8周时胚胎睾丸开始分泌睾酮和苗勒氏管抑制物质（Mullerian inhibitor substance，MIS）。睾酮由胚胎睾丸间质细胞分泌，受HCG调节，促使Wolffian管发育成附睾、精索等；MIS由胚胎睾丸支持细胞分泌而使副中肾管退化。胚胎第8～16周外生殖器开始发育，在外生殖器官组织内睾酮经5α-还原酶转化成双氢睾酮而促使男性外生殖器进一步发育，这时睾丸在腹股沟内环以上发育，同时Wolffian管衍生的睾丸血管、输精管、附睾、射精管及阴囊逐步发育。胚胎第7个月时睾丸血管和精索及睾丸系带迅速增大，睾丸很快通过腹股沟管而降至阴囊，睾丸下降以后，睾丸系带萎缩。

2. 睾丸下降过程

睾丸的下降过程包括两个阶段，经腹移行阶段和经腹股沟到阴囊阶段。在第一阶段，睾丸靠肿胀的睾丸引带固定在腹股沟区预防睾丸随着胚胎的增大而上升；在第二阶段，在睾丸引带的引导下，睾丸从腹股沟区降至阴囊。该过程人类出生时完成。两个阶段受不同的激素调节。动物研究显示睾丸经腹腔下降阶段主要受胰岛素样激素 3（insulin-like hormone 3，INSL3）影响，而从腹股沟下降到阴囊阶段主要受男性激素的影响。

三、病因学

隐睾的病因尚不完全清楚，目前认为隐睾的病因与内分泌、遗传和物理机械等多因素有关。

1. 内分泌失调和遗传因素

下丘脑 - 垂体 - 睾丸轴失衡、睾丸分化异常、雄激素、抗 Mtiller 管激素、INSL3 缺乏或不敏感均可引起隐睾。家族性隐睾也有报道。常染色体和性染色体的异常可引起隐睾的发生。

2. 影响睾丸下降的物理机械因素

（1）睾丸引带的牵引作用：引带近端附着于睾丸和附睾，其末端呈带状。由于阴囊是由下腹壁向外突起而形成，因此，引带的主干末端主要附着于阴囊底部；另有部分引带附着于耻骨结节、会阴部或股内侧部，为其相应的分支。在腹股沟和阴囊之间占据一定空间。胚胎第 7 个月时，睾丸的发育使其周围组织形态上出现明显改变，除引带肿胀外，精索肌管也延长增粗呈曲张状。之后，肿胀的引带开始退变、收缩，睾丸即沿着引带扩张过的腹股沟管，经内环，出外环。在绝大多数情况下，出了外环的睾丸，沿着引带末端的阴囊分支而进入阴囊底部。如睾丸下降停留在腹股沟管内环、腹股沟管外环，则可发生不同程度的下降不全。如睾丸未降至阴囊底部，而沿睾丸引带末端的其他分支下降至耻骨部、会阴部或股部，则成为异位睾丸。

（2）腹内压力有助于睾丸降至阴囊中：该观点认为腹内压增高是造成睾丸离开腹部进入腹股沟管的原始动力。

（3）解剖障碍：睾丸需要在鞘状突完全降入阴囊底部后而降入阴囊。隐睾并发鞘状突未闭和鞘状突终止于耻骨结节或阴囊上方者相当多见，提示鞘状突附着异常可能阻碍了睾丸的下降；此外，异常的引带残余或筋膜覆盖阴囊入口都可阻止睾丸下降。

四、病理

1. 大体病理

隐睾睾丸常有不同程度的发育不良，体积明显小于健侧，质地松软。少数高度萎缩甚至消失，仅见精索血管残端。部分睾丸、附睾和输精管发育畸形，常见附睾的异常有：①附睾缺如；②附睾头与睾丸分离，附睾体有纤维组织与睾丸连接；③附睾中部闭锁，呈纤维索状；④附睾尾部闭锁；⑤附睾尾与睾丸连接，附睾头游离；⑥附睾与睾丸完全分离（图 10-6）。

2. 组织病理

无论光镜和电镜检查，隐睾睾丸在出生后的第二年起就有明显改变。主要表现为生殖细胞发育的障碍，间质细胞数亦有减少。组织学变化主要有曲细精管变小，精原细胞减少，生精少，小管周围胶原组织增生，间质细胞减少。电子显微镜观察的变化有：①细胞内线粒体破坏；②细胞质和内质网中缺乏核糖体；③精细胞和支持细胞中胶原纤维增加。

隐睾的病理改变随年龄增大而愈加明显。位置越高，病理损害越严重，越接近阴囊部位，病理损害就越轻微。如果是单侧隐睾，对侧正常下降至阴囊的睾丸可能也有病理性改变（交感性病变）。即使是双侧隐睾，仍有一定量的雄激素产生，可维持男性第二性征的发育，很少影响成年后的性行为。

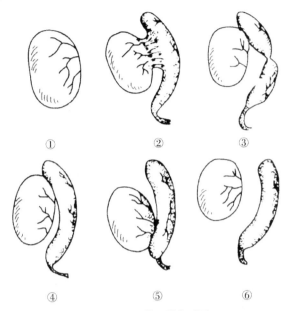

图 10-6　常见附睾畸形

①附睾缺如；②附睾头与睾丸分离，附睾体有纤维组织与睾丸连接；③附睾中部闭锁，呈纤维索状；
④附睾尾部闭锁；⑤附睾尾与睾丸连接，附睾头游离；⑥附睾与睾丸完全分离

五、分类

根据隐睾的发病原因，隐睾的位置和性质有多种分类方法。有根据体格检查时能否用手触及睾丸，将隐睾分为可触及睾丸和不可触及睾丸两类。临床较实用的分类方法为：

1. 回缩性睾丸

回缩性睾丸指睾丸提睾肌过于活动，睾丸可回缩至阴囊以上位置，但夜间休息及检查中用手可将睾丸置于阴囊中。这种患者不用治疗，青春期后睾丸位置和大小均正常，生育力同正常人。

2. 真性隐睾

①腹内高位隐睾；②腹股沟隐睾；③阴囊高位隐睾；④滑动性隐睾。

3. 异位睾丸

异位睾丸指睾丸位于阴囊以外，如耻骨上方、大腿股部、会阴部、阴茎根部及横位异位（图 10-7）。

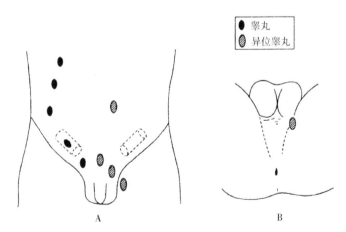

图 10-7　隐睾及异位睾丸位置示意图

A 图：正面观，实心影为常见隐睾的位置，分为腹内高位、腹股沟隐睾和阴囊高位、滑动性隐睾；空心影为异位睾丸常见位置，如耻骨上力，大腿股部、会阴部、阴茎根部以及横位异位等。B 图：左侧异位睾丸位于股部。

六、临床表现

隐睾可发生于单侧或双侧，以单侧较为多见。单侧隐睾者，右侧的发生率略高于左侧。除较大儿童偶诉有短暂胀痛或并发症外，多数隐睾患儿一般并无自觉症状。临床主要表现为患侧阴囊发育差，阴囊空虚，扪不到睾丸。有时可于腹股沟部或阴囊外会阴部扪及睾丸，一般较正常小，局部可见隆起。隐睾常伴有患侧鞘状突未闭，可表现为鞘膜积液或腹股沟斜疝。肠管疝发生嵌顿者并不少见，且容易引起肠坏死；也可压迫精索血管，使隐睾进一步萎缩，严重者导致睾丸梗死。隐睾常见并发症和伴发畸形如下：

1. 生育能力下降或不育

阴囊的温度略低于体温，适宜正常睾丸内生殖细胞的发育。睾丸在腹腔或腹股沟内，温度与体温相同，不适宜生殖细胞的发育，因而睾丸组织结构发育也较差。双侧隐睾患者如不及时治疗常导致无精症，使多数患者不育。一侧隐睾，另一侧睾丸正常，可维持正常或接近正常的生理功能。单侧隐睾如不治疗30% 以上患者不育。

2. 睾丸损伤

处在腹股沟管内或耻骨结节附近的睾丸，比较表浅、固定，容易受到外力的直接损伤。

3. 隐睾扭转

未降睾丸发生扭转的概率较阴囊内睾丸高20 多倍。右侧腹内隐睾扭转，其症状应与体征颇似急性阑尾炎鉴别，如阴囊内有正常睾丸，即可除外隐睾扭转。

4. 隐睾恶变

隐睾恶变成睾丸肿瘤概率比正常睾丸高10 多倍。隐睾恶变的发病年龄多在30 岁之后。2 岁以前行睾丸固定术，而后发生恶变率，比年龄较大时手术低得多。

5. 隐睾伴发异常

隐睾可以是一个单发疾病，也可以伴有其他的泌尿生殖系统异常，伴有其他内分泌疾病和遗传疾病，伴有输精管和附睾畸形最为多见。

6. 精神损伤

睾丸位置异常在大龄儿童常引起自卑感。

七、诊断

诊断并不困难，根据临床表现和体格检查基本可以确诊。

单侧者，患侧阴囊扁平、发育差、不对称。双侧者阴囊发育更差，甚至无明显阴囊。触诊患侧阴囊空虚，无睾丸。但应注意，阴囊内未扪及睾丸者，并非都是隐睾。应注意与回缩性睾丸和滑动性睾丸鉴别。睾丸可以推入阴囊内；松手后可在阴囊内停留一段时间者为回缩性睾丸，属生理现象；睾丸推入阴囊，松手后立即退回原位则为滑动性睾丸，属隐睾。

患者检查体位一般取平卧位，可略微弯曲膝关节，以使腹肌放松，仔细触摸腹部、腹股沟部、会阴部和阴囊，必要时可取两腿交叉的坐位，这样可以阻止提睾肌收缩。为了提高诊断准确率，房间和检查者的手要温暖，尽可能让患儿腹部肌肉放松。任何冷刺激都可以引起提睾肌收缩，而影响诊断准确性。小儿因提睾肌反射比较活跃，受到某些刺激，如寒冷或惊吓后，提睾肌收缩，可将本来位于阴囊内的睾丸提至阴囊近端，甚至进入腹股沟管内，临床表现颇似隐睾。热水盆浴常有助于鉴别可回缩的睾丸和真性隐睾。回缩睾丸在热水盆浴时睾丸常能降入阴囊，真性隐睾则不能降入阴囊。

经过仔细反复检查，大多数隐睾可在腹股沟区被扪及，压之有胀痛感，可与腹股沟淋巴结区别。隐睾的体积一般较对侧阴囊内睾丸为小。随着年龄增大，差别也逐渐明显。少部分隐睾在触诊时难以触及，但这并不意味着这些隐睾位于腹内。触不到睾丸的隐睾约80% 手术中可在腹股沟管内或内环附近被发现。如为一侧找不到睾丸，称为单睾或单侧睾丸缺如，发生率占隐睾手术探查的3% ~ 5%。若双侧隐睾经探查，均未能发现睾丸，称为无睾畸形，20 000 个男性中仅有1 例。

八、辅助检查

1．B 型超声检查

此检查是目前临床摸不到睾丸常用隐睾定位检查方法。

2．绒毛膜促性腺激素（HCG）刺激试验

此检查用于临床检查常常摸不到睾丸、腹内高位睾丸或者睾丸缺如的鉴别诊断。方法为注射 HCG 1 500 IU，隔日 1 次，共 3 次，注射前后检查血清中睾酮水平，如果注射后血清睾酮水平升高，表示有功能性睾丸组织存在。

3．腹腔镜

腹腔镜已广泛用于腹内隐睾诊断和治疗。摸不到的隐睾用腹腔镜检查临床可有三种发现：①在腹股沟内环以上看到精索血管和输精管盲端，缺乏睾丸；②正常精索进入腹股沟管内环；③腹内睾丸。

4．CT 和 MRI

CT 和 MRI 近年也用于腹内隐睾的定位诊断，均有相当高的准确性。

九、治疗原则和指征

隐睾诊断明确后应尽早治疗，使处于不正常位置的睾丸降至正常阴囊位置。阴囊因其构造特殊，具有良好的散热作用，温度一般低 GF 于腹腔温度约 2 ℃，是睾丸发育最理想的部位。睾丸下降到阴囊后除了可以增加生精能力外，还可以解除儿童及家长的心理压力和早期发现恶变的睾丸。生后 6 个月如睾丸仍未下降，则自行下降的机会已经极少。1 岁以内患儿可用激素治疗。激素治疗无效和就诊年龄超过 1 岁者应行睾丸固定手术治疗。隐睾治疗须在 2 岁以前完成。

1．激素治疗

生后 6 个月仍为隐睾者，就应开始进行 HCG 治疗。HCG 主要成分是黄体生成激素（LH），LH 刺激间质细胞，产生睾酮，睾丸内的睾酮浓度升高，使生殖母细胞转变为 Ad 型精原细胞。HCG 有一定副作用，如阴茎增大、睾丸胀痛，如果剂量掌握不当，或较长期使用，可导致骨骺早期愈合等；也可用黄体生成激素释放激素（LHRH）或称促性腺激素释放激素（GnRH）治疗，副作用小。

应用 HCG 的剂量：每周 2 次，每次 1 000 ~ 1 500 IU，肌内注射，连续 9 次为一疗程。LHRH 已可采用鼻黏膜喷雾给药，每侧鼻孔 200 μg，每天 3 次，每天总量 1.2 mg，连续 28 天。手术前后应用 LHRH 可以改善隐睾组织学结构。激素治疗效果与隐睾所处位置密切相关，位置越低，疗效越好。

2．睾丸固定术

睾丸固定术是隐睾的主要治疗疗法，在手术治疗的同时还可以治疗合并的腹股沟疝。

（1）标准手术治疗：主要步骤包括腹股沟斜切口，修补疝囊并游离睾丸及精索，再将睾丸置入阴囊中并同定，术中注意固定睾丸后精索无张力，保证睾丸血运。

（2）Fowler-Stephen 手术：为切断精索血管、下移睾丸的手术，适用于部分腹内高位隐睾和输精管较长且弯曲在腹股沟管者。

（3）分期手术：即第一期切断精索血管，第二期移下睾丸。

（4）睾丸自体移植手术：少数高位腹内隐睾可切断精索血管，将精索内动脉和静脉与腹壁下深动脉和静脉吻合及置睾丸于阴囊中。

（5）腹腔镜治疗：尤其适用于高位隐睾患者。用腹腔镜先在腹膜后沿睾丸血管解剖位置找睾丸血管，沿精索血管可找到位于腹内或者腹股沟内环处睾丸，如果沿精索血管见到血管盲端可以确定是睾丸缺如，如果盲端有结节应切除并送病理检查。检查中如果观察到高位腹内隐睾及很长的输精管，精索无法游离下拉睾丸时可作 Fowler-Stephen 手术，也可行分期睾丸固定术第一期手术，即分离、钳夹并切断精索血管，留待以后作第二期睾丸固定术。

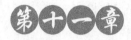

第十一章

儿科神经系统疾病

第一节　脑积水

一、定义

脑积水（hydrocephalus）是指过多的脑脊液在脑室和蛛网膜下隙内积聚。其原因是脑脊液的产生和吸收之间失去平衡所致的脑室系统或蛛网膜下隙扩大而积聚大量脑脊液。通常是由于脑脊液循环通道上的阻塞，使脑脊液不能达到其吸收部位或吸收部位发生障碍，极为罕见的是由于脉络丛乳头状瘤等所引起的脑脊液分泌过多所致。若大量脑脊液积聚在大脑半球表面蛛网膜下隙，则称为硬膜下积液。脑室系统内过多的液体积聚称为脑室内脑积水。儿童脑积水（hydrocephalus in children）多见于新生儿及婴儿，常伴有脑室系统扩大，颅内压增高及头围增大。

二、分类

1. 按颅内压高低分类

按照颅内压高低可分为高压力性脑积水及正常压力性脑积水，前者又称进行性脑积水，是指伴有颅内压增高的脑积水；后者又称低压力性脑积水或脑积水性痴呆，虽有脑脊液在脑室内积聚过多或脑室扩大，但颅内压正常。

2. 按脑积水发生机制分类

按照脑积水发生机制分为梗阻性脑积水及交通性脑积水两类，前者又称非交通性脑积水，是由于脑脊液循环通路发生障碍，即脑室系统及蛛网膜下隙不通畅引起的脑积水；后者又称特发性脑积水，脑室系统与蛛网膜下隙通畅，而是由于脑脊液的产生与吸收平衡障碍所致。

3. 按脑积水发生的速度分类

按照脑积水发生的速度分为急性和慢性脑积水两类，急性脑积水是由突发的脑脊液吸收和回流障碍引起，急性脑积水常见于脑出血、脑室内出血、感染或颅内占位性病变所致中脑导水管及第三、第四脑室的迅速梗阻；慢性脑积水是最常见的脑积水形式，当引起脑积水的因素为缓慢发生且逐渐加重时，均可发生慢性脑积水。在梗阻引起脑积水数周后，急性脑积水可转变为慢性脑积水。

三、发病率

据 WHO 在 24 个国家的统计结果，新生儿脑积水的发病率为 0.87/1 000，在有脊髓脊膜膨出史的儿童中，脑积水的发生率为 30% 左右。

四、病因

脑积水可以由下列三个因素引起：脑脊液过度产生、脑脊液的循环通路梗阻以及脑脊液的吸收障碍。先天性脑积水的发病原因目前多认为是脑脊液循环通路的梗阻。造成梗阻的原因可分为先天性发育异常与非发育性病因两大类。在先天性脑积水中，先天性发育异常约占 2/5，而非发育性病因则占 3/5。

（1）先天性发育异常：

①大脑导水管狭窄、胶质增生及中隔形成：以上病变均可导致大脑导水管的梗死，这是先天性脑积水最常见的原因，通常为散发性，性连锁遗传性导水管狭窄在所有先天性脑积水中仅占 2%。

② Arnold Chiari 畸形：因小脑扁桃体、延髓及第四脑室疝入椎管内，使脑脊液循环受阻引起脑积水，常并发脊椎裂和脊膜膨出。

③ Dandy Walker 畸形：由于第四脑室中孔及侧孔先天性闭塞而引起脑积水。

④扁平颅底：通常合并 Arnold Chiari 畸形，阻塞第四脑室出口及环池，引起脑积水。

⑤其他：无脑回畸形、脑穿通畸形、软骨发育不良、Dandy Walker 综合征及第五、第六脑室囊肿等均可引起脑积水。

（2）非发育性病因：

①新生儿缺氧和产伤所致的颅内出血、脑膜炎继发粘连是非发育性先天性脑积水的常见原因。

②新生儿颅内肿瘤和囊肿，尤其是颅后窝肿瘤常导致脑积水。

③各类颅脑损伤导致的颅内出血都有可能使脑脊液的循环通路阻塞，从而出现继发性脑积水。

（3）脉络丛乳头状瘤可使脑脊液分泌异常增多，也可产生脑积水。

（4）由于脑脊液吸收障碍而形成的脑积水在儿童较为罕见。

五、病理

主要表现为脑室系统由于脑脊液的积聚而扩张，室管膜细胞的侧突肿胀、伸长，随着脑室壁的进一步受牵拉，室管膜逐渐消失，脑室周围呈星形细胞化或胶质瘢痕形成。脑室进一步扩大，可使脑脊液进入室周组织而引起白质水肿。这时即使行脑脊液分流术，使脑室恢复到正常大小，脑组织在组织学上的改变已不能恢复。

在大体解剖上，当脑脊液容量增加时，脑组织的弹性减少。若脑积水进一步发展，大脑皮层受压变薄，继发脑萎缩。第三脑室的扩张可使下丘脑受压而萎缩，中脑受压则使眼球垂直运动发生障碍，出现临床所见的"日落"征。第四脑室受阻的病例，可出现脊髓中央管扩大，脑脊液可经终池流入脊髓蛛网膜下隙。

六、症状

1. 婴儿期表现

（1）头颅形态的改变：表现为在婴儿出生后数周或数月内头颅进行性增大，前囟也随之扩大和膨隆。头颅的外形与脑脊液循环的阻塞部位紧密相关。中脑导水管阻塞时，头颅的穹隆扩张而后颅窝窄小，蛛网膜下隙阻塞时整个头颅对称性扩大，第四脑室的出口阻塞，常引起后颅窝的选择性扩大。头颅与躯干的生长比例失调，由于头颅过大过重而垂落在胸前。颅骨菲薄头皮有光泽，浅静脉怒张。头颅与脸面不相称，头大面小，前额突出，下颌尖细。

（2）神经功能缺失：随着脑积水的进一步发展，可使第三脑室后部的松果体上隐窝显著扩张，压迫中脑顶盖部或由于脑干的轴性移位，产生类似帕里诺（Parizlaud）眼肌麻痹综合征，即上凝视麻痹，使婴儿的眼球上视不能，出现所谓的"日落"征。第六对脑神经的麻痹常使婴儿的眼球不能外展。由于脑室系统的进行性扩大，使多数病例出现明显的脑萎缩，在早期尚能保持完善的神经功能，到了晚期则可出现锥体束征、痉挛性瘫痪、去脑强直等。智力发育也明显比同龄的正常婴儿差。

（3）颅内压增高：随着脑积水的进行性发展，颅内压增高的症状逐渐出现，尽管婴儿期的颅缝具有缓冲颅内压力的作用，但仍然是有限度的。婴儿期颅内压力增高的主要表现是呕吐，由于婴儿尚不会说话，常以抓头、摇头、哭叫等表示头部的不适和疼痛，病情加重时可出现嗜睡或昏睡。

2. 儿童期表现

儿童期由于骨缝的闭合，脑积水的临床表现与婴儿期迥然不同，根据脑积水发生的速度，可分为急性脑积水、慢性脑积水、正常颅内压脑积水和静止性脑积水四种。

（1）急性脑积水：脑脊液循环通路的任一部位一旦发生梗阻，最快者可在数小时内出现颅内压增高的症状，主要表现为双侧额部疼痛、恶心、呕吐等。有的可出现短暂或持久性视力障碍。由于患儿颅缝已经闭合，且处于急性发作期，颅内的代偿能力差，较易出现意识障碍，若不及时抢救可发生脑疝而死亡。

（2）慢性脑积水：脑积水发生的速度较缓慢，颅内尚有一定的代偿能力，如通过需缝分离、脑组织的退缩和脑室系统的扩大，使颅内能容纳更多未被吸收的脑脊液，因此，临床表现以慢性颅内压增高为其主要特征，可出现双侧颜部或全颅疼痛、恶心、呕吐、视神经盘水肿或视神经萎缩，智力发育障碍等。随着脑室的进行性扩张，使脑室周围的皮层脊髓束的传导纤维牵拉受损，出现步态和运动功能障碍。若第三脑室过度膨胀扩张，可使垂体、下丘脑及松果体受压，因而出现内分泌异常，包括幼稚型、脑性肥胖症和性早熟等。

（3）正常颅内压脑积水：属于慢性脑积水的一种状态。其特点是脑脊液压力已恢复至正常的范围，但脑室和脑实质之间继续存在着轻度的压力梯度（压力差），这种压力梯度可使脑室继续扩大并导致神经元及神经纤维的损害。临床的主要表现为：①头围在正常值的局限或略超过正常值；②精神运动发育迟缓；③智力下降、学习能力差；④轻度痉挛性瘫痪。

（4）静止性脑积水：是脑积水发展到一定程度之后自动静息的一种状态。其主要特点是脑脊液的分泌与吸收趋于平衡已恢复正常，脑室和脑实质之间的压力梯度已消失，脑室的容积保持稳定或缩小，未再出现新的神经功能损害，精神运动发育随年龄增长而不断改善。

七、体征

小儿脑积水的临床特点是头围增大，正常新生儿头周围径为 33 ~ 35 cm，6 个月为 44 cm，1 岁为 46 cm，2 岁为 48 cm，6 岁为 50 cm。当头围明显超出其正常范围或头围生长速度过快时，应高度怀疑脑积水的可能。头围测量的方法是取前额平眉与枕外粗隆之间的周边长度。若出生后一年中的任何一个月内，头围增长的速度超过 2 cm 者，应高度怀疑脑积水。头部叩诊常可听到破壶音（Macewea 征），头颅透光试验可见广泛的透光区。若头围迅速增大，头与脸面不相称，前囟隆起，并出现"日落"征者，诊断即可成立。对于较大的儿童，若出现视神经盘水肿，同时伴有头痛和呕吐等颅内压增高的症状时，也应高度怀疑脑积水，但必须与颅内肿瘤引起的颅内压增高鉴别，后者常可出现定位体征。

较大患儿可表现为精神不振、易激惹、抽风、眼球震颤、共济失调、四肢肌张力高或四肢轻瘫等。重度脑积水中，视力多减退，甚至失明，眼底可见视神经继发性萎缩。晚期可见生长停顿、智力下降、锥体束征、痉挛性瘫痪、去脑强直、痴呆等。

部分患儿由于极度脑积水大脑皮层萎缩到相当严重的程度，但其精神状态较好，呼吸、脉搏、吞咽活动等延髓功能无障碍，视力听力及运动也良好。

少数患儿在脑积水发展到一定时期可自行停止，头颅不再继续增大，颅内压也不继续增高，称为"静止性脑积水"。但自然停止的机会较少，大多数是症状逐渐加重，只不过是有急缓之差。最终往往由于营养不良、全身衰竭、合并呼吸道感染等并发症而死亡。

先天性脑积水可合并身体其他部位的畸形，如脊柱裂、脊膜膨出及颅底凹陷症等。

八、辅助检查

脑积水的辅助检查有许多种，包括头颅 X 线片、前囟穿刺、侧脑室 – 腰穿双重穿刺试验、脑脊液酚红试验、脑室或气脑造影、颈动脉造影、放射性核素扫描等。但是，由于上述检查的局限性和有创性，自从 CT 问世以来，已逐步为临床医师所放弃。特别是对于儿童，更加不主张进行有创检查。所以，在临床上脑积水的辅助检查首选头颅 CT，有条件的行头颅 MRI 检查更好。

1. 颅脑 CT

颅脑 CT 能准确地观察有无脑积水、脑积水的程度、梗阻部位、脑室周围水肿等，且可反复进行动态观察脑积水的进展情况，为判断疗效及预后提供必要的客观指标。颅脑 CT 判断有无脑积水以及脑积水的程度目前尚无统一的可靠指标。1979 年 Vassilouthis 提出采用脑室 – 颅比率为侧脑室前角后部（尾状核头部之间）的宽度与同一水平颅骨内板之间的距离之比，若脑室 – 颅比率小于 0.15 为正常，若脑室 – 颅比率在 0.15 ~ 0.23 为轻度脑积水，若脑室 – 颅比率大于 0.23 为重度脑积水。颅脑 CT 能够明确许多后天性梗阻病因：

（1）脑室内梗阻性脑积水：一侧室间孔阻塞（室间孔闭锁）而引起单侧脑积水或不对称性脑积水时，则导致该侧脑室扩张；当双侧室间孔或三脑室孔阻塞而引起对称性脑积水时，则双侧脑室扩张。

（2）若导水管阻塞（导水管狭窄）可引起侧脑室和第三脑室扩张，而第四脑室的大小和位置一般正常。

（3）第四脑室出口处梗阻（侧孔和正中孔闭锁）则引起全脑室系统特别是第四脑室扩张，如第四脑室囊性变以及 Dandy Walker 囊肿。

2. 颅脑 MRI 检查

磁共振检查是目前最理想的诊断方法，除具备 CT 检查的一切优点和功能外，还可看颅内一切结构的清晰图像，使一些脑积水的病因和病理状态一目了然。脑积水的 MRI 表现为脑室系统扩大，其标准与 CT 相同。在 MRI 上可根据以下表现来判断有无脑积水：①脑室扩大程度与蛛网膜下隙的大小不成比例；②脑室额或颞角膨出或呈圆形；③第三脑室呈气球状，压迫丘脑并使下丘脑下移；④胼胝体升高与上延；⑤脑脊液透入室管膜的重吸收征等。

九、诊断

诊断典型的先天性脑积水，根据病史、临床表现、头颅增大快速等特点结合头颅 CT 或 MRI 等影像学表现，一般诊断不难。但对于早期不典型脑积水，需要与下列病症相鉴别：

（1）慢性硬膜下积液或血肿：常有产伤史，病变可为单侧或双侧，常有视盘水肿，落日征阴性。前囟穿刺硬膜下腔吸出血性或淡黄色液体即可明确诊断。

（2）新生儿颅内肿瘤：新生儿颅内肿瘤常有头围增大或继发性脑积水，头颅 CT 扫描及 MRI 可确诊。

（3）佝偻病：头围可增大呈方形颅，前囟扩大，张力不高。

（4）先天性巨颅症：无脑积水征，落日征阴性，脑室系统不扩大，无颅内压增高，CT 扫描可确诊。

十、治疗

脑积水的治疗主要是手术治疗。除了少数病例系因肿瘤阻塞脑脊液通路需行肿瘤切除外，国内外历来的手术方法都是针对脑脊液的循环而设计的。

先天性脑积水的手术适应证目前尚无统一标准，但多数学者都认为应早期采取手术治疗。患儿大脑皮质厚度不应小于 1 cm，合并其他脑与脊髓严重先天畸形者应谨慎手术。术前应明确脑积水的类型、梗阻部位等。脑积水的外科治疗迄今已超过一个世纪，手术方法各种各样，大致可分为以下三种类型：

（1）病因手术治疗：针对引起脑积水的病因手术，如大脑导水管狭窄或形成扩张术。Dandy Walker 畸形行第四脑室正中孔切开术，扁平颅底和 Arnold Chiari 畸形行后颅窝和上颈髓减压术，脉络丛乳头状瘤切除术等。

（2）脉络丛电灼术：1922 年 Dandy 提出应用脑室内镜行脉络丛电灼术，以后 Puteman、Stkey、Scarff 和北京儿童医院的张金哲等都应用过此术式，并有相应的改良。但因总的效果不稳定，到 20 世纪 50 年代后即不再应用。

（3）脑脊液分流术：即将脑脊液通路改变或利用各种分流装置将脑脊液分流到颅内或颅外其他部位去。脑脊液分流术又分为颅内分流术和颅外分流术两类，颅内分流术主要用于脑室系统内阻塞引起的脑积水，颅外分流术适用于阻塞性或交通性脑积水。

十一、脑脊液分流手术

脑脊液分流手术是治疗各种类型脑积水的有效方法。100余年来，各国学者尝试了许多种分流方法，如侧脑室－枕大池分流术、第三脑室造瘘术、大脑导水管成形术或扩张术、侧脑室－环池造瘘术、侧脑室－胼胝体周围脑池分流术、侧脑室－腹腔分流术、侧脑室－蛛网膜下隙分流术、侧脑室－输卵管分流术或腰蛛网膜下隙－输卵管分流术、腰蛛网膜－大网膜囊分流术、侧脑室／腰蛛网膜下隙－右心房／上腔静脉分流术、侧脑室－淋巴管分流术、侧脑室－胸膜腔分流术、侧脑室－静脉窦分流术等。但是，由于许多种分流方式在理论上可行，而应用到临床则面临着手术打击大、成功率低、并发症多、手术死亡率高等问题，难为广大临床医生所接受。

目前，实际效果最佳，死亡率及并发症都最低的为"侧脑室－腹腔分流术"。随着分流装置及手术的改进，国内外临床医师已普遍采用侧脑室－腹腔分流术治疗各种类型的脑积水。

十二、侧脑室－腹腔分流术

1905年Kamek首先施行侧脑室－腹腔分流术，但未成功。1908年Cushing对12例脑积水患者进行腰蛛网膜下隙－腹腔分流术，其中2例发生肠套叠而死亡。1910年Hartwell首先报道1例侧脑室－腹腔分流术治疗脑积水获得成功。1914年Heile首先报道采用静脉和橡胶管作为分流材料，但未获成功。

1929年Davidoff在实验中采用自体移植皮管做腰蛛网膜下腔－腹腔分流术，但未应用于临床。半个多世纪前由于缺乏单向引流的分流装置，手术效果均不佳；直到50年后高分子医用材料研制成功，才使脑室－腹腔分流术取得成功。1963年Scarff总结230例此类手术，55%脑积水得以控制，但58%的患者分流管阻塞，死亡率为13%。近年来，侧脑室－腹腔分流术1年以上良好效果者达70%以上，手术死亡率已降至0%～4.7%。

随着分流管及手术技术的改进，如抗虹吸阀门的设计能防止颅内压过度下降；腹腔导管置于肝脏上以防止导管被大网膜和小肠阻塞、微孔过滤器的应用以防止肿瘤通过脑脊液播散等，使手术死亡率大大降低，近年来已降低近于零。

侧脑室－腹腔分流术是将带有活瓣分流装置的脑室管插入侧脑室枕角或额角，腹腔管的插入借助于隧道套管探针，经头皮切口皮下由头、颈、胸，最后到达腹部的皮下隧道，将导管末端置于腹腔的肝脏表面或直肠膀胱凹内。

侧脑室－腹腔分流术的并发症发生率为24%～52%，其中各种并发症如下：

（1）分流管阻塞：发生率为14%～58%，是分流失败的最常见的原因，脑室端阻塞多为脑组织、血块及脉络丛引起。腹腔端阻塞主要因大网膜包绕、管端周围炎症及异物等，在这种情况下，多需要再次手术更换分流管。

（2）感染：发生率为12%，包括腹膜炎、分流管皮下通道感染、脑脊液漏继发感染等。1975年Leibrock曾报道1例在分流术后，发生表现极似阑尾炎的腹膜炎。文献报道的大多数致病菌为表皮葡萄球菌和金黄色葡萄球菌。目前，对于分流感染尚未令人满意的处理方法，大多数神经外科医师承认必须除去已经感染的分流装置。常见公认的治疗方法包括除去感染的分流装置，并立即重新插入新的分流装置或除去感染的分流装置，施行脑室引流，感染控制后随即插入新的分流装置。

（3）分流装置移位：最常见的是腹腔导管自腹部切口外脱出，其次有分流装置进入胸部、头皮下、硬膜内或脑室内。

（4）腹部并发症：侧脑室－腹腔分流术的腹部并发症较多。文献报道导管脐孔穿出、腹腔积液、脐孔漏、导管进入阴囊内、胸膜积液、腹痛、大网膜囊肿扭转、腹腔假性囊肿、假性肿瘤、阴道穿孔、小肠穿孔、结肠穿孔、肠扭转、肌内囊肿、导管散落、肠套叠等。

（5）颅内血肿：Aodi报告120例脑室－腹腔分流术中，发生大块颅内血肿及脑室内出血3例（2.5%）、慢性硬膜下血肿（1.7%）；硬膜下血肿在带阀门分流管的病例中，发生率为5%，无阀门者更高。

（6）裂隙脑室综合征：发生率为 1.6%，多发生在没有抗虹吸装置的分流病例中，因直立时脑室内压低于大气压，导致分流过度，造成引流管周围脑室塌陷，其结果造成分流系统不可逆的梗阻，使颅内压急剧升高。裂隙状脑室没有满意的处理办法，调换中等压的分流瓣膜为高压分流瓣膜，或颅下减压可有帮助。

（7）颅脑不称（比例失调）：分流术后脑室缩小，致使膨隆的颅盖和脑的凸面之间形成无效腔，该腔常常由脑脊液填充。由颅脑不对称面构成的无效腔，随着颅缝和囟门以及脑的逐渐增长，此腔逐渐缩小。

（8）孤立性第四脑室：当脑室系统邻近的导水管萎陷，而四脑室仍保持扩张，孤立性的扩张被认为是由导水管和四脑室出口的炎性梗阻所致。脑脊液引流只来自幕上的分隔间隙，形成双分隔间隙的脑积水，可出现小脑上蚓部突然向上涌入小脑幕切迹的危险。在这种情况下，或者另外插入一个分流管进入四脑室（双分流），或者四脑室开口，用强制性的措施对孤立性四脑室减压。

（9）分流后颅缝早闭：在分流术后几个月之后，头围减少，直到脑生长充满由颅脑不称引起的无效腔。如在脑生长到最大之前行分流术，可发生颅缝早闭，特别是矢状缝的骨性联合和增厚。

十三、预后

脑积水的预后和手术治疗的效果取决于有否合并其他异常。单纯性脑积水（不存在其他畸形的脑积水）比伴有其他畸形的脑积水（复杂性脑积水）的预后要好。通常伴有脑积水的畸形包括脑穿通畸形、胼胝体发育不全、脑叶发育不全、积水性无脑畸形、小脑幕发育不全、Chiari 畸形、Dandy Walker 畸形、前脑无裂畸形、蛛网膜囊肿、Galen 静脉的动脉瘤等。患单纯性脑积水的婴儿，如果在生后 3 ~ 6 个月内进行分流手术，一般效果较好。近年来，随着分流装置的不断发展及手术技术的不断提高，越来越多的先天性脑积水患儿已经能够和健康儿童一样正常地学习、生活。

第二节　颅内出血

颅内出血（intracranial hemorrhage，ICH）又称为出血性脑血管病或出血性卒中，系因脑血管破裂使血液外溢至颅腔所致。根据出血部位的不同，ICH 可分为脑出血、蛛网膜下隙出血和硬膜下出血等。国外文献报道 15 岁以下儿童脑出血和蛛网膜下隙出血的发病率为 2.5/100 000。无论何种原因所致的小儿 ICH，其临床表现有颇多相似之处，但预后则视不同病因而有很大差异，且诊断与治疗是否及时也是直接影响预后的关键因素。

一、病因

许多血液病、脑血管发育异常及颅内外其他病变均与小儿 ICH 的发生有关，其病因可以是单一的，亦可由多种病因联合所致。

1. 脑血管畸形

脑动静脉畸形是儿童时期 ICH 的常见原因之一，可分为先天性、感染性与外伤性。先天性脑血管畸形包括血管瘤和动静脉瘘，前者系因血管壁中层发育缺陷所致，见于末梢小动脉分叉处，直径达 6 ~ 15 mm 的动脉瘤易发生破裂出血；后者系因动、静脉系统间毛细血管发育缺陷使动、静脉间直接吻合而成短路，以致病区动脉扩大而成动脉瘤样畸形，并压迫其周围脑组织，易破裂出血，以 Galen 静脉畸形多见。感染性脑动静脉畸形，如颅内细菌性或真菌性动脉瘤，系感染性心内膜炎的感染栓子所致；人类免疫缺陷病毒感染也可导致小儿颅内动脉瘤的发生。外伤性脑动静脉畸形较少见，仅发生于海绵窦，因颈内动脉位于此处，故外伤可致颈动脉 – 海绵窦瘘。

其他类型的脑血管畸形有毛细血管扩张、海绵状血管瘤、软脑膜静脉及毛细血管的畸形、脑底异常血管网（Moyamoya 病）等。

2．血液病

血液病是小儿脑血管病的重要病因，在尸检的血液病例中有 50% 发现自发性脑出血。血友病患儿中 2.2% ～ 7.4% 发生 ICH。小儿特发性血小板减少性紫癜病例中发生 ICH 者占 10%。其他如白血病、再生障碍性贫血、溶血性贫血、弥散性血管内凝血、凝血障碍等血液病，以及抗凝疗法的并发症，均可发生 ICH。

3．颅内其他原因

颅内其他原因包括颅脑外伤、颅内肿瘤、脑动脉炎、中毒性脑病等。

4．颅外其他原因

颅外其他原因包括维生素 K 缺乏症、维生素 C 缺乏症、肝病、高血压、感染或结缔组织病等其他各种原因所致的 ICH。

5．新生儿颅内出血原因

新生儿颅内出血（neonatal intracranial hemorrhage，NICH）有其特殊的病因，主要发病因素为两大方面，即产伤及缺氧引起，前者正逐渐减少，后者有增加趋势。NICH 的发病率依不同的检测及统计方法不同而不同，其中在孕周＜ 34 周、出生体重＜ 1 500 g 的未成熟儿高达 40% ～ 50%。

6．其他

尚有部分小儿 ICH 的原因不明。找不到病因的脑出血称为小儿特发性脑出血。有文献报道尸检发现小儿特发性脑出血系由微小动脉瘤样血管畸形破裂所致，因此并非真正的原因不明。只是因这种动脉瘤太小，用 CT 扫描和脑血管造影等神经影像学检查不能发现而已。

二、临床表现

1．脑出血

脑出血系指脑实质内血管破裂所致的出血，常见于大脑半球，幕下脑出血（小脑或脑干）较少见。发病前可有外伤以及过度兴奋等诱因。起病较急，常见表现有突发头痛，呕吐，偏瘫，失语，惊厥发作，视物模糊或偏盲，感觉障碍，血压、心率及呼吸改变，意识障碍等。重症患儿一般均有明显的生命体征的改变，并易伴发消化道出血、心肺功能异常以及水电解质紊乱，特别严重者可伴发脑疝死亡。血肿破入蛛网膜下隙者常有明显的脑膜刺激征。脑室出血常表现为深昏迷、四肢软瘫、早期高热、双瞳孔缩小、去脑强直样发作。

2．原发性蛛网膜下隙出血

原发性蛛网膜下隙出血是指非外伤性原因所致的颅底或脑表面血管破裂，大量血液直接流入蛛网膜下隙；而继发性者是由于脑出血后，血流穿破脑组织而蔓延至脑室及蛛网膜下隙所致。小儿蛛网膜下隙出血比成人少见。因动脉瘤以及动静脉畸形等血管异常所致者以 6 岁以上年长儿较多见，且有随年龄增长而逐渐增多的趋势。

常起病急剧，主要表现为血液刺激或容量增加所致的脑膜刺激征和颅内高压症，如颈项强直、剧烈头痛以及喷射性呕吐等。半数以上病例出现意识障碍、面色苍白和惊厥发作。病初 2 ～ 3 日内常有发热。大脑凸面血管破裂所致的蛛网膜下隙出血，若病变部位靠近额叶及颞叶时，常可出现明显的精神症状，可表现为胡言乱语、自言自语、模仿语言和摸空动作等。可伴发血肿或脑梗死而出现局灶性神经体征，如肢体瘫痪及颅神经异常等。眼底检查可见玻璃体下出血。

3．硬膜下出血

硬膜下出血婴幼儿多见，通常分为小脑幕上和小脑幕下两种类型，前者最常见，多因大脑表面的细小桥静脉撕裂出血所致；后者多由于小脑幕撕裂所致。硬膜下出血所形成的血肿大多发生于大脑顶部，多数为双侧，但出血程度可不对称。临床表现差异很大。位于大脑半球凸面的硬膜下出血，若出血量很小，可无明显症状；若出血量较大，则可出现颅内压增高、意识障碍、惊厥发作或偏瘫、斜视等局灶体征，甚至继发脑疝导致死亡。幕下硬膜下血肿通常出血较多，往往迅速出现昏迷、眼球活动障碍、瞳孔不等大且对光反射消失、呼吸不整等脑干受压症状，病情进展极为迅速，多在数小时内呼吸停止而死亡。

4．NICH

NICH 主要包括脑室周围至脑室内出血、小脑出血、原发性蛛网膜下隙出血和硬膜下出血四种类型。脑室周围至脑室内出血主要发生于胎龄较小的未成熟儿，源于室管膜下的生发层毛细血管破裂所致，多于生后 24 ~ 48 h 内发病，多数起病急骤，进行性恶化，生后不久即出现深昏迷、去脑强直与惊厥，多于数小时内死亡；但少数开始时症状亦可不典型，可有意识障碍、局限性"微小型"惊厥、眼球运动障碍以及肢体功能障碍等，症状起伏，时轻时重，多能存活，但易并发脑积水。小脑出血可因压迫脑干而出现四肢瘫痪、呼吸浅表以及反复窒息发作等，均于病后 36 h 内死亡。新生儿蛛网膜下隙出血临床表现与出血量有关，轻微出血时可无任何症状与体征，仅有血性脑脊液，常见于早产儿；出血较多时，常于生后 2 ~ 3 天出现嗜睡和惊厥，可致出血后脑积水，多见于足月儿；大量出血较罕见，病情严重，生后不久即死亡。新生儿硬膜下出血临床表现与前面所谈到的硬膜下出血相类似。

三、诊断

任何小儿出现上述临床表现时均应考虑到 ICH 的可能性。如有出血性疾病史或有外伤等诱因，而无明显颅内感染表现，更应注意本病，应及时选择以下辅助检查确诊。

1．一般检查

ICH 时可有贫血，血沉加快，周围血白细胞数增加，如为白血病所致时可见幼稚细胞。任何原因所致的脑出血，均可出现一过性蛋白尿、糖尿及高血糖等变化。

2．颅脑 CT

此检查是确诊 ICH 的首选检查，可精确判断出血部位及范围，并可估计出血量及查见出血后的脑积水。唯脑干的少量出血可出现假阴性。

3．颅脑 B 超

此检查适用于前囟未闭的婴幼儿，对 ICH 的诊断率较高，且可在床边进行，具有方便、安全、经济等优点，并可进行动态观察，以随时了解血肿及脑室大小的变化。

4．磁共振血管成像或脑血管造影

此检查是明确出血原因和病变部位最可靠的方法。尤其是脑血管造影即可确定诊断，还可进行介入治疗。但需搬动患者，检查时间也较长，一般于病情稳定后进行，或适用于病情危重、需急诊手术者的术前检查。

5．脑电图

脑出血时行脑电图检查可发现出血侧有局限性慢波灶，但无特异性。

6．脑脊液检查

此检查适用于蛛网膜下隙出血的诊断，如发现均匀血性脑脊液，除外穿刺损伤即可明确诊断。鉴别方法可将穿出的脑脊液连续分装三个试管静置数分钟，如观察到脑脊液颜色均匀一致而无凝块，其上清液变黄，隐血试验阳性，提示腰穿前即有出血，非腰穿时损伤所致。在新生儿尚可借助脑脊液内有无含铁血黄素巨噬细胞而予以区别，若有则为新生儿蛛网膜下隙出血。血性脑脊液可持续 1 周左右，离心后上清液的黄染逐渐加重。另有脑脊液压力增高，蛋白多增多，糖正常或稍低。但如有严重颅内高压表现，或临床怀疑其他部位的 ICH，则应暂缓腰穿检查，以免诱发脑疝。

7．硬膜下穿刺检查

此检查适用于幕上硬膜下出血的诊断，对新生儿和前囟门尚未闭合的婴幼儿在前囟的侧角进行硬膜下穿刺即可确诊。在正常情况下，针头进入硬膜下腔，无液体流出或只能流出几滴澄清的液体。若有硬膜下血肿则可流出含有大量蛋白质的、红色或黄色的水样液体。为明确硬膜下血肿是否为双侧性，对前囟门的两侧均应穿刺。对新生儿穿刺后流出 0.5 mL 以上的液体即有诊断意义。

8．病因学检查

应结合病史与临床表现进行相应检查，如血象、凝血功能以及骨髓穿刺等，以鉴别出血原因。

四、治疗

ICH 治疗原则是迅速控制出血，适时进行外科手术治疗，预防并发症与后遗症。治疗选择通常分为三类：使病情稳定的综合治疗，尽力治疗出血本身，以及降低再出血风险的方法。

1. 稳定治疗

稳定治疗措施包括优化呼吸管理、控制体循环高血压、防治癫痫发作和针对颅内压增高的医学管理等。脑水肿的处理可用肾上腺皮质激素，如颅内压增高较明显可静脉推注脱水剂或利尿剂。ICH 急性期应绝对卧床，保持安静，不宜搬动，避免引起血压增高和颅内压增高的因素。如因特殊情况，如急诊检查和手术治疗等，需要搬动患者，应保持头部固定，还应保持水电解质平衡及足够的热量供给。

另外，针对蛛网膜下隙出血患儿来说，控制血管痉挛后可能收到一定的疗效。因为蛛网膜下隙的血液和血凝块可引起脑动脉的炎症反应和脑水肿，可释放促血管痉挛物质而引起血管痉挛。

2. 手术治疗

早期手术清除血肿，适用于出血量大，有严重脑实质损害症状或出现脑疝危险症候的病例。而对于一般出血病例，需要待患者病情稳定后再实施手术治疗，包括清除血肿和对局部畸形血管的处理等，通常以发病后 2 周左右为宜。目前尚无明显证据显示幕上实质内血肿外科手术摘除术对任何年龄都有效。Mendelow 及其同事研究显示，在 1 033 名非外伤性幕上出血的成人随机试验中，在血肿发生 24 h 内进行血肿取出术对患者无明显受益。另外一项小样本研究，给予了较早（小于 4 h）血肿取出术的 11 名病例中，有 4 例因为再出血给予了暂停早期血肿清除手术。也有无对照研究证据显示，在选择人群中血肿清除可能缓解脑疝发生。这种外科手术对于小脑出血以及大脑半球较大范围出血病灶患者可能获益更多。

反复腰穿放脑脊液适用于脑室及蛛网膜下隙出血患者，可减少脑积水的发生，并可迅速缓解蛛网膜下隙出血所引起的颅内高压，减轻脑膜刺激症状。但若患儿头痛剧烈、呕吐频繁或极度烦躁，甚至已出现脑疝的早期征象，则应禁忌腰穿，以免诱发脑疝。

硬膜下穿刺适用于硬膜下出血的治疗，前囟未闭时尤为适用。一般可每日或隔日穿刺 1 次，穿刺成功后应让液体自动流出，不应抽吸，每次引流量不宜过大，一般不超过 15 mL，否则可能诱发再出血。可穿刺 10 ~ 15 次，液体量不多者逐渐延长间隔并停止穿刺。

3. 病因治疗

纠正出血的危险因素能够减少额外出血。脑血管畸形的手术处理可以防止再次破裂出血。动脉瘤和动静脉畸形（AVMs）采用外科或血管内闭塞治疗对于许多患者来说是非常有效的，但是放射外科学针对儿童 AVMs 病灶太小或很难用外科手术方法解决的病例，应用越来越多。数个较大的回顾性研究报道，放射外科学是非常安全而且对于治疗儿童 AVMs 是明显有效的。

对凝血缺陷和血液系统疾病的治疗可减少继发性出血的危险。血小板计数在 200×10^9/L 以上时脑出血很少发生。即使血小板数很低，在没有创伤的情况下，自发性颅内出血极少见。获得性同种免疫血小板减少症患者的脑出血通常伴有全身性病毒感染，可能是由于感染刺激机体产生大量的抗血小板抗体，导致血小板减少。对于血小板减少症患者应及时输注血小板或新鲜血，避免服用阿司匹林或其他抗血小板药物，或是避免可能导致头部外伤的刺激。同样，Ⅶ因子缺乏患儿通过补充Ⅶ因子可减少或预防外伤性颅内出血。对于血友病患者应输注Ⅷ因子，晚发性维生素 K 缺乏应输注维生素 K 和凝血因子复合物或新鲜血等。

4. 康复治疗

ICH 患儿在病情好转后即应进行医学康复训练，包括物理治疗、作业治疗和语言治疗等；还应辅以针灸、推拿、理疗以及高压氧等，以减轻神经损害后遗症。同时可给予心理支持和行为治疗。在康复治疗过程中，患儿和家长都应参加。

五、预后

ICH 的预后与其发病年龄、病因、出血部位及出血量大小等有关。脑动静脉畸形易反复出血，复发者病死率较高；如血液流入脑室系统与蛛网膜下隙后，易致脑脊液循环通路阻塞，吸收障碍，产生脑积水。脑动脉瘤破裂常产生脑实质内出血，80% 以上的病例于早期死亡，幸存者多留有神经系统后遗症。继发于全身性疾病的 ICH 预后与原发病、出血部位及其产生的病理反应有关。

NICH 预后与其出血类型有关。脑室周围–脑室内出血的近期预后与出血量大小有关，出血量越大，并发脑积水的发生率或病死率越高；远期随访，出血量大者多发生严重智能减退和运动功能障碍等。小脑出血预后差，出生后不久即死亡。新生儿蛛网膜下隙出血主要系静脉破裂所致，出血量较小，大多预后良好；少数也可因先天性颅内动脉瘤破裂所致，病情多危重，预后较差，病死率高达 40%。幕上硬膜下出血预后相对较好，而幕下硬膜下出血预后差。

第三节 脑脓肿

脑脓肿（brain abscess）是中枢神经系统局灶性化脓感染相对常见的类型之一，特别是社会经济状况欠佳的人群，仍然是一个严重问题。脑脓肿在任何年龄均可发病，以青壮年最常见。脑脓肿中 1/4 发生于儿童，发病高峰为 4～7 岁。新生儿革兰阴性菌和 B 组溶血性链球菌脑膜炎伴发脑脓肿较多见，婴幼儿脑脓肿相对少见。在某些高危群体发病率明显增加，如先天性心脏病、免疫缺陷或邻近感染者。随着影像诊断技术的进步，临床对这类局灶感染的认识越来越深入。本病治疗虽很困难，但经过及时而恰当的治疗，仍可能获得较好的预后。而诊断或治疗不当会导致严重的不良后果，甚至死亡。

一、病因

大多数微生物（如细菌、真菌或寄生虫）均可引起中枢神经系统局灶性化脓性感染。引起脑脓肿的最常见的细菌是链球菌、葡萄球菌、肠道细菌和厌氧菌。多数脑脓肿为混合性感染。链球菌和革兰阴性细菌，如枸橼酸杆菌、沙门菌、沙雷菌属、变形杆菌、肠菌属和脆弱类杆菌属等，是引起新生儿脑脓肿的常见细菌。新生儿 B 组溶血性链球菌和枸橼酸杆菌脑膜炎时伴发脑脓肿的可能性非常高，故对于治疗不顺利的病例一定要常规进行 CT、MRI 或 B 超检查，以除外脑脓肿。在慢性中耳炎或粒细胞缺乏症的患者，绿脓杆菌感染的发病率增加。

在先天性或获得性中性粒细胞缺陷、骨髓移植术后或 HIV 感染的患者，脑脓肿的发生率明显增加，大多数由真菌引起。常见的真菌是念珠菌和曲霉菌；隐球菌通常引起脑膜炎，但也可引起脑脓肿。芽生菌、组织脑浆菌和球孢子菌等也偶可引起脑脓肿。其他可引起脑脓肿的致病微生物包括溶组织阿米巴、棘阿米巴、血吸虫、并殖吸虫和弓形体。各种蠕虫蚴体，如粪性圆线虫、旋毛虫以及豚囊虫等，也偶可移行至中枢神经系统引起脑脓肿。

不同部位和类型的脑脓肿病原体有所不同。额叶脑脓肿常见病原是微需氧葡萄球菌、厌氧菌和肠杆菌。头颅创伤引起的脑脓肿常见的病原是金黄色葡萄球菌和链球菌。中耳乳突炎并发的颞叶脑脓肿，以及隐源性脑内小脓肿（直径在 1～1.5 cm，常见于顶叶），常见病原包括厌氧菌、需氧链球菌和肠杆菌。先天性青紫型心脏病、心内膜炎、化脓性血栓性静脉炎、败血症以及骨髓炎等血行播散引起的脑脓肿大多沿大脑中动脉分布，致病菌包括微需氧链球菌、厌氧菌及金黄色葡萄球菌等。

二、发病机制

脑脓肿的形成按其机制，可分为血行弥散、邻近感染灶蔓延和隐源性感染几类。

1. 血行弥散

血行弥散是儿童脑脓肿的常见原因。心、肺及皮肤等部位的感染灶均可通过血循环波及脑部。青紫型先天性心脏病常伴血液浓缩，易发生血栓或脓栓，是小儿血源性脑脓肿的最常见诱因，尤以法洛四联症引起的多见。感染性心内膜炎患儿也易于发生血源性脑脓肿。慢性化脓性肺部疾病，如肺脓肿、脓胸和支气管扩张症也是重要的诱因。菌血症的严重程度和持续时间是是否发生脑脓肿的重要因素。脑脓肿可作为外周化脓性感染（如骨髓炎、牙齿、皮肤及消化道等）引起的菌血症或败血症的转移灶出现。隐源性脑脓肿找不到原发感染灶，实际上也多属于血源性。

2. 邻近感染灶蔓延

邻近感染灶（常见如中耳、鼻窦、眼眶和头面皮肤）蔓延是脑脓肿的第二个常见诱因。中耳、乳突炎和鼻窦感染是邻近蔓延的最常见感染部位，以耳源性脑脓肿尤为多见。大多数病例的邻近感染蔓延是通过早已存在的解剖通道蔓延，但也可通过血栓性静脉炎或骨髓炎扩散。细菌性脑膜炎患者在发生严重的组织损伤时也可能导致脑脓肿的形成。脑部手术或脑室内引流偶可并发脑脓肿。头颅穿通伤，因骨碎片或异物进入脑部可引起局部感染。

3. 隐源性感染

隐源性感染实质上是血源性脑脓肿的隐匿型，原发感染灶不明显，机体抵抗力弱时，脑实质内隐伏的细菌逐渐发展为脑脓肿。

成人脑脓肿以邻近组织感染灶的直接蔓延为主，尤以耳源性最多见，约占2/3。继发于慢性化脓性中耳炎及乳突炎。脓肿多见于额叶前部或底部。血源性脑脓肿约占脑脓肿的1/4。多由于身体其他部位感染，细菌栓子经动脉血行播散到脑内而形成脑脓肿。脑脓肿多分布于大脑中动脉供应区、额叶及顶叶，有的为多发性小脓肿。外伤也是成人脑脓肿常见原因，多继发于开放性脑损伤。

脑脓肿的发生过程大致可分三期：①急性脑炎期：感染波及脑部引起局灶性化脓性脑炎，局部脑组织出现水肿、坏死或软化灶；②化脓期：炎性坏死和软化灶逐渐扩大、融合，形成较大的脓肿，脓腔外周形成不规则肉芽组织，伴大量中性粒细胞浸润，脓肿周围脑组织重度水肿；③包膜形成期：病变逐渐局限形成包膜，一般在病程 1~2 周即可初步形成，3~8 周形成较完整。在婴幼儿由于对感染的局限能力差，脓肿常较大而缺乏完整的包膜。脑脓肿如破入脑室则形成化脓性脑室炎，引起病情突然恶化，高热、昏迷，甚至死亡。

三、临床表现

脑脓肿临床症状受许多因素影响。脓肿的部位不同可出现不同的症状和体征。通常额叶或顶叶脓肿可长时间无症状，只有在脓肿增大产生明显占位效应或波及关键脑功能区（如感觉及运动皮质）时才会出现症状和体征。致病菌的致病力和宿主机体的免疫状态也可影响脑脓肿临床表现的急缓和轻重。脑脓肿的临床表现主要包括感染中毒表现、颅内压增高症状和局灶体征。在急性脑炎期主要表现为感染中毒症状，常见高热、头痛、呕吐、烦躁、易激惹和惊厥发作。如并发脑膜炎则症状尤著，并有典型脑膜刺激征。化脓期和包膜形成期主要表现为颅内压增高症候或局灶体征，体温正常或有低热。常见剧烈或持续性头痛、喷射性呕吐、意识障碍、血压升高、心率增快、视盘水肿、头围增大或前囟膨隆以及局灶性惊厥发作等。局灶体征与脓肿部位有密切关系。额叶脓肿常见情感异常、淡漠或性格改变、失语；额顶叶脓肿可有对侧偏瘫或感觉障碍，局灶性惊厥发作常见；小脑脓肿可见共济失调、眼球震颤、眩晕以及肌张力低下等。

脑内小脓肿，即直径在 1~1.5 cm 的脑脓肿，常见于顶叶，临床表现大多轻微。多数病例以局灶性感觉或运动性癫痫发作起病，个别可有颅内压增高表现，局灶性体征少见。

四、辅助检查

1. 常规检查

血常规检查对中枢神经系统局灶性化脓性感染的诊断通常无特殊意义。大约50%的脑脓肿患儿外周血白细胞轻度增多，伴发脑膜炎的患者白细胞明显增高（$> 20 \times 10^9$/L），可有核左移（杆状核超过7%）。C反应蛋白对于鉴别颅内化脓性疾病（如脑脓肿）和非感染性疾病（如肿瘤）有一定的价值。C反应蛋白升高较白细胞增多或血沉加快对颅内脓肿的提示更敏感，但无特异性。血培养阳性率较低（约

10%），但如阳性则对诊断有特异性意义。

2. 脑脊液检查

稳定期脑脓肿脑脊液多无明显异常，可有蛋白轻度升高，白细胞稍高或正常，糖轻度降低，压力多数升高。在病程早期，特别是并发脑膜炎症明显者，脑脊液可有显著异常。由于脑脓肿大多并发颅内压增高，腰椎穿刺引起的并发症明显增加，因此不应将腰椎穿刺列为脑脓肿的常规检查。如临床怀疑脑脓肿，应首先行神经影像学检查确诊。在除外颅内压增高之前，禁忌腰椎穿刺。脑脊液培养阳性率不高，在同时存在脑膜炎或脑脓肿破溃至蛛网膜下隙时培养的阳性率增高。

3. 神经影像学检查

CT 和 MRI 是诊断脑脓肿的首选检查，可使病变早期诊断，准确定位，并直接用于指导治疗。随着 CT 和 MRI 的应用，脑脓肿的死亡率下降了 90%。一般脑脓肿的典型 CT 表现是：①脓腔呈圆形或类圆形低密度区；②脓肿壁可呈等密度或稍高密度环状影，增强扫描呈环状强化，壁厚一般 5 ~ 6 mm；③脓肿周围脑组织水肿，呈广泛低密度区，多表现为不规则指状或树叶状；④脓肿较大者见占位效应。脓肿直径一般为 2 ~ 5 cm。值得注意的是，尽管上述表现可高度怀疑脑脓肿，但其他病变（如肿瘤、肉芽肿，吸收中的血肿或梗死）也可有类似的 CT 表现。此外，CT 异常一般在出现临床症状后数天表现，病初 CT 正常并不能排除脑脓肿，对高度怀疑者应复查。

MRI 比 CT 更敏感，更特异，病变可更早被检出，有些 CT 检测不到的微小病灶 MRI 亦可清晰显示，并可准确地鉴别脑脊液和脓液，可协助判断脓肿破裂。因此，MRI 被认为是鉴别颅内化脓性感染的首选诊断性检查。此外，MRI 对随诊治疗效果也能提供帮助，获得脑脓肿治疗是否有效的 CT 信息需 1 年时间，而 MRI 的变化在 2 个月内即可确定。

五、诊断与鉴别诊断

如患儿有外周化脓性病灶，特别是中耳炎、乳突炎、皮肤感染或败血症，或有青紫型先天性心脏病或感染性心内膜炎，或有开放性颅脑损伤等病史，一旦出现中枢神经系统症状，即应考虑脑脓肿的可能性，及时进行 CT 或 MRI 检查可明确诊断。隐源性脑脓肿由于缺少上述外周感染史，临床诊断较为困难，确诊仍依赖神经影像学检查。

脑内小脓肿多表现为局灶性癫痫发作，因此对于原因不明的局灶性癫痫患儿，应常规进行增强 CT 扫描，有条件者行 MRI 检查，以排除脑内小脓肿的可能性。脑内小脓肿的诊断要点是：①隐匿起病，多无明确感染史；②无明显感染中毒症状；③以局灶性癫痫发作为首发及主要症状，常无明显局灶体征；④脑脊液化验多属正常，或仅有压力或蛋白轻度升高；⑤ CT 平扫脓腔显示不清，脓腔与周围脑水肿界限模糊，表现为 2 ~ 5 cm 大小的不规则低密度区，CT 值 5 ~ 27 hU，增强扫描后呈团块状强化，少数呈环状，强化影直径 < 1.5 cm，多数居于低密度区周边；⑥多数位于幕上近皮层区，以顶叶最为多见，大多为单发。

需要与脑脓肿鉴别的疾病很多，包括感染性和非感染性两类疾病。许多颅内感染性疾病的临床和实验室表现与脑脓肿相似，如脑膜炎、脑炎（大多由病毒引起）、脑外脓肿（如硬膜下或硬膜外脓肿）以及颅内静脉窦感染。颅骨骨髓炎的症状和体征也可与脑脓肿相似。结核性脑膜炎、结核瘤或结核性脓肿。中枢神经系统内多发性结核瘤可无症状，也可仅表现为局灶性癫痫发作，与脑内小脓肿相似。偶见结核瘤液化形成脓肿，此时很难与脑脓肿鉴别。单发或多发团块状病变的另一病因是脑囊虫病，酷似脑脓肿或小脓肿，应予鉴别。应与脑脓肿鉴别的非感染性疾病包括脑血管意外、静脉窦血栓以及中枢神经系统肿瘤等。

六、治疗

脑脓肿的治疗包括内科或外科疗法，确诊后应尽快决定治疗方案。多数病例需行内、外科联合的治疗方法。

1. 内科治疗

单纯内科治疗的适应证包括：①病情稳定，无严重颅压增高的体征；②脓肿大小在 2 ~ 3 cm；③病程在 2 周以内，CT 或 MRI 检查提示脓肿包膜尚未形成；④多发性脓肿；⑤有手术禁忌证，如脓肿深在或位于危险区，或患儿身体状况不适合手术等。

内科治疗系指以抗生素应用为核心，包括对症治疗、支持治疗和病情监护等措施在内的综合性疗法。治疗原则与其他类型的中枢神经系统感染相同，以下重点介绍抗生素的应用。

治疗脑脓肿的抗生素选择主要依据可能的致病菌及其对所采用的抗生素是否敏感，以及抗生素在感染部位是否能达到有效浓度等因素。既往青霉素（或氨苄西林）加氯霉素或甲硝唑常用于治疗与青紫型先天性心脏病、中耳炎及鼻窦炎有关的脑脓肿。近年临床经验表明，头孢曲松或头孢噻肟加甲硝唑可能是治疗与中耳炎、乳突炎、鼻窦炎或青紫型先天性心脏病有关的脑脓肿的最好的经验性联合用药。如果怀疑葡萄球菌（如头颅穿透伤、脑室腹膜分流术以及瓣膜修复术并发心内膜炎引起的脑脓肿），主张选用万古霉素加第三代头孢菌素（也可用甲硝唑）。对于证实有绿脓杆菌感染或有免疫功能缺陷的患者，建议使用头孢噻甲羧肟加万古霉素作为初始的经验治疗。如果原发病是脑膜炎，由于抗青霉素的肺炎球菌的增多，一般使用万古霉素加头孢曲松治疗。

在新生儿，由于肺炎球菌感染很少见，建议首选头孢曲松加氨苄西林。

抗生素治疗的疗程个体差异很大。如为单发性脓肿，经外科完全切除或引流效果较好，大多数病例经 3 ~ 4 周治疗即可。如果临床和放射学检查示病情改善较慢，建议全身应用抗生素至少 4 ~ 6 周。

2. 外科治疗

对不符合上述单纯内科治疗标准的患者应进行外科治疗以取得尽可能好的结果。外科治疗常用两种方法：脑立体定向穿刺抽脓或脓肿切除。在 CT 引导下穿刺抽脓一般安全、准确、快速且有效，并发症和死亡率低。引流脓液病原学检查可快速明确致病菌并进行药敏试验，从而避免经验选用抗生素的潜在危险。缺点是某些病例需要反复吸脓，这样会造成更多的组织损伤和出血。手术切除脑脓肿的适应证如下：①真菌或蠕虫脓肿，患者对药物治疗无效；②后颅窝脓肿；③多腔性脓肿；④穿刺吸脓效果不佳。

虽然脑脓肿最经典的治疗是单纯的抗生素治疗或外科手术切除，但临床有很多选择，应根据脓肿的部位、大小、分期、囊壁厚度及全身情况等综合考虑，确定最适宜的治疗方案。在外科治疗方面，多数专家认为手术切除治疗较穿刺和引流术的平均死亡率和并发症（尤其是继发性癫痫）明显降低。对于一般状况良好，能安全地度过脑脓肿的脑炎期、化脓期和包膜形成早期者，主张行显微外科切除术，包括那些位于功能区和多发的脑脓肿患儿。综合评价，定位准确，选择适当的手术入路，精细操作，能安全、完全地切除病灶，达到治愈的目的。

七、预后

由于早期诊断和治疗水平的提高，儿童脑脓肿的死亡率由既往的 30% 下降至 5% ~ 15%，大约 2/3 的脑脓肿患者可完全恢复而不留后遗症，存活者中 10% ~ 30% 并发癫痫发作。其他神经后遗症包括偏瘫、脑神经麻痹（5% ~ 10%）、脑积水、智力或行为异常等。

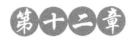

小儿内分泌系统疾病

第一节　生长激素缺乏症

各种原因造成的儿童矮身材是指身高低于同种族、同性别、同年龄正常儿童生长曲线第三百分位数以下，或低于其身高均数减两个标准差（-2SDS）者。其中部分患儿是因下丘脑或垂体前叶功能减低、分泌生长激素不足所致身材矮小，称为生长激素缺乏症。

一、临床表现

（1）出生时身长和体重正常。少数患儿曾有臀位产、产钳助产致生后窒息等病史。

（2）一般在 1 岁后开始出现生长减慢，生长速度常＜ 4 cm/ 年。随着年龄增长，身高落后日益明显。

（3）一般智力正常。

（4）面容幼稚，呈娃娃脸，腹部皮下脂肪相对丰满。

（5）男孩多数有青春期发育延迟或小阴茎、小睾丸。

（6）牙齿萌出及换牙延迟。

（7）当患儿同时伴有其他垂体激素缺乏时，临床出现相应激素分泌不足的症状和体征。

二、诊断要点

1. 仔细采集病史

病史包括出生时身长、体重、出生时状况、出生后生长发育、运动和智力发育情况；母亲妊娠及生产史，孕期健康状况；父母及家族其他成员的身高等。

2. 认真全面体检

排除其他导致生长障碍的疾病。

3. 具有以上临床特点

4. 实验室检查

（1）生长激素（GH）刺激试验：由于 GH 的释放呈脉冲性，其正常基值仅为 0 ~ 3μg/L，故不能依靠此值做出诊断，必须进行两种药物刺激试验（表 12-1），根据 GH 峰值判断：分泌峰值＜ 5μg/L 确诊为完全性生长激素缺乏症，分泌峰值 5 ~ 10μg/L 则为部分缺乏。

（2）血清胰岛素样生长因子 -1（IGF-1）及胰岛素样生长因子结合蛋白 -3（IG-FBP-3）浓度常降低。

（3）血清甲状腺激素（T_4、T_3）及促甲状腺素（TSH）；肾上腺及性腺激素的测定，用以判断有无全垂体功能减退。

（4）骨龄常落后于实际年龄 2 岁以上。

（5）染色体检查，排除 Turner 综合征。

表 12-1　生长激素分泌功能试验

刺激试验	药物剂量及方法	采血测 GH 时间	备注
运动试验	禁食 4 h 后，剧烈运动 15 ~ 20 min	开始运动前及运动后 20 min	可疑病例筛查试验
胰岛素试验	RI 0.075 U/kg，静脉注入	给药前及给药后 30、60、90、120 min	同时测血糖，血糖值应低于给药前的 50% 或 < 5 mg/dL
精氨酸试验	0.5 g/kg 用注射用水配成 5% ~ 10% 精氨酸溶液，30 min 内静脉注入	同上	最大用量为 30 g
左旋多巴试验	10 mg/m², 1 次口服	同上	少数人有轻度头痛，恶心呕吐
可乐定试验	4 μg/m², 1 次口服	同上	轻度血压下降

（6）生长激素释放激素（GHRH）兴奋试验：用于鉴别病变位于下丘脑或垂体。结果判断：GH 峰值 > 10 μg/L 为下丘脑性生长激素缺乏，GH 峰值 < 10 μg/L 为垂体性生长激素缺乏。

（7）必要时作垂体 CT 或 MRI 的检查，以排除肿瘤等情况。

三、治疗

治疗目的：尽可能恢复正常生长速率，延长生长时间，以期达到较满意的最终身高。

1. 基因重组人生长激素替代治疗

剂量为 0.1 U/（kg·d），每日睡前皮下注射，每周 6 ~ 7 次，开始治疗时年龄愈小者，疗效愈显著，以第一年效果最佳，治疗应持续至骨骺融合。

2. 伴有甲状腺功能减退者

必须加服甲状腺片 40 ~ 60 mg/d，若伴促性腺激素不足，可于青春期时给予雄激素或雌激素类药物联合治疗，如十一酸睾酮或妊马雌酮等。

3. 合成代谢激素

司坦唑醇：剂量为每日 0.05 mg/kg，分 2 次口服，6 ~ 12 个月为一疗程。

第二节　尿崩症

尿崩症是由于各种原因导致的肾脏尿浓缩功能障碍，临床以多饮、多尿、尿比重和尿渗透压降低为特点，其中因下丘脑和垂体后叶神经内分泌功能异常、造成精氨酸加压素（AVP）又称抗利尿激素（ADH）合成或分泌不足者称中枢性尿崩症。肾脏对 AVP 无反应者为肾性尿崩症。

一、临床表现

（1）任何年龄均可发病，一般起病突然，也可呈渐进性。

（2）烦渴，多饮、多尿，24 h 饮水量或尿量 > 3 000 mL/m²。

（3）婴幼儿因烦渴表现为哭闹不安、发热、体重不增等症状；若不及时补充水分，可以出现脱水征，严重者甚至抽搐。

（4）皮肤干燥、弹性差，精神萎靡不振，食欲减退，体重下降。因夜尿增多，影响睡眠。

（5）临床同时出现头痛、呕吐、视力障碍、性早熟或肥胖等症状时应排除颅内占位性病变。

二、诊断要点

1. 根据病史及以上临床表现

2. 实验室检查

（1）尿常规：尿比重不超过 1.005，尿色清澈，尿糖阴性。

（2）尿渗透压＜ 200 mmol/L。

（3）血浆渗透压正常高限。

（4）血生化：肾功能。

（5）限水试验：用于真性尿崩症和精神性多饮的鉴别。方法：晨起排空膀胱，测血压及体重，测尿比重、血钠和血渗透压后，开始禁水；每小时排尿一次，测尿量、尿比重、渗透压，测血压及体重；根据患儿临床反应可进行 6 ~ 8 h，甚至 12 ~ 16 h。若患儿持续排低渗尿，体重下降 3% ~ 5%，血钠＞ 145 mmol/L，血渗透压＞ 295 mmol/L，应考虑为真性尿崩症；若对限水试验耐受良好，尿渗透压明显上升，为精神性多饮。必须密切观察试验全过程，当体重下降 5% 时，应即终止试验。

（6）垂体加压素试验：用以鉴别中枢性尿崩症和肾性尿崩症，可与限水试验连续进行，当限水试验进行至相邻两次尿液的渗透压之差＜ 30 mmol/L 时即可开始此项检查。方法：皮下注射垂体后叶素 SU；若为中枢性尿崩症，尿比重在 2 h 内明显上升＞ 1.016，尿渗透压大于血渗透压。若为肾性尿崩症，则尿量及尿比重无明显变化。

（7）血浆 AVP 测定：在重症中枢性尿崩症，血浆 AVP 浓度＜ 0.5 ng/L；肾性尿崩症者，血浆 AVP 水平升高。

3．头颅正侧位 X 线平片、CT 或 MRI 检查

有助于颅内肿瘤所致尿崩症的诊断。

三、治疗

1．病因治疗

因肿瘤所致应手术或放射性核素素治疗。

2．加压素替代治疗

（1）鞣酸加压素：每次剂量 0.1 ~ 0.3 mL，最大量 0.5 mL，肌内注射，通常一次注射的作用时间维持 3 ~ 5 天，当药效减弱时再注射第二次。

（2）去氨加压素（DDAVP）：每次剂量为 0.05 ~ 0.1 mg，每日 2 次口服；鼻内滴入剂量为 1.25 ~ 10 μg/d，偶有头痛、血压增高等不良反应。

3．非激素治疗

（1）氯贝丁酯（安妥明）：15 ~ 25 mg/（kg·d），分 2 ~ 3 次口服，有食欲减退、恶心呕吐、白细胞减少和肝功损害等不良反应。

（2）卡马西平：剂量为 10 ~ 15 mg/（kg·d），分 2 ~ 3 次口服。

（3）氢氯噻嗪：剂量为 2 ~ 4 mg/（kg·d），分 2 ~ 3 次口服，同时补充钾，对肾性尿崩症有效。

（4）氯磺丙脲：剂量为 20 mg/（kg·d），分 2 次口服，可有低血糖不良反应。

第三节　性早熟

男童 9 岁、女童 8 岁之前呈现第二性征，即为性早熟。临床分为真性性早熟和假性性早熟两大类。真性性早熟是在第二性征发育的同时，性腺（睾丸或卵巢）也发育和成熟；假性性早熟则只有第二性征的发育而无性腺的发育。性征与其真实性别一致者为同性性早熟，否则为异性性早熟。临床较常见的是特发性性早熟。

一、临床表现

1．特发性性早熟

患儿性发育过程遵循正常的性发育规律。

（1）女性开始症状为乳房发育，男性为睾丸和阴茎的发育。

（2）随后阴毛生长，外生殖器发育，最后女孩出现月经；男孩睾丸容积、阴茎增大，后出现腋毛、

阴毛，同时体格发育加速。

（3）生长速率加快。

（4）骨龄增快，超过实际年龄，骨骺提前闭合，影响最终身高。

（5）智力发育正常，可能有精神心理变化。

（6）颅内肿瘤所致性早熟，后期出现视野缺损和头痛、呕吐等颅压增高症状。

2. 假性性早熟

患儿性发育过程不按正常的性发育规律，常有部分第二性征缺乏。

（1）肾上腺皮质增生症，肾上腺肿瘤等，在男性为阴茎增大而无相应睾丸容积增大，女性为男性化表型。

（2）性腺肿瘤：如女性卵巢肿瘤所致性早熟，不出现阴毛。

（3）含雌激素药物、食物或化妆品所致性早熟，可致乳房增大，乳头乳晕及会阴部有明显色素沉着，甚至女孩阴道出血。

3. 部分性性早熟

仅有一种第二性征出现，如单纯乳房早发育、单纯阴毛出现或单纯阴道出血等，无骨骼早熟。

二、诊断要点

（1）女孩在 8 岁前，男孩在 9 岁前出现第二性征。

（2）生长速率＞ 6 cm/ 年。

（3）实验室检查：

①血浆黄体生成素（LH）、尿促卵泡素（FSH）、雌二醇（E2）、泌乳素（PRL）、17α – 羟孕酮（17α –OHP）及 17 酮（17KS）等的基础值可能增高。

②促性腺素释放激素（GnRH）刺激试验：GnRH 剂量 2.5 μg/kg，最大剂量 100 μg 肌内注射。刺激后 LH、FSH 明显增高，LH/FSH 峰值比＞ 1，LH 峰值 / 基础值＞ 3 时，支持中枢性性早熟。

（4）X 线：骨龄超前，颅骨正侧位 X 线片。

（5）B 超：卵巢、子宫发育增大，可见 4 个以上的成熟卵泡。

（6）CT 及 MRI 检查：颅内或肾上腺部位。

三、治疗

1. 药物治疗

（1）甲羟孕酮：剂量 10 ～ 30 mg/d，每日 2 次口服，可使乳腺发育停止，增大的乳房缩小。有致高血压、抑制生长等不良反应。

（2）促性腺素释放激素类似物（GnRHa），常用长效制剂，80 ～ 100 μg/kg，每 4 周肌注一次（或每 6 周皮下注射一次）。

（3）环丙孕酮：剂量 70 ～ 100 mg/（m^2·d），具有较强的抗雄性激素作用，抑制垂体促性腺激素的分泌，降低睾酮水平，不良反应较小。

2. 对因治疗

由肿瘤所致者，采用手术切除、放疗或化疗。

第四节　甲状腺功能减退症

甲状腺功能减退症（简称甲减）是由多种原因影响下丘脑 – 垂体 – 甲状腺轴功能，导致甲状腺激素的合成或分泌不足，或因甲状腺激素受体缺陷所造成的临床综合征。根据病因和发病年龄可分为先天性甲减和获得性甲减两类，小儿时期多数为先天性甲状腺功能减退症。

一、先天性甲状腺功能减退症

先天性甲状腺功能减退症以往曾称为呆小症或克汀病。本病分为两类：散发性甲减是由于胚胎过程中甲状腺组织发育异常、缺如或异位，或是甲状腺激素合成过程中酶缺陷所造成；地方性甲低是由于水、土或食物中缺碘所致，多见于甲状腺肿流行地区。

（一）临床表现

1. 新生儿期表现

（1）常为过期产，出生体重超过正常新生儿。

（2）喂养困难，哭声低，声音嘶哑。

（3）胎便排出延迟，腹胀、便秘。

（4）低体温，末梢循环差。

（5）生理性黄疸期延长。

2. 典型表现

（1）特殊面容：头大颈短，表情淡漠，眼距增宽，眼裂小，鼻梁塌平，舌体宽厚、伸于口外，皮肤粗糙，头发稀疏干燥，声音嘶哑。

（2）特殊体态：身材矮小，上部量大于下部量，腹大、脐疝，脊柱弯曲，腰椎前凸，假性肌肥大。

（3）运动和智力发育落后。

（4）生理功能低下：怕冷少动，低体温，嗜睡，对外界事物反应少，心率缓慢，心音低钝，食欲差、肠蠕动减慢。

3. 迟发性甲减

（1）发病年龄晚，逐渐出现上列症状。

（2）食欲减退，少动，嗜睡，怕冷，便秘，皮肤粗糙，黏液性水肿。

（3）表情淡漠，面色苍黄，疲乏无力，学习成绩下降。

（4）病程长者可有生长落后。

4. 地方性甲减

（1）神经性综合征：以聋哑、智力低下、共济失调、痉挛性瘫痪为特征，身材正常。

（2）黏液水肿性综合征：以生长发育明显落后、黏液性水肿、智力低下、性发育延迟为特点。

（二）诊断要点

1. 根据发病年龄

患儿是否来自甲肿流行地区，符合以上临床表现者。

2. 实验室检查

（1）血清 T_4、T_3 及 TSH 浓度测定：T_3、T_4 降低；TSH 水平增高，若 > 20 mU/L 可确诊。必要时测游离 T_3 和游离 T_4 及甲状腺素结合球蛋白。

（2）甲状腺自身免疫性抗体：甲状腺球蛋白抗体（TG-Ab）和甲状腺过氧化物酶抗体（TPO-Ab）测定，以除外慢性淋巴性甲状腺炎所致甲减。

（3）基础代谢率：降低，能合作的较大患儿可进行此项检查。

（4）血胆固醇、肌酸激酶和甘油三酯常增高。

3. X 线检查

骨化中心出现延迟，骨龄落后于实际年龄（1 岁以下者应拍膝关节），骨质疏松。

4. 甲状腺核素扫描

有助于甲状腺发育不全、缺如或异位的诊断。

（三）治疗

1. 治疗原则

早期诊断，早期治疗，终身服药；用药应从小剂量开始，注意剂量个体化，根据年龄逐渐加至维持剂量，以维持正常生理功能。

2. 替代治疗

（1）1- 甲状腺素钠：维持剂量：新生儿 $10\mu g/(kg\cdot d)$；婴幼儿 $8\mu g/(kg\cdot d)$；儿童 $6\mu g/(kg\cdot d)$，每日一次口服，必须依据血清 T_3、T_4、TSH 测定值进行调整。

（2）甲状腺片：维持剂量：$2\sim 6mg/(kg\cdot d)$，每日一次口服，亦须依据血清 T_3、T_4、TSH 测定值进行调整。

3. 定期随访

开始治疗后，每 2 周随访一次，当血清 T_4、TSH 正常后可每 3 个月一次，服药 1 ~ 2 年后可每 6 个月一次。每次随访均应测量身高、体重、甲状腺功能，每年测定骨龄一次。

二、获得性甲状腺功能减退症

获得性甲状腺功能减退症的主要原因是淋巴细胞性甲状腺炎（又称桥本甲状腺炎），是一种器官特异性自身免疫性疾病，近年发病率有所增加，发病年龄多在 6 岁以后，以青春期女孩多见；其次为误将异位甲状腺作为甲状舌骨囊肿切除及颈部接受放射治疗后；并发于胱氨酸尿症和 Langerhans 细胞组织细胞增生症等少见。

（一）临床表现

1. 起病较缓慢

多数无主观症状，也有初发病时颈部疼痛、吞咽困难、声音嘶哑、颈部压迫感。

2. 甲亢症状

少数患儿有一过性甲亢症状，如情绪激动、易怒、多动、多汗等。

3. 甲减症状

多见于病程较长者，如食欲减退、便秘、学习成绩下降、皮肤黏液性水肿、生长迟缓或停滞等。

4. 甲状腺不同程度的弥漫性肿大

质地中等，有时可触及分叶状。

（二）诊断要点

1. 见以上临床表现

2. 实验室检查

（1）血清 T_3、T_4、FT_3、FT_4 及 TSH：病初甲状腺激素水平稍高，TSH 正常，随病情发展甲状腺激素水平降低，TSH 增高。

（2）甲状腺自身免疫性抗体：TPO-Ab 及 TG-Ab 滴度明显高。

（3）促甲状腺激素受体抗体（TR-Ab）：有助于判断自身免疫性甲状腺炎与 Graves 病是否同时存在。

（4）细胞学检查：细针穿刺甲状腺组织进行细胞学检查有助于桥本甲状腺炎的诊断。成功率与穿刺部位有关，有时需多次进行，必须选择好适应证。

3. 甲状腺 B 型超声影像学扫描检查

可作为桥本甲状腺炎的辅助诊断。

（三）治疗

（1）同先天性甲状腺功能减退症的治疗。

（2）治疗原发疾病。

第五节　甲状腺功能亢进症

甲状腺功能亢进症（简称甲亢）是由于各种原因造成甲状腺激素分泌过多、导致全身各系统代谢率增高的一种临床症候群。儿童时期甲亢的主要病因是毒性弥漫性甲状腺肿，又称 Graves 病，是自身免疫性甲状腺疾病中的一种。其发病与遗传、环境因素密切相关。由于免疫功能紊乱，体内产生抗TSH受体的自身抗体（TR-Ab）而发病。仅有少数患儿是由毒性结节性甲状腺肿、甲状腺癌、甲状腺炎等罕见疾病所造成。

一、临床表现

1．基础代谢率增高

情绪不稳定，易激动，脾气急躁；怕热，多汗，低热；食欲亢进，易饥饿，大便次数增多；心悸，心率增快，脉压增大，心尖部可闻收缩期杂音，严重者心律失常，在儿童期甲亢心脏病罕见。

2．眼球突出

可单侧或双侧，多为轻、中度突眼，眼裂增宽，眼睑不能闭合，瞬目减少、辐辏能力差。恶性突眼及眼肌麻痹少见。

3．甲状腺肿大

多呈弥漫性轻、中度肿大，表面光滑，质地中等，严重者可触及震颤，并可闻及血管杂音。

4．甲亢危象

常由急性感染、手术、创伤等应激情况诱发；起病突然，病情急剧进展；主要表现高热、烦躁不安、呕吐、腹泻、多汗、心动过速等。重者血压下降，末梢循环障碍，出现休克，危及生命。

二、诊断要点

1．部分患者有家族遗传史

2．任何年龄均可发病

起病缓慢，以学龄儿童多见。

3．有以上临床表现

4．实验室检查

（1）血清甲状腺素水平：总T_4、T_3，游离T_4、T_3增高；TSH降低。

（2）吸131T试验：可见高峰前移。

（3）甲状腺自身免疫性抗体测定：TG-Ab、TPO-Ab及TR-Ab均有助于鉴别慢性淋巴细胞性甲状腺炎所致的甲亢。

（4）促甲状腺素释放激素（TRH）兴奋试验：本病患儿的TSH无反应或减低。

5．甲状腺B型超声和扫描

了解甲状腺大小，结节大小、多少，肿瘤或囊肿等，有利于鉴别诊断。对囊肿诊断更好。

三、治疗

目的：减少甲状腺激素的分泌，维持正常甲状腺功能，恢复机体正常代谢，消除临床症状，防止复发。

1．抗甲状腺药物治疗

（1）甲巯咪唑（他巴唑）：剂量0.5～1.0 mg/（kg·d），分2次口服，最大量为30 mg/d。

（2）丙硫氧嘧啶或甲硫氧嘧啶：剂量为5～10 mg/（kg·d），分2～3次口服，最大量300 mg/d。

（3）治疗包括足量治疗期和减药期，总疗程3～5年，对青春发育期和治疗经过不顺利者其疗程应适当延长。治疗过程中应定期随访、复查血清总T_3、T_4，游离T_3、T_4及TSH。

（4）β肾上腺素受体阻滞剂：普萘洛尔，剂量0.5～1.0 mg/（kg·d），分3次口服。

（5）注意药物不良反应，偶有皮肤过敏反应，可酌情更换药物；用药后最初2周应查血常规，定期复查肝功能，必要时查肾功能。

2．一般治疗

急期应卧床休息，加强营养。

3．甲亢危象的治疗

（1）丙硫氧嘧啶：每次剂量 200 ~ 300 mg，鼻饲，每 6 h 一次。1 h 后静脉输入碘化钠 0.25 ~ 0.5 g/d。

（2）地塞米松：每次剂量 1 ~ 2 mg，每 6 h 一次。

（3）普萘洛尔：每次 0.1 mg/kg，最大量 5 mg，静脉注射，每 10 min 一次，共 4 次。

（4）利舍平（利血平）：每次剂量 0.07 mg/kg，最大量 1 mg，必要时 4 ~ 6 h 重复。

（5）纠正脱水，补充电解质。

（6）抗生素：用以控制感染。

（7）对症治疗：如降温，给氧。

第六节　先天性肾上腺皮质增生症

先天性肾上腺皮质增生症（CAH）是由于肾上腺皮质类固醇生物合成过程中酶缺陷，使皮质醇合成不足，血清皮质醇浓度降低，负反馈作用消除，以致 ACTH 分泌增多、刺激肾上腺皮质增生，同时影响盐皮质激素和性激素的生物合成。临床出现不同程度的肾上腺皮质功能减退并伴有性征异常表现。最常见的是 21- 羟化酶缺陷，其次为 11β- 羟化酶、17α- 羟化酶及 3β- 羟类固醇脱氢酶等缺陷。

一、临床表现

1．21- 羟化酶缺陷

最多见，占 CAH 的 90% ~ 95%。

（1）单纯男性化型：为 21- 羟化酶不完全性缺乏。

男孩主要为同性性早熟：①阴毛早现，阴茎、阴囊增大，过早出现痤疮，肌肉发达，肩宽，窄髋等男性体格，声音变粗；②阴茎增大但睾丸不大，为假性性早熟，骨龄达 12 岁后可出现真性性早熟；③病初身高增长过速，超过正常儿，骨龄超过患儿的实际年龄，因骨骺早期愈合而致最终身材矮小。

女孩则在出生时呈现不同程度的男性化体征：①阴蒂肥大，不同程度的阴唇融合，或类似男性尿道下裂样改变等；②体格发育似男性患儿；③病初身高增长过速，但最终身材矮小。

（2）失盐型：由于 21- 羟化酶完全缺乏所致，其皮质醇和醛固酮分泌均不足。临床上主要为肾上腺皮质功能不全的表现。①生后 1 ~ 2 周内出现呕吐、腹泻、脱水、消瘦、呼吸困难，皮肤黏膜色素沉着；②电解质紊乱，低血钠、高血钾及代谢性酸中毒；③男性阴茎增大，女性外阴为两性畸形。此型常因诊断、治疗不及时而早期死亡。

（3）晚发型（非典型型）：为 21- 羟化酶轻微缺乏所致。①发病年龄不一，临床表现各异，症状较轻；②多见于女孩，月经初潮延迟、原发性闭经，不孕症或多毛症；③男孩为性早熟，身高增长过快，阴毛早现，骨骺提前闭合。

2．11β- 羟化酶缺乏

约占 CAH 的 5%。①男性化；②由于 11- 去氧皮质醇、11- 脱氧皮质酮及雄激素分泌增加，故有高血压和低血钾表现。

3．17- 羟化酶缺乏

较少见。①高血压明显；②低血钾；③碱中毒；④女孩呈现幼稚型性征、原发性闭经等；⑤男孩为假两性畸形，出生时呈女性表现。

4．3p 羟化酶缺乏

极罕见，皮质醇、醛固酮和雄激素的合成均受阻。①新生儿期即发生失盐、脱水，病情较重，若不及时诊治可早期死亡；②女孩男性化，阴蒂肥大；③男孩为假两性畸形，男性性分化不全，如阴茎发育差、尿道下裂等。

二、诊断要点

1．仔细询问病史

特别是家族史。

2．认真查体

结合以上临床表现进行分析。

3．血和尿肾上腺激素及其代谢产物的测定

详见表12-2。

表12-2 各型CAFI的实验室表现

酶缺陷	尿					血清		
	17-KS	17-OH	孕三醇	17-OHP	DHEA	睾酮	雄烯二酮	肾素活性
21-羟化酶								
典型	↑↑	↓	↑↑	↑↑	正常或↑	↑	↑↑	↑
晚发	↑	↓	↑	↑↑	正常或↑	↑	↑	↑
11β-羟化酶	↑↑	↑↑	↑	↑	正常或↑	女↑男↓	↑	↓↓
3β-羟化酶	↑	↓↓	正常或↑	正常或↑	↑↑↑	↑	↑	↑
17-羟化酶	↓↓	↓↓	↓	↓	↓	↓	↑	↓↓

4．血17-羟孕酮（17-OHP）的测定

对21-羟化酶缺乏极有诊断价值，当＞30.3 nmol/L（1 000 ng/dL）时可确诊；非典型型可进行ACTH刺激实验。

5．新生儿期筛查

可对21-羟化酶缺乏进行筛查，以早期诊断，早期治疗。

6．X线检查

骨龄明显增速超过患儿实际年龄。

7．B超或CT检查

可显示双侧肾上腺增大。

三、治疗

1．肾上腺危象治疗

（1）严重失盐型需纠正脱水及电解质紊乱，第一日总液量80～120 mL/kg，给钠10 mmol/kg，第一小时可补生理盐水20 mL/kg扩容。

（2）氢化可的松5～10 mg/kg，每6 h一次。

（3）盐皮质激素：醋酸去氧皮质酮（DOCA），每日1～2mg，或9α-氟氢化可的松，每日0.05～0.1mg。

（4）切忌补钾。

（5）第二日根据病情和血电解质及脱水纠正情况，酌情减少皮质醇用量和调整治疗。

（6）在感染、手术、创伤等应激情况下，增加皮质醇2～3倍或更多。

2．常规皮质激素维持治疗

（1）糖皮质激素：目的是补充皮质激素分泌不足，抑制ACTH和雄激素的分泌；应早期治疗，终身服用醋酸氢化可的松，剂量12～25 mg/（m²·d），分二次口服，2/3量晚间服，1/3量白天服用。对21-羟化酶缺陷晚发病人可用地塞米松0.25～0.5 mg，每日或隔日一次。

（2）盐皮质激素：若无盐皮质激素时，较大儿童可分次口服氯化钠胶囊2～4 g/d，小婴儿可鼻饲生理盐水。

（3）性激素：17- 羟化酶缺陷和 3β- 羟类固醇脱氢酶缺陷者，不论性别，在青春期均应补充性激素以维持其表型。

治疗成功的关键是合适的皮质激素剂量和定期随访，保持正常生长速率，使患儿既无雄激素及外源性皮质激素过多征象，又能维持正常的性腺成熟和发育。

3. 外科治疗

女性假两性畸形可于生后 6 ~ 12 个月内行阴蒂切除术，外生殖器矫形可在 1 ~ 3 岁时进行。

第七节　甲状旁腺功能亢进症

甲状旁腺功能亢进症（甲旁亢）在临床上分原发性和继发性两类。原发性甲旁亢指甲状旁腺本身的病变，引起甲状旁腺激素（PTH）分泌过多、导致钙磷代谢失常的一种全身性疾病，临床以骨病、肾结石和高血钙为特征。继发性甲旁亢是由于甲状旁腺外疾病所致，常见于肾脏疾患、维生素 D 缺乏性佝偻病和肾小管酸中毒等。

一、临床表现

1. 骨骼系统症状

早期仅有骨质普遍脱钙，病程长者有佝偻病样骨畸形，如鸡胸、肋串珠、手足镯，下肢呈 "O" 形或 "X" 形，典型表现为持续性骨痛、伴有严重的纤维性囊性骨炎及反复多发性骨折。

2. 高钙血症

可引起多系统功能紊乱，消化系统有食欲不振，恶心呕吐、便秘、腹痛；体重不增；心血管系统有心律不齐及心搏加快等；肌肉松弛，肌张力减低；中枢神经系统有注意力不集中，智力减退；严重时出现意识障碍甚至昏迷。

3. 肾脏损害

由于尿钙增多，导致尿路结石形成和肾脏钙化，常表现多饮多尿、血尿及肾绞痛，继发性高血压，晚期出现肾功能不全或尿毒症。

4. 皮肤、软组织及眼角膜钙化

5. 新生儿甲旁亢

常表现哭声低下，喂养困难，便秘，呼吸困难及肌张力低下。

6. 甲旁亢危象

因 PTH 分泌过多使血钙过高致极度厌食，恶心呕吐，腹痛腹泻，高热，严重时出现脱水及电解质紊乱，精神萎靡、嗜睡、抽搐、甚至昏迷。

二、诊断要点

1. 起病缓慢，病程较长

2. 部分病例有阳性家族史

3. 有以上临床表现

4. 实验室检查

（1）在钙、磷平衡饮食条件下，连续三天测定：①血清钙，升高，常 > 3 mmol/L（12 mg/dL）；②血清磷降低或正常低限；③24 h 尿钙、尿磷排出量增高；④血碱性磷酸酶明显增高；⑤肾小管磷回吸收率降低，小于 80%。

（2）尿环磷酸腺苷（cAMP）排出增多。

（3）尿羟脯氨酸排出量增高。

（4）血浆 PTH 常升高。

（5）钙负荷抑制试验：用于可疑病人，甲旁亢病人不受抑制。

（6）肾上腺皮质激素抑制试验：用于鉴别高血钙的病因，由其他原因致高血钙可降至正常。

（7）X线检查：早期仅有骨质疏松，典型患者指骨、下颌部位显示骨膜下骨皮质吸收；骨脱钙，陈旧性骨折，骨畸形，骨囊性样变；颅骨呈虫蛀样改变。腹部平片可见肾脏钙化灶。少数有异位钙化。

（8）放射性核素检查：^{99m}Tc 和 ^{210}Tl 双重放射性核素减影扫描，可检出直径 1 cm 以上病变。

（9）颈部及上胸 CT 扫描。

（10）颈部 B 超检查：探查甲状旁腺肿瘤。

三、治疗

1. 外科治疗

甲状旁腺肿瘤应手术摘除，甲状旁腺组织增生可部分切除。术后发生的暂时性低钙血症，可输给 10% 葡萄糖酸钙。

2. 甲旁亢危象处理

（1）纠正脱水酸中毒及电解质紊乱，同时注意补充钾和镁。

（2）控制高血钙：可用磷酸钠或磷酸钾中性磷合剂 1 ~ 2 g/d。以减少磷的吸收和增加排泄，以降低血磷；EDTA 为钙络合剂，50 mg/（kg·d），分 2 ~ 3 次，用 25% 的葡萄糖 20 ~ 40 mL 稀释后注入。

（3）降钙素：剂量为每次 4 U/kg，6 ~ 12 h 一次。

（4）糖皮质激素：氢化可的松 1 ~ 2 mg/kg。

（5）严重者进行腹膜透析，有抑制继发性甲旁亢的作用。

第八节　甲状旁腺功能减退症

甲状旁腺功能减退症（甲旁减）是由于甲状旁腺激素合成和分泌不足，PTH 结构异常、不能发挥生理作用，或靶器官对 PTH 不敏感引起的疾病。临床以手足抽搐、低血钙和高血磷为特征。

一、临床表现

1. 神经 - 肌肉应激性增高

最初表现为肌痛、四肢麻木，手足僵直，严重者手足搐搦、典型发作呈"助产士手"样表现，同时有喉气管痉挛，雷诺现象，腹痛腹泻发生。隐性抽搐时患儿感到肢体麻木、蚁行感或肌肉疼痛等，面神经叩击和束臂加压试验呈阳性。

2. 神经精神症状

记忆力减退，恐惧、神经衰弱，也有以癫痫样发作为首发症状，可出现多动症、共济失调及智力减低。

3. 外胚层组织器官改变

皮肤干燥脱屑，色素沉着，头发稀少脱落，甚至斑秃，出牙晚，牙易脱落，牙釉质发育不良呈黄斑点及横纹，指甲脆弱有横沟，长期未治疗出现眼白内障。常并发白色念珠菌感染。

4. 异位钙化灶

软组织、关节部位钙化可致关节疼痛，活动受限。脑基底节钙化可出现震颤性麻痹。

5. 严重低血钙

可出现心律失常或心力衰竭。

二、诊断要点

1. 仔细询问病史及查体

2. 符合以上临床表现

3. 实验室检查

（1）在钙、磷平衡饮食条件下，连续三天测定：①血清钙：常减低，在 1.25 ~ 1.75 mmol/L（5 ~ 7

mg/dL）之间，游离钙≤ 0.95 mmol/L（3.8 mg/dL）；②血清磷常增高，达 1.96 mmol/L 以上（＞6 mg/dL）；③碱性磷酸酶：正常或偏低；④24 h 尿钙、磷排出量均减少。

（2）肾小管回吸收率（TRP）稍增高。

（3）血 PTH 测定：多数降低，少数患儿可在正常范围。

（4）PTH 兴奋试验：连续肌内注射 PTH 三天，剂量为 8 U/kg，最大量 200 U。若 PTH 缺乏，血钙恢复正常，血磷降低；若血钙不升高，为靶器官对 PTH 不反应。

（5）心电图：Q-T 间期延长，T 波低平。

（6）脑电图：长期未治疗者可有棘慢波。

（7）X 线检查：显示骨密度增高，骨皮质增厚。

（8）脑 CT 或 MRI：脑基底节钙化灶。

三、治疗

1．急性抽搐期

当手足搐搦或惊厥时，即刻缓慢静脉输入 10% 葡萄糖酸钙，用量为每次 0.5 mL/kg，最大量每次不超过 10 mL，一般用 10% 葡萄糖液 10 mL 稀释后，以每分 0.5 ~ 1.0 mL 速度输入；根据病情，每日 1 ~ 3 次。抽搐缓解后改口服 10% 氯化钙 5 ~ 10 mL/ 次，每日 3 次。

2．降低血磷

（1）高钙低磷饮食：每日磷摄入量应＜ 0.3 ~ 0.5 g。

（2）磷结合剂：可服用氢氧化铝乳胶每次 10 ~ 30 mL，每日三次，应与钙剂相隔 2 h 服用。

3．维生素 D 的应用

经补充足够钙后，抽搐无缓解时，适当补充维生素 D，必须监测尿钙和血钙，以防发生维生素 D 中毒、高血钙。

（1）维生素 D_2 或 D_3，2 万 IU/d。

（2）骨化三醇（1，25（OH）$_2D_3$），剂量 0.25 ~ 1 μg/d。

（3）25（OH）D_2，剂量 20 ~ 50 IU/d。

（4）阿法骨化醇（1-α OHD），剂量为 0.25 ~ 1 μg/d。

4．对症治疗

苯巴比妥钠、地西泮、苯妥英钠等用于镇静、止痉。若血镁浓度低时，应补充镁制剂，每日口服 25% 硫酸镁，70 ~ 150 mg/kg；或肌内注射 50% 硫酸镁，每次 0.1 ~ 0.2 mL/kg。

第九节　假性甲状旁腺功能减退症

假性甲状旁腺功能减退症（假性甲旁减）是由于甲状旁腺激素受体缺陷造成，故靶器官（肾脏和骨组织）对 PTH 无反应，不能发挥其生理作用，临床可出现类似于 PTH 缺乏所致的低血钙、高血磷症状，但血清 PTH 浓度正常。一般可分为工型和Ⅱ型，根据发病环节不同，Ⅰ型又可分为Ⅰa、Ⅰb 和Ⅰc 型。

一、临床表现

1．低血钙

手足搐搦、惊厥等。

2．先天遗传性骨发育畸形

主要见于Ⅰ型；患儿如智力低下，生长落后，圆脸短颈，小下颌，短指趾畸形，尤以第 4、5 指骨短最常见，牙发育不良等。

3．迁移性钙化灶

常见于皮下、关节、肌肉、神经基底节部位。

4．纤维囊性骨炎

骨骺增厚，边缘不规则。

5．其他表现

韧带肌腱附着部位的外生骨疣，颅骨板增厚及骨质脱钙，白内障等。

二、诊断要点

1．病史及以上临床表现

2．实验室检查

（1）血清钙、磷测定：血清钙常降低，血清磷正常或增高。

（2）尿钙、磷测定：均降低。

（3）血清 PTH 增高。

（4）尿羟脯氨酸排出量：Ⅰb 型增高。

（5）尿 cAIP 的排出量：除Ⅱ型可正常或升高外，Ⅰ型均增高。

（6）PTH 兴奋试验：一般对外源性 PTH 无反应。

三、治疗

1．纠正低血钙

同甲状旁腺功能减退症。

2．骨化三醇（1，25-（OH）$_2$D$_3$）

可使增生肥大的甲状旁腺缩小、血 PTH 浓度降低，可使Ⅰb 型骨病好转。

3．定期随访

以血钙、磷及尿钙、磷监护治疗，以防因长期治疗引起药物中毒。

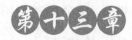

小儿常见传染性疾病

第一节　水痘

　　水痘是一种传染性极强的儿童期出疹性疾病，与带状疱疹为同一病毒所引起的两种不同表现的临床病症。水痘为原发感染，经过飞沫或接触传播，感染后可获得持久的免疫力，但以后可以发生带状疱疹。其临床特点为皮肤黏膜相继出现和同时存在斑疹、丘疹、疱疹和结痂等各类皮疹，全身症状轻微。冬春季节多发。

一、病因

　　水痘病毒属疱疹病毒科，为双股 DNA 病毒，呈球形，直径 150～200 nm。核衣壳表面有一层脂蛋白包膜，内含补体结合抗原，不含血凝素或溶血素，二人为唯一的宿主，经空气飞沫经呼吸道传播，也可因接触病人疱疹内疱液感染。

　　病毒侵入人体后先在上呼吸道局部淋巴结内繁殖，小量病毒侵入血液形成第一次病毒血症，在单核吞噬系统中大量繁殖后，再次进入血液循环，形成第二次病毒血症，侵袭皮肤及内脏，引起发病。主要损害部位在皮肤，皮疹分批出现与间歇性病毒血症有关。随后因特异性免疫反应，症状缓解。当免疫功能低下时易发生严重的全身播散性水痘。有的病变累及神经系统、肺、肝、肾等器官。

二、病理

　　水痘病变主要在皮肤、黏膜。皮肤真皮层毛细血管内皮细胞肿胀，血管扩张充血，表现为斑丘疹。之后表皮棘细胞层上皮细胞变性、肿胀、溶解，间质液积聚形成水疱，其周围及基底部有充血、单核细胞和多核巨细胞浸润，多核巨细胞核内有嗜酸性包涵体。水疱内含大量病毒。水疱液开始透明，后因上皮细胞脱落和多核巨细胞侵入而变浊，继发感染后可变为脓疱。皮肤损害表浅，脱痂后不留瘢痕。黏膜疱疹易形成溃疡，亦易愈合。

三、临床表现

　　1. 典型水痘　出疹前 1 天可出现前驱症状，如低热、不适、厌食等，次日出现皮疹。皮疹特点：①首发于头、面和躯干，继而扩展到四肢，末端稀少，呈向心性分布；②最初的皮疹为红色斑疹和丘疹，继之变为透明饱满的水疱，24 h 后水疱内容物变混浊并中央凹陷，水疱易破溃，2～3 天迅速结痂；③皮疹陆续分批出现，伴明显痒感，在疾病高峰期可见到斑疹、丘疹、疱疹和结痂同时存在；④黏膜皮疹还可出现在口腔、眼结膜、生殖器等处，易破溃形成浅溃疡。轻型水痘多为自限性疾病，10 天左右痊愈，全身症状和皮疹较轻。皮疹结痂后一般不留瘢痕。

　　2. 重症水痘　多发生在恶性疾病或免疫功能低下患儿。持续高热和全身中毒症状明显，皮疹多且易融合成大疱型或出血性，可继发感染或伴血小板减少而发生暴发性紫癜。

　　3. 先天性水痘　母亲在妊娠早期感染水痘可导致胎儿多发性先天畸形；若发生水痘数天后分娩可

导致新生儿水痘，病死率 25% ~ 30%。新生儿水痘的皮疹有时酷似带状疱疹的皮疹。

四、并发症

常见为皮肤继发细菌感染，如脓疱疮、丹毒、蜂窝组织炎、败血症等；继发性血小板减少可致皮肤、黏膜甚至内脏出血；水痘肺炎儿童不常见，临床症状迅速恢复，X 线肺部病变可持续 6 ~ 12 周，偶有死亡报道。神经系统可见水痘后脑炎、Cuillain Barre 综合征、横断性脊髓炎、面神经瘫痪、Reye 综合征等；其他少数病例可发生心肌炎、肝炎、肾炎、关节炎及睾丸炎等。

五、辅助检查

1．外周血白细胞计数　白细胞总数正常或稍低。

2．疱疹刮片　刮取新鲜疱疹基底组织涂片，用瑞特或姬姆萨染色可发现多核巨细胞，用苏木素、伊红染色可查见核内包涵体，可供快速诊断；或取疱疹基部刮片或疱疹液，直接荧光抗体染色查病毒抗原简捷有效。

3．病毒分离　将疱疹液直接接种入人胚纤维母细胞，分离出病毒再作鉴定，仅用于非典型病例。

4．血清学检查　补体结合抗体高滴度或双份血清抗体滴度升高 4 倍以上可诊为近期感染。

5．PCR 检测　用 PCR 检测患者呼吸道上皮细胞和外周血白细胞中的特异性病毒 DNA，是敏感快捷的早期诊断方法。

六、诊断及鉴别诊断

根据流行病学资料、接触史和皮疹特点可做出诊断，必要时病毒分离或血清学检查辅助诊断。应与下列疾病鉴别。

1．脓疱疮　为细菌感染导致化脓性皮肤损害，初为疱疹，继成脓疱，然后结痂，无分批出现的特点，不见于黏膜处，无全身症状。疹液可培养出细菌。

2．丘疹样荨麻疹　为皮肤过敏反应，表现为红色丘疹，有痒感，中心可有针尖或粟粒大小的丘疱疹或水疱，扪之较硬；分布于四肢或躯干，不累及头部或口腔，不结痂。

3．手–足–口病　由柯萨奇 A 族肠道病毒感染所致，表现为四肢远端、手足部位以及口腔黏膜疱疹，常发热。

七、治疗

主要是对症治疗。应加强皮肤护理，勤换衣被，保持皮肤清洁，修剪指甲，防止抓破水疱，预防皮疹继发细菌感染。疱疹破裂者，可涂以 1% 龙胆紫，有继发感染者可局部应用软膏类抗菌药。瘙痒可擦用炉甘石洗剂或 5% 碳酸氢钠液，也可口服抗组胺药物。患儿多仅有中度、低度发热，不必用降温药物，可控制室温、多饮水、卧床休息至体温正常止。同时给予易消化的饮食，做好口腔护理。

对免疫功能受损或应用免疫抑制剂治疗的患儿，应及早使用抗病毒药物，如干扰素、阿糖腺苷、阿昔洛韦、利巴韦林（病毒唑）等，以减轻症状和缩短病程。一般忌用肾上腺皮质激素。因其他疾病原已服用激素的水痘患者，如情况许可，应尽快减至生理剂量，必要时考虑停用。必要时应肌内注射带状疱疹免疫球蛋白，以期减轻病情。

八、预防

控制传染源，隔离病儿至皮疹全部结痂为止，对已接触的易感儿，应检疫 3 周。保护易感者：国外已开始使用减毒活疫苗，接触水痘患儿后立即应用，其保护率可达 85% ~ 95%，并可持续 10 年以上。对正在使用大剂量激素、免疫功能受损和恶性病患者以及孕妇和接触患水痘母亲的新生儿，在接触水痘 72 h 内肌注水痘–带状疱疹免疫球蛋白 125 ~ 625 U/kg，或用水痘减毒活疫苗，可起到预防作用。

第二节　风疹

风疹（rubella）是由风疹病毒引起的儿童期常见的病毒性传染病。临床上以呼吸道的轻度炎症、低热、红色斑丘疹以及耳后、枕部与颈后淋巴结肿大伴触痛为特征。其并发症一般比较少，偶尔可有扁桃体炎、中耳炎和支气管炎等，一般预后良好。母孕早期感染时，风疹病毒可通过胎盘传给胎儿易导致流产或引起胎儿各种先天畸形，称为先天性风疹综合征（CRS）。

一、病因

风疹病毒为 RNA 病毒，属披膜病毒科，有囊膜，电镜下呈球形，直径 40 ~ 80 nm。病毒颗粒中心为 RNA 和衣壳，外有脂质蛋白。该病毒只有 1 个血清型，能在胎盘和胎儿体内生存繁殖，仅能使人及猴致病，亦可在兔肾、乳田鼠肾、绿猴肾及兔角膜等细胞中生长。传染源是病人，主要经空气飞沫传播，亦可通过口、鼻咽、眼的分泌物及血液直接感染。传染期在发病前 5 ~ 7 天和发病后 3 ~ 5 天，起病当天和前一天传染性最强。易感人群多为 5 ~ 9 岁的儿童，6 个月以下小儿因母体来的被动免疫，故很少患病。感染者可获得持久免疫，育龄妇女易感风疹。一般在冬春两季发病，可散发或流行。本病毒不耐热，56 ℃ 30 min 完全灭活。37 ℃可存活 24 ~ 48 h，4 ℃可存活 6 周，在 -60 ℃含有稳定剂的培养基中能存活数年。紫外线、乙醚、氯仿、甲醛、氯化铵、β – 丙烯内酯、脱氧胆酸钠、胰腺蛋白等均可将其灭活；在甲醛溶液中可失去传染性，但不影响抗原性；抗病毒药物金刚烷胺能抑制其复制。

二、病理机制

病毒通过飞沫传播，侵入易感儿上呼吸道黏膜、颈淋巴结，并在此繁殖，随后侵入血液引起病毒血症，并引起全身浅表淋巴结肿大及皮疹风疹皮疹是病毒直接损害真皮层毛细血管内皮细胞耳引起。因病情较轻，病理检查发现极少，仅见真皮层毛细血管充血及轻微炎性渗出，轻度呼吸道黏膜炎症，淋巴结呈急性非特异性炎症改变。孕妇在妊娠初 3 个月内感染风疹病毒，胎儿可发生宫内感染，这由于胎盘屏障功能发育尚未完善，病毒能在胎盘绒毛膜上产生持续感染，此时已是胎儿三个胚层分化、各种器官形成时期，细胞分化受抑制，胎儿尚不具备合成干扰素的能力，因此新生儿可发生各种先天畸形。病毒在胎儿体内不断繁殖，故出生后在尿、粪、咽喉中仍有病毒排出。

三、临床表现

1. 后天性风疹　潜伏期 14 ~ 21 天，平均为 18 天。典型表现如下：

（1）前驱期：较短暂，1 ~ 2 天。症状轻微，仅表现低热或中度发热、全身不适、纳差、疲倦乏力及咳嗽、流涕、咽痛、结合膜充血等轻微上呼吸道炎症，偶伴呕吐、腹泻等。部分病人软腭及咽部可见细小红疹，能融合成片。

（2）出疹期：通常于发热后 1 ~ 2 天出现皮疹，皮疹最初见于脸部，之后迅速蔓延到颈部、躯干和四肢，但手掌、足底大都无疹。皮疹初起呈细点状淡红色斑疹、斑丘疹或丘疹。面部、四肢远端皮疹较稀疏，躯干尤其背部皮疹可密集，融合成片。皮疹消退后一般不会留色素沉着，亦不脱屑。全身浅表淋巴结肿大，其中尤以耳后、枕部、颈后淋巴结肿大最为明显，肿大淋巴结轻度压痛，不融合，不化脓。

（3）并发症：后天性风疹一般症状轻，并发症少。仅少数病人可并发神经炎、关节炎、脑炎、肝炎、血小板减少性紫癜、溶血性贫血、急性肾炎、慢性肾炎等。

2. 先天性风疹综合征　母亲妊娠期感染风疹病毒，可传染给胎儿，可致死胎、流产或早产，或导致先天性缺陷，有的出生时正常，以后出现缺陷。先天缺陷常见有肝脾肿大、小头畸形、白内障、视网膜病、虹膜睫状体炎、先天性心脏病、骨发育不良、血小板减少性紫癜、溶血性贫血、神经性耳聋、智力障碍等。出生时无症状者，也可于生后数月至数年才出现进行性症状，如耳聋、精神动作异常、智力障碍、白内障、青光眼、骨骼畸形等。

四、辅助检查

1. 血常规　白细胞常降低，早期淋巴细胞减少，晚期增高，出现异型淋巴细胞及浆细胞。
2. 血清学检查　在出疹 3 天后，病毒中和抗体、补体结合抗体及血凝抑制抗体均有增高。
3. 病毒分离　出疹前后 7 天内，可自鼻咽分泌液中分离病毒。
4. 分子生物学检测技术　RT-PCR 方法检测咽拭子、脐血、外周血单个核细胞、绒毛膜、羊水等风疹病毒 RNA，有助于风疹病毒感染的早期诊断。

五、诊断及鉴别诊断

典型病例根据前驱期短、皮疹特点、淋巴结肿大可以做出诊断，必要时通过病毒分离、血清学检查诊断。本病需与麻疹、猩红热、幼儿急疹等出疹性疾病相鉴别。

1. 麻疹　麻疹约在发热 3 日后出疹，发热重，颊黏膜出现麻疹黏膜斑，疹退后留有棕褐色色素沉着。风疹前驱期短，发热轻，无黏膜斑，伴耳后、枕部、颈部淋巴结肿大，疹退后无色素沉着。
2. 猩红热　猩红热的皮疹为弥漫全身的猩红色密集针点样皮疹，疹间皮肤充血，疹退后可见大片状膜样脱皮，病程中有杨梅舌，口周苍白圈，线状疹等特殊体征。
3. 幼儿急疹　幼儿急疹多发于 6～18 个月小儿，发热 3～4 天后骤然退热同时出现玫瑰红色斑疹或斑丘疹。

六、治疗

1. 一般治疗　患者应呼吸道隔离至出疹 5 天后，对于接触者，接触后 5 天内可注射高效价免疫球蛋白，并应严格执行消毒隔离，以免间接传播。发热期卧床休息，保持口腔清洁，给予易消化的流汁或半流汁饮食。出疹期做好患者皮肤护理，床铺衣物要柔软，防止皮肤擦伤及交叉感染。
2. 治疗措施　本病无特效治疗，以对症治疗为主。咽喉痛者用复方硼砂溶液漱口，或含西瓜霜等润喉片。高热者注意退热，咳嗽者可用止咳化痰药，皮肤痒者可涂卢樟水等止痒，合并脑炎者按乙脑治疗原则治疗。

七、预防

皮疹出现 5 天以后即无传染性，故应对风疹患儿隔离至出疹后 5 天。尽管风疹对儿童的健康影响较小，但其最大的危害是感染育龄妇女和孕妇，使她们所生婴儿发生先天畸形，因此预防胎儿感染风疹病毒是关键。孕妇尤其孕早期应尽量避免与风疹病人接触以免感染胎儿引起先天性风疹综合征。如证实胎儿已受感染并发生畸形，应终止妊娠，并劝其间隔 3 年后再怀孕。如易感孕妇接触风疹后不愿或不能做治疗性流产，应在接触风疹病人 5 天内肌内注射高价免疫球蛋白 20～30 mL，可起到预防作用。幼儿园、小学儿童以及育龄妇女等易感者应接种风疹减毒活疫苗，可预防感染风疹病毒，抗体阳转率达 95% 以上，还需注意注射风疹疫苗后 3 个月内不宜怀孕，孕妇不能接种，以免疫苗病毒直接影响胎儿。另外，15 个月以内的婴儿，由于体内存在从母体获得的风疹抗体，也不需要预防接种。

第三节　麻疹

麻疹是麻疹病毒所致的小儿常见的急性呼吸道传染病，以发热、上呼吸道炎症（咳嗽、流嚏）、结膜炎、口腔麻疹黏膜斑及皮肤特殊性丘疹为主要临床表现。春季发病较多，高峰为 2～5 月。

一、病原学

麻疹病毒属副黏病毒科，球形颗粒，有 6 种结构蛋白。仅存在一种血清型，抗原性稳定。人是唯一宿主。病后可产生持久的免疫力，大多可达到终身免疫。病毒在外界生存力弱，不耐热，对紫外线和消毒剂均敏感。随飞沫排出的病毒在室内可存活 32 h，但在流通的空气中或阳光下半小时即失去活力。

二、流行病学

麻疹患者是唯一的传染源。感染早期病毒在患者呼吸道大量繁殖，含有病毒的分泌物经过患者的呼吸、咳嗽、喷嚏排出体外并悬浮于空气中，通过呼吸道进行传播。密切接触者亦可经污染病毒的手传播。麻疹患者出疹前后的 5 天均有传染性，有并发症的患者传染性可延长至出疹后 10 天。以冬春季发病为多。

三、发病机制

麻疹病毒经鼻咽部或眼结合膜侵入人体，在呼吸道上皮细胞和局部淋巴组织中繁殖，并进入血液循环，向肝、脾、肺、肾、消化道、皮肤等器官传播，导致广泛性损伤并出现一系列临床表现。营养不良或免疫功能缺陷的患儿，可发生重症麻疹或因并发重症肺炎、脑炎等而导致死亡。

四、病理

病变部位广泛的单核细胞浸润、增生及形成多核巨细胞（华－佛细胞）是麻疹的病理特征。基本病变主要见于皮肤、淋巴组织、呼吸道和肠道黏膜及结膜。毛细血管周围有严重的渗出，单核细胞增生，形成的多核巨细胞大小不一，内含多个核，核内外均有病毒集落（嗜酸性包涵体）。真皮和黏膜下层毛细血管内皮细胞充血、水肿、增生、单核细胞浸润并有浆液性渗出而形成麻疹皮疹和麻疹黏膜斑。由于皮疹处红细胞裂解，疹退后形成棕色色素沉着。麻疹病毒引起的间质性肺炎为 Hecht 巨细胞肺炎，继发细菌感染则引起支气管肺炎。亚急性硬化性全脑炎（SSPE）患者有皮质和白质变性，细胞核及细胞质内均见包涵体。

五、临床表现

（一）典型麻疹

1. 潜伏期　一般为 6 ～ 18 天（平均 10 天左右）。潜伏期末可有低热、乏力等症状。

2. 前驱期　也称出疹前期，一般 3 ～ 4 天，主要表现类似于上呼吸道感染症状：①发热：几乎所有病例均有，多为中度以上发热，且逐渐增高；②在发热同时伴咳嗽、流泪、流涕、眼结膜充血、眼睑水肿、畏光等呼吸道卡他症状，其中眼结膜充血、流泪及眼睑水肿是本病的特点；③ Koplik 斑：是麻疹早期特征性的体征，一般在发疹前 1 ～ 2 天出现，为直径 0.5 ～ 1.0 mm 大小灰白色小点，周围有红晕，开始可见于下磨牙相对的颊黏膜上，很快增多，可累及整个颊黏膜，在皮疹出现后 1 ～ 2 天逐渐消失。

3. 出疹期　多在发热后 3 ～ 4 天出现皮疹，此时患儿全身中毒症状明显加重，体温可突然升高至 40 ℃以上，咳嗽加重并伴嗜睡或烦躁不安。皮疹开始为稀疏不规则的红色斑丘疹，呈充血性，散在分布，不伴痒感，疹间皮肤正常，皮疹先出现于耳后发际，自上而下发展，遍及面部、颈部、躯干及四肢，最后达手心及足底，病情严重者皮疹常融合成片，部分可出现出血性皮疹。此期一般持续 3 ～ 4 天。此期肺部可闻及干、湿性啰音。

4. 恢复期　若无合并症发生，出疹 3 ～ 4 天后，皮疹开始消退，消退顺序与出疹时相同，体温逐渐减退，食欲、精神等全身症状也随之好转。疹退后皮肤留有糠麸状脱屑及棕色色素沉着，一般 7 ～ 10 天痊愈。

（二）不典型麻疹

1. 轻型麻疹　多见于 8 个月以下体内有母亲被动抗体或潜伏期内接受过丙种球蛋白的婴儿。全身症状轻，有一过性低热和轻度的卡他症状，可无麻疹黏膜斑，皮疹稀疏、色淡，疹退后无色素沉着或脱屑，无并发症。常根据流行病学资料和麻疹病毒血清学检查确诊。

2. 重型麻疹　多见于营养不良、免疫力低下者。全身中毒症状严重，体温持续 40 ℃以上，伴惊厥、昏迷。皮疹密集融合，呈紫蓝色出血性皮疹，常伴黏膜和消化道出血，或伴咯血、血尿、血小板减少等，称为黑麻疹。部分患儿疹出不透、色暗淡，或皮疹骤然消退伴血压下降、脉搏细弱及四肢冰凉等循环衰竭的表现。此型常并发肺炎、心力衰竭等，死亡率高。

3. 异型麻疹　主要发生于曾接种麻疹灭活疫苗者。本型临床特征：全身中毒症状较重，体温高，多达 40 ℃以上，热程长，皮疹呈多样性。多数无麻疹黏膜斑及呼吸道卡他症状。常伴肢体水肿、肺部浸润病变，甚或有胸膜炎症渗出。

六、并发症

1. 肺炎　病初为麻疹病毒性间质性肺炎，后期多为与其他病毒（腺病毒、流感病毒、副流感病毒等）混合感染或继发细菌性肺炎。严重肺炎是麻疹死亡的主要原因。

2. 喉炎　各期均可发生，以出疹后 3 日多见。系由麻疹病毒或继发细菌性感染所致，其主要表现为犬吠样咳嗽、声音嘶哑、失音、吸气性呼吸困难，严重时有三凹征。

3. 脑炎　由麻疹病毒侵袭中枢神经系统或变态反应所致，自炎症期至出疹后期（第 1 ~ 14 病日）均可发生，主要表现为发热、头痛、颈项强直。有时出现昏迷、惊厥、瘫痪及呼吸衰竭。少数表现为中毒性精神病、多发性神经根炎。10% 病例脑脊液有改变。

4. 亚急性硬化性全脑炎　本病少见。大多在 2 岁前有麻疹病史，少数有麻疹活疫苗接种史，但这些儿童先前有无亚临床麻疹感染尚不清楚。本病系慢性神经退行性病变。发病原理可能是麻疹急性期病毒未被彻底清除，潜伏在某些细胞呈抑制状态，以后累及中枢神经系统或病毒在急性期潜伏于脑部，呈慢性感染状态。从麻疹到本病的潜伏期为 2 ~ 17 年，发病初期学习下降，性格异常，数周或数月后出现智力障碍，嗜睡、言语不清，运动不协调及癫痫样发作，最后痴呆失明、昏迷、去大脑强直。脑电图出现慢波节律，每秒 2 ~ 3 次，多数病人发病数月至数年后死亡，偶有自行缓解者。

5. 心血管功能不全　多见于 2 岁以下幼儿。由于心肌炎、并发肺炎、缺氧等导致心功能不全。

七、辅助检查

1. 血象　白细胞总数降低，淋巴细胞相对增加。

2. 麻疹巨核细胞检查　将眼鼻咽分泌物或痰标本，涂于玻片上，用赖特染色，可发现多核巨细胞，对麻疹早期诊断有一定价值。

3. 血清抗体检测　IgM 抗体可作为早期诊断方法，IgG 抗体双份血清抗体效价增高 4 倍以上为阳性，可作为回顾性诊断。

4. 病原学检查　从早期患者的鼻咽分泌物、漱口液、痰或血液等，接种到原代人胚肾、猴肾、羊膜细胞中可分离出麻疹病毒。此外采用间接免疫荧光法检测涂片中细胞内麻疹病毒抗原，也可采用标记的麻疹病毒 cDNA 探针或 RT-PCR 检测细胞内麻疹病毒 RNA。

八、诊断及鉴别诊断

根据流行病学资料和临床表现，诊断不难。对非典型患者须进行病毒分离及病毒抗原或特异性 IgM 抗体检测才能确诊。本病需与以下疾病相鉴别：

1. 风疹　发热及上呼吸道症状轻，无麻疹黏膜斑，皮疹少，1 ~ 2 天即退，疹退后不留色素、不脱屑；有耳后、枕后及颈部淋巴结肿大。

2. 幼儿急疹　急起发热或高热，无其他明显症状；热退后出疹，皮疹为玫瑰色斑丘疹，见于颈部及躯干，很快遍及全身，面部疹少，疹退后不留痕迹。

3. 药物疹　近期内用过或接触过某种药物引起，躯干四肢出现斑丘疹、大小不一、发痒，伴发热或无热。

4. 猩红热　发病第二日出疹，全身皮肤出现如针头大小的鲜红皮疹，疹间皮肤充血呈鲜红色，痒感，压之褪色，疹退后呈大片脱皮，尤以手、足心为显著。患者咽部红肿疼痛，可见"杨梅舌"。血象检查白细胞总数及中性粒细胞分类增高，咽拭子培养为 B 溶血性链球菌。

5. 肠道病毒感染　常见于柯萨奇病毒、埃可病，可能引起皮疹。多数于发热时出疹，皮疹为多形性，出疹无顺序，半日至 2 ~ 3 日消退，无脱屑及色素沉着，血清抗体检查有助进一步鉴别。

九、治疗

本病无特效治疗方法，以对症治疗及护理为主。

（一）一般治疗及护理

1. 隔离　呼吸道隔离至疹后 5 天。

2. 护理

（1）患者应卧床休息，室内光线要柔和，避免强光刺激双眼。

（2）空气要流通，湿润。

（3）发热期间给予清淡易消化的流质饮食，如牛奶、豆浆、蒸蛋等，常更换食物品种并做到少量多餐，以增加食欲利于消化。多喂开水，利于排毒、退热、透疹。恢复期应添加高蛋白、高维生素的食物。指导家长做好饮食护理，无须忌口。

3. 注意保持皮肤及五官的清洁　眼部有分泌物者，可用 3% ~ 4% 的硼酸水或生理盐水纱布轻洗，或滴用 0.25% 的氯霉素眼药水或涂用抗生素眼膏，皮痒者可用炉甘石洗剂或止痒扑粉。

（二）对症治疗

体温超过 40 ℃者给予小剂量退热药，烦躁不安用镇静药，高热、疹密，全身中毒症状重用泼尼松。忌用强烈退热药、冰水或酒精擦浴。重型麻疹有血小板减少，凝血酶原时间延长及纤维蛋白原进行性减少等 DIC 或消耗性出血者应及早应用肝素抗凝治疗或输入新鲜血或血浆。

（三）并发症治疗

1. 支气管肺炎　选用适当的抗菌药物治疗，常选用青霉素 G。对高热及全身中毒症状严重者，可酌情给予氢化可的松，补液应控制总量及盐水，滴速宜慢，以免发生心功能不全。

2. 急性喉炎　烦躁不安时尽早使用镇静剂。当病情严重，中毒现象明显，有阵发性痰阻塞症状加重时，应及时给予吸氧、激素及镇静剂处理，并选用 1 ~ 2 种有效的抗生素治疗。对不能缓解的 Ⅲ 度喉梗阻者，应立即作气管切开。

3. 心血管功能不全　有心力衰竭时应及早给予快速洋地黄类药物，可用毒毛花苷 K 0.007 ~ 0.01 mg/kg，加入到葡萄糖液 10 mL 缓慢静推，或用毛花苷 C 2 岁以下总剂量用 0.03 ~ 0.04 mg，2 岁以上为 0.02 ~ 0.03 mg/kg，首次剂量为总剂量的 1/3 ~ 1/2 溶于 10% 葡萄糖 10 mL 中缓慢静推，余下的剂量分 2 ~ 3 次每隔 4 ~ 6 h 用 1 次。心衰时常并发肺炎，故应同时积极治疗肺炎。心肌炎严重时可用肾上腺皮质激素。周围循环衰竭者按感染性休克处理。

（四）抗病毒治疗

一般抗病毒药物、干扰素诱导剂未见肯定疗效，转移因子、干扰素及中药可试用。

参考文献

［1］申昆玲. 儿科临床操作技能［M］. 北京：人民卫生出版社，2016.

［2］江载芳，申昆玲，沈颖. 诸福棠实用儿科学［M］. 第八版. 北京：人民卫生出版社，2018.

［3］罗小平，刘铜林. 儿科疾病诊疗指南［M］. 北京：科学出版社，2014.

［4］吴圣楣，蔡威. 新生儿营养学［M］. 第2版. 北京：人民卫生出版社，2016.

［5］衣明纪. 维生素D对儿童骨骼外系统的作用［J］. 中国实用儿科杂志，2015，30（12）：900-905.

［6］易著文，何庆南. 小儿临床肾脏病学［M］. 第2版，北京：人民卫生出版社，2016.

［7］文飞球，王天有. 儿科临床诊疗误区［M］. 长沙：湖南科学技术出版社. 2015.

［8］赵祥文，肖政辉. 儿科急诊医学手册［M］. 北京：人民卫生出版社，2015.

［9］李德爱，陈志红，傅平. 儿科治疗药物的安全应用［M］. 北京：人民卫生出版社，2015.

［10］李仲智，申昆玲. 儿科临床操作手册［M］. 北京：人民卫生出版社，2010.

［11］刘秀香，赵国英. 儿科诊疗常见问题解答［M］. 北京：化学工业出版社，2015.

［12］王小衡. 不容忽视的儿童血液病［J］. 健康生活，2015（12）：18-20.

［13］赵春，孙正芸. 临床儿科重症疾病诊断与治疗［M］. 北京：北京大学医学出版社，2015.

［14］（加）理查德. 儿科临床技能［M］. 北京：北京大学医学出版社，2014.

［15］陈忠英. 儿科疾病防治［M］. 西安：第四军医大学出版社，2015.

［16］甘卫华. 儿科临床处方手册［M］. 南京：江苏科学技术出版社，2014.

［17］高宝勤，史学，王雅洁，等. 儿科疾病学［M］. 北京：高等教育出版社，2014.

［18］丁媛慧，孙中厚. 维生素A缺乏与儿童感染性疾病［J］. 中国儿童保健杂志，2016，24（1）：48-50.

［19］中华医学会儿科学分会. 儿科心血管系统疾病诊疗规范［M］. 北京：人民卫生出版社，2015.

［20］中华医学会儿科学分会呼吸学组，《中华实用儿科临床杂志》编辑委员会. 儿童肺炎支原体肺炎诊治专家共识（2015年版）［J］. 中华实用儿科临床杂志，2015，30（9）：1301-1307.